W0404524

Man hätte es kommen sehen können: Ab 2023 wechseln 18 Millionen Boomer die Seite, vom Erwerbsleben ins Rentenalter. Im selben Zeitraum feiern aber nur 11 Millionen Menschen ihren 18. Geburtstag – wohlwollend aufgerundet. Wir stehen vor einem jahrzehntelangem Demographiegewitter. Die Verschiebung der Alterspyramide bedroht unsere Innovationsfähigkeit, unseren Wohlstand und unsere Lebensfreude. Wegen steigender Mieten, Energiepreise und Lebenshaltungskosten schieben immer mehr junge Menschen ihren Kinderwunsch auf. Dabei müsste die Geburtenrate dringend steigen. So wie das Wirtschaftsministerium Unternehmen fördert, muss das Familienministerium das Leben mit Kindern fördern. So wie die Klimapolitik zur gesellschaftlichen Aufgabe wurde, muss der Demographiewandel endlich zur Chefsache werden. Stefan Schulz hat ein aufrüttelndes Buch über die drängenden Probleme unserer Zeit geschrieben. Er zeigt, was es bedeutet, wenn ein Land wie Deutschland zu schnell altert, und gibt Antworten auf die dringende Frage, wie eine bessere Zukunft doch noch möglich ist.

Stefan Schulz, Jahrgang 1983, hat als Journalist u. a. für die *FAZ* geschrieben, ist inzwischen aber vor allem im Podcastbereich tätig. In seinem wöchentlichen Format *Fernsehpodcast* schaut und diskutiert er mit wechselnden Gästen deutsche, britische und amerikanische Abendnachrichten. Seit 2020 moderiert er zudem gemeinsam mit Wolfgang M. Schmitt den Podcast *Die Neuen Zwanziger* mit rund 50 000 regelmäßigen Hörern.

Stefan Schulz

Die Alten Republik

Wie der
demographische
Wandel
unsere Zukunft
gefährdet

HOFFMANN UND CAMPE

Für die Inhalte der Links auf Webseiten Dritter übernehmen wir keine Haftung, da wir uns diese nicht zu eigen machen, sondern lediglich auf deren Stand zum Zeitpunkt der Redaktion im Mai 2022 verweisen.

1. Auflage 2023
Taschenbuchausgabe
Copyright © 2022 Hoffmann und Campe Verlag, Hamburg
www.hoffmann-und-campe.de
Umschlaggestaltung: finken & bumiller
Satz: Pinkuin Satz und Datentechnik, Berlin
Gesetzt aus der Minion Pro
Druck und Bindung: GGP Media GmbH, Pößneck
Printed in Germany
ISBN 978-3-455-01639-0

HOFFMANN UND CAMPE

Ein Unternehmen der
GANSKE VERLAGSGRUPPE

Inhalt

Vorwort: Ein Auftrag an alle 7

1 Willkommen in der Altenrepublik 9
Demographie als Drohung 11
2023: Zeitenwende auf leisen Sohlen 13
Verkoppelte Krisen: Klima und Demographie 16
Schrumpfen als Pionierleistung 17
Weniger Geburten, späterer Tod 20
Demographiepolitische Naivität der Bundesregierung 23

2 Angst und Oxytocin 26
Vermieten und Vererben – der Dauerbrenner 29
Der Brandbeschleuniger der Altenrepublik 32
Treibstoff Oxytocin 33
Viele Geräte, wenig Gesellschaft 35
Über Vertrauen sprechen wie über Geld 39
Einsamkeit, eine verborgene Endemie 42
Das Lockdown-Experiment 44

3 Woran es beim Geld (nicht) mangelt 48
Der Generationenabriss beim Einkommen 50
Das deutsche Tabu 54

4 Die Aufgabe der Politik 60
Demographie vs. Demokratie 61
Ein Brexit der Alten 67
Gelingt den Parteien eine Verjüngungskur? 70
Außerparlamentarische Radikalität? 77
Keine Jugend, keine Kultur 84

5 Das Leben der Älteren 92
Arbeit, Würde und Respekt 94
Cleveres Produktmanagement und Oma Erna 101
Einsamkeit beginnt beim Wohnen 105
Wie wir Rente zahlen 113
Rente und Realität 118
Aktuelle Rentenpolitik 125

6 Das Leben der Jüngeren 129
Wie wir arbeiten 132
Wenn Jugend vom Joker zur Niete wird 136
Eine Frage der Freiheit? 140
Eine Aussicht auf Sicherheit? 145
Leistung vs. Moral vs. Erben 151

7 Die Familie in der Altenrepublik 157
Das Paradox erfolgreicher Familienpolitik 165
Gender-Pay-Gap und Child-Penalty 167

Nachwort: Der Ausweg aus der Altenrepublik 177

Dank 181
Anmerkungen 183
Literaturverzeichnis 193

Vorwort

Ein Auftrag an alle

Uns fehlen noch immer die Worte. Und die Bilder. Zu den Vorschlägen, diesem Buch seinen Titel zu geben, zählten auch *Opakalypse Now* oder *Omageddon*. Wir hätten uns damit beim Bekannten bedienen können, bei einem mit allem Schrecken abgefilmten Kriegsgeschehen oder bei einem Kometen, der unsere Leben zu zerstören droht. Doch wir wären nur wieder in die Vergangenheit gereist und hätten in Drehbüchern geblättert. Wir wären gelandet, wo wir längst sind.

Wir müssen aber in die Zukunft, und die folgt keinem Drehbuch. 2004 verschickte Frank Schirrmacher Einberufungsbescheide an alle bei Bewusstsein. Sein Buch *Das Methusalem-Komplott* war eine große Mobilmachung gegen das Alter und das Altern, aber nicht gegen die Alten. Die damals nicht Erreichten, weil noch nicht Geborenen, beginnen in diesem Jahr volljährig zu werden. Sie sind nun da. Sie sind die Zukunft. Und zu ihrem Bewusstsein zählt die Einsicht, zu wenige zu sein. Wenn wir von ihnen einfach verlangen, was die Alten immer von ihrem Nachwuchs gefordert haben – den Laden irgendwann zu übernehmen –, werden sie scheitern. Und wir alle mit ihnen.

Wann immer heute über Demographie gesprochen wird, heißt es auch, wir hätten es mit einem unbezwingbaren, alles überfordernden Dämon zu tun, der uns unser Schicksal nur noch einmal vor Augen führt, ehe wir uns ergeben sollen. Doch das stimmt nicht. Menschen, die achtzig Jahre lang leben, können länger als vier Jahre beziehungsweise eine Wahlperiode vorausdenken. Es sind alle gefordert. Wir müssen uns über die zu lösenden Probleme gemeinsam und ehrlich verständigen.

Nein, das ist kein Buch über die Rente. Wäre es so, ginge es lediglich ums Geld und damit um das Einzige, woran es uns nicht mangeln wird. Und nein, dieses Buch gibt auch niemandem die Schuld, erst recht nicht den vielen Alten. Aber, ja, dieses Buch handelt von Opfern, Leid und Ausweglosigkeit – also davon, was zu überwinden ist; und von Geselligkeit, Verantwortung und der Idee vom Urlaub bis zum Lebensende. Und was einem – beim Lesen und generell beim Thema demographischer Wandel – bewusst sein sollte: Die historische Zäsur ist jetzt, und sie ist ein politischer Auftrag.

1
Willkommen in der Altenrepublik

Wir sind wahnsinnig alt geworden. Mit dem Alter kamen die Gebrechen, im Körper, aber auch in den Köpfen. Wir sträuben uns natürlich dagegen, lassen Fitnesswellen über uns hinwegrollen und lesen Bücher über den Darm, die Haut, unsere Familienleben im Speziellen und das Glück im Allgemeinen. Wir haushalten streng mit unserer Lust, alles soll zumindest ein bisschen Spaß machen. Manchmal aber schlägt sich die Realität doch durch zu uns, unerbittlich, wie wir sie eigentlich nicht kennenlernen wollten.

Nehmen wir den in Deutschland historisch bedeutenden 9. November des ansonsten beliebigen Jahres 2018. Damals tobte in Deutschland ein Wahlkampf von historischer Bedeutung. Es war gerade elf Tage her, dass Angela Merkel angekündigt hatte, sich nicht noch einmal zur Bundeskanzlerin wählen lassen zu wollen. Schon beim CDU-Parteitag wenige Wochen später wollte sie ihre Nachfolge ordnen, mit einer neuen Vorsitzenden. Genervt von den immer gleichen Fragen, sagte Jens Spahn, der sich mit 38 Jahren aussichtslos um den Parteivorsitz bewarb, am Abend im Fernsehen: »Immer nur Umfragen, Umfragen, Umfragen. Lassen Sie uns doch mal über die Inhalte reden. Über die Frage, was sind die wichtigen Themen für Deutschland, etwa für dieses älter werdende Land. Was bedeutet das für unsere soziale Sicherung? Wie bereiten wir uns darauf vor, dass in den dreißiger Jahren jedes Jahr doppelt so viele Menschen in Rente gehen, wie aus den Schulen in den Arbeitsmarkt nachkommen? Das sind viel, viel wichtigere Fragen als ständig nur Umfragen.«[1]

Die CDU entschied sich einen Monat später für jemand anderen als Vorsitzende, sortierte die Personalien später noch einmal um, wählte letztlich einen Chef, der 2018 noch nicht zur Debatte gestanden hatte, und verspielte bei der Bundestagswahl 2021 ihre jahrelange Dominanz. Die Medien hatten all das minutiös verfolgt und analysiert. Jens Spahns Ruf nach Inhalten statt Umfragen blieb aber ungehört. Demographie spielte 2018 keine Rolle. 2019 auch nicht. Als uns die Corona-Pandemie 2020 unser kollektives Alter brutal vor Augen führte, spielte die Demographie auch keine Rolle. Jens Spahn hatte als Gesundheitsminister allerdings Versuche unternommen, das zu ändern. »Wir sind ein Wohlstandsland mit Zivilisationskrankheiten. Diabetes, Bluthochdruck, Übergewichtigkeit«, sagte er. Außerdem seien »23 Millionen Menschen über 60«.[2] Damit zählte fast das halbe Land zu den Corona-Risikogruppen.

Zweieinhalb Jahre nach Spahns Ruf nach Inhalten, im August 2021, nur einen Monat vor der Bundestagswahl, ließ sich Detlef Scheele von der *Süddeutschen Zeitung* zum Interview einladen. Das Gespräch mit dem Vorstandschef der Bundesanstalt für Arbeit begann mit dem Thema Corona. Das Virus hatte die wirtschaftliche Entwicklung belastet, am Arbeitsmarkt aber werde es »kein dickes Ende geben«, sagte Scheele. Das gilt im deutschen Journalismus auch heute noch als gute Nachricht: keine Massenarbeitslosigkeit, nicht einmal durch die größte Wirtschaftskrise der Nachkriegszeit. Wie konnte das nach all den Betriebsschließungen und Rissen in den Lieferketten sein? Erst nach zehn Fragen merkte Alexander Hagelüken, der das Interview führte, dass er in die falsche Richtung fragte. Detlef Scheele beendete seine zehnte Antwort mit dem Satz: »Mir ist noch etwas anderes wichtig.« Hagelüken reagierte lediglich mit: »Ja?« Er interviewte sich ab dann eigentlich selbst und ordnete das bisher Gesagte zunächst in ein größeres Gesamtbild ein: »Ich mache mir gar nicht so viele Sorgen um die Zukunftsfähigkeit der deutschen Wirtschaft. Viele Firmen sind am Weltmarkt unterwegs, und sie haben gute Konzepte. Aber es wird durch die demographische Entwicklung in Deutschland zu wenig Arbeitskräfte geben. 2020 nahm die Zahl der Bürger im typischen Berufsalter, also der potenziellen Arbeitskräfte, um mehr als 50 000 ab. Dieses Jahr sind es fast 150 000. In den nächsten Jahren wird es viel dramatischer. Die Demographie ist kritischer als die Transformation. Ich verstehe nicht, warum darüber niemand redet.« Dann machte er es ganz konkret: »Wir brauchen 400 000 Zuwanderer pro Jahr. Also deutlich mehr als in den vergangenen Jahren.« Und zur Stimmungslage in Deutschland sagte er: »Man kann sich hinstellen und sagen: Wir möchten keine Ausländer. Aber das funktioniert nicht.«[3]

Demographie als Drohung

Dass etwas nicht mehr funktioniere, ist eine diffuse Aussage, man überliest sie leicht. Viele Sachen funktionieren nicht, und es geht dennoch weiter. Aber was ist, wenn unsere Improvisationskünste aufgebraucht sind? Wenn die Zeit abgelaufen ist? Wenn sich von heute auf morgen tatsächlich etwas Grundlegendes ändert? Wir haben erfahren, wie es sich anfühlt, wenn in den modernsten – und damit ältesten – Gesellschaften der Welt plötzlich eine Krankheit »wie die Pocken im Mittelalter« auftaucht und die Agenda festlegt. Der Charité-Virologe Christian Drosten hatte Covid-19 im Herbst 2020 mit diesem Vergleich veranschaulicht, bevor er im Winter wahr wurde. In den hohen Altersgruppen starb jeder dritte Infizierte. Die jüngere Hälfte der Gesellschaft, alle unter 45, betraf die Corona-Sterblichkeit weit weniger, »ungefähr so wie bei der Influenza«, sagte Drosten.[4] Das Alter unserer Bevölkerung, die Demographie selbst, wurde – kurzzeitig – zum Protagonisten unserer Schicksale.

Vom Klimawandel – einer langfristigen Entwicklung – kennen wir ein ganz ähnliches biologisches Beuteschema, das haben die Hitzewellen in Europa schon mehrfach gezeigt. Das Wort »Übersterblichkeit« haben wir durch Corona gelernt, in der Klimatologie wird es schon länger verwendet. Beispielsweise verzeichnete ein von der Europäischen Union gefördertes Forscherteam für den Monat August 2003 eine Übersterblichkeit von 45 000 Todesfällen in Europa, die allein auf Hitze zurückzuführen ist.[5] »Das Ganze hat das deutsche Gesundheitswesen bislang noch nicht genug erreicht«, sagte ein deutscher Hausarzt sechzehn Jahre später in den deutschen Abendnachrichten. Er sprach darüber, Patienten schon wegen »Hitzeerschöpfungen« krankzuschreiben, und fügte an: »Die deutsche Ärzteschaft hat beim Ärztetag im Mai 2019 in Münster beschlossen, das zu einem Schwerpunktthema 2020 zu machen.«[6] Der 123. Deutsche Ärztetag setzte »Klimawandel und Gesundheit« als zentrales Thema für 2020. Eigentlich schon viel zu spät angesetzt, fiel der Ärztetag dann erstmals seit Gründung der Bundesrepublik aber aus – wegen Corona.

Uns läuft nicht nur die Zeit davon, wir stolpern inzwischen auch über die eigenen Füße. Wir können ein drängendes Problem nicht mehr verhandeln, weil dem ein anderes überwältigendes Problem im Weg steht. Dass wir heute noch recht zufrieden mit uns und der Gesellschaft sind, aber mit Bangen in die Zukunft schauen, ist schon ein Allgemeinplatz, der durch viele demoskopische Erhebungen bestätigt wird. Abseits des Klimathemas fehlt uns allerdings noch die passende Gesprächsgrundlage, um die Zukunft in Worte zu fassen. Dabei drängt uns der demographische Wandel, nun tatsächlich zu handeln. Jens Spahn und Detlef Scheele, die Mitarbeiter*innen des Instituts für Arbeitsmarkt- und Berufsforschung (IAB) und des Bundesinstituts für Bevölkerungsforschung (BiB), die freien Wirtschaftsinstitute, die Beiräte der Bundesministerien und etliche Forschende an den Universitäten haben recht.

Der demographische Wandel bedroht uns. Nicht nur damit, dass er unseren Wohlstand mindern kann, sondern auch, weil er sich in unsere Körper und Köpfe frisst. Japan, das älteste Land der Welt, und Südkorea, das einen größeren »Babyboomerbauch« verzeichnet als Deutschland, zeigen es uns schon. Alte Menschen leben überwiegend arm und einsam. Junge Menschen leiden unter Perspektivlosigkeit und Resignation. Dabei haben diese beiden Länder es geschafft, reich zu werden, bevor sie alt wurden. In anderen Ländern, wie Vietnam, sieht man heute, was mit ärmeren Gesellschaften passiert, wenn sie alt werden: Die soziale Entwicklung eines Landes kann ihre Richtung umkehren. In Vietnam liegt das Durchschnittsalter bei 26 Jahren. Bis 2040 wird sich die Zahl der Menschen über sechzig Jahren aber von 12 Prozent auf 21 Prozent fast verdoppeln.[7] Der Ausweg, vorhandenen Wohlstand anders zu verteilen, entfällt. Es ist zu wenig da. Was mit uns hierzulande geschehen wird, wird sich noch entscheiden. Wir müssen es entscheiden. Allerdings schon sehr bald.

2023: Zeitenwende auf leisen Sohlen

In Deutschland ist es der 20. Bundestag, der es regeln muss. In die aktuelle Legislaturperiode fällt das Jahr 2023, das erste »Babyboomerjahr« der Rentenversicherung. Der 1958er-Geburtsjahrgang springt dann über die Altersgrenze von 65 Jahren und damit ins Rentenalter. Das Jahr 1958 verzeichnete 1,15 Millionen Geburten – das waren mehr als jemals zuvor, aber weniger als die darauffolgenden zwölf Geburtsjahrgänge, bis der Jahrgang 1971 nach dem Höhenflug wieder bei 1,14 Millionen Geburten landete. Damals bildeten die Kinder bis zehn Jahre die größte Altersgruppe in Deutschland. Alle Geburtsjahrgänge vor 1958 und alle nach 1971 sind kleiner als alle Geburtsjahrgänge zwischen diesen beiden Jahren. Sie bilden den »Babyboomerbauch« in der Bevölkerungsstatistik.

Jens Spahn sprach davon, dass in den dreißiger Jahren doppelt so viele Menschen ins Rentenalter vor- wie von unten in den Arbeitsmarkt nachrücken werden. Das ist nur leicht übertrieben. Der größte Geburtsjahrgang, 1964, zählt derzeit 1,4 Millionen Menschen. Wenn diese 2029 die Altersgrenze von 65 Jahren erreichen, stehen ihnen 743 000 18-Jährige des Geburtsjahrgangs 2011 gegenüber. Dieses Zahlenszenario beschreibt beispielhaft den vom Statistischen Bundesamt berechneten Altersaufbau der Bevölkerung in Deutschland. Die Bevölkerungsvorausberechnung für das Jahr 2029 beinhaltet bereits

Zahlen zur Migration, die unterschiedlich stark gewichtet werden können. Das bedeutet für das Jahr 2029, dass offiziell 1,32 Millionen Neurentner und zwischen 0,74 Millionen und 0,78 Millionen neue Volljährige erwartet werden. Sollte es Deutschland tatsächlich schaffen, jährlich netto 400 000 Einwanderer anzulocken, wären es knapp 0,8 Millionen 18-Jährige. Beim Blick auf das Erwerbspersonenpotenzial verzeichnen wir also allein für das Jahr 2029 selbst bei optimaler Zuwanderungserwartung – an die mit dem Thema Betraute jedoch nicht glauben – ein Defizit von 600 000 Menschen. Das ist das Zauberwort, das niemand kennt, um das aber das Schicksal Deutschlands kreist: Erwerbspersonenpotenzial.

Das hier umrissene Jahr 2029 zeigt uns die Spitze einer historischen Phase, die 2023 beginnt und bis 2045 gesellschaftlichen und politischen Stress bedeutet. Renten werden in Deutschland derzeit durchschnittlich 21 Jahre lang gezahlt. Spätestens 2045 erreichen die Menschen des »Babyboomerbauchs« ihre statistische Lebenserwartung, ab dann entspannt sich die Situation, auf entsprechendem Niveau.

Als ich 2012 mit Herbert Brücker vom Institut für Arbeitsmarkt- und Berufsforschung sprach, um für die *F.A.Z.* über die Bevölkerungsentwicklung zu schreiben, skizzierte er unter anderem ein Szenario, in dem sich bei Fortschreibung des aktuellen Niveaus der Geburten- und Migrationszahlen das Erwerbspersonenpotenzial in Deutschland bis 2050 halbieren könne.[8]

Die erste Teilstrecke sind wir inzwischen gegangen. Nimmt man die Migration aus der Beobachtung, sinkt das Erwerbspersonenpotenzial in Deutschland bereits im zweistelligen Prozentbereich. Immer weniger Menschen arbeiten, weil immer weniger Menschen für die Arbeit bereit stehen. Mit politischen Mitteln eine Gegenbewegung auszulösen wird zunehmend schwerer. Laut aktuellen Zahlen des IAB vom Jahresende 2021 arbeiten bereits 90 Prozent der Frauen. Auch bei der Migration ruhen die politischen Möglichkeiten auf deutlichen Prämissen: »In Anlehnung an das Vorgehen des Statistischen Bundesamts basieren alle hier verwendeten Wanderungsvarianten auf konstanten jährlichen Fortzügen von 600 000 Personen.«[9] Spricht Detlef Scheele von »400 000 Zuwanderern pro Jahr«, meint er also eigentlich eine Million. Die Wegzüge aus Deutschland hatte er schon eingepreist. Migration wirkt zwar wie ein Jungbrunnen: Zwischen 2010 und 2019 waren mit 55,5 Prozent mehr als die Hälfte der Eingewanderten nach Deutschland jünger als dreißig Jahre, bei den bereits hier lebenden ausländischen Zugezogenen sind nur 38 Prozent so jung, in der Gesamtbevölkerung lediglich 30 Prozent. Die Migration ist aber insgesamt zu schwach, um die allgemeinen Trends zu verändern. Sie werden nur abgeschwächt.

Allein das Jahr 2015 markiert einen statistisch sichtbaren Unterschied. Die »Flüchtlingswelle« jenes Jahres hat Deutschland jünger gemacht – um einen Monat. Seit der Wiedervereinigung ist 2015 das einzige Jahr, in dem das Durchschnittsalter der Bevölkerung in Deutschland sank. Wobei man beachten muss: Der Effekt betrifft nicht die deutsche Bevölkerung, die wurde auch 2015 älter, sondern nur die Bevölkerung in Deutschland, also inklusive der Zugewanderten.[10]

1990 lag das Durchschnittsalter in Deutschland bei 38,3 Jahren, 2019 bei 44,5 Jahren.[11] Wir sind in Deutschland heute im Schnitt mehr als doppelt so alt wie die Weltbevölkerung. Immer wenn ein Jahr mit seinen 365 Tagen vergeht, werden wir hierzulande im Schnitt 70 Tage älter.[12] Kurz: Die demographischen Prognosen der letzten Jahrzehnte haben sich bislang bewahrheitet. Zur Wahrheit gehört natürlich auch, dass die Geburten der neuen Volljährigen im Jahr 2050 heute noch ein Jahrzehnt in der Zukunft liegen. Prognosen zur Spätphase der Altenrepublik und die Zeit danach bleiben daher Spekulation. Anders als die Prognosen zu den Jahren 2023 und folgende, bis hinein in die 2040er. Hier geht es fast ausschließlich um Mathematik, denn die Variablen der Gleichungen sind längst geboren.

Verkoppelte Krisen: Klima und Demographie

Mathematik allein wäre ja nicht das große Problem, aber hier liegen nun gleich mehrere ungelöste Aufgabenstellungen vor uns. Übrigens auch weil wir noch keine gute Sprache dafür haben, politisch aufgeklärt über Alter und Tod zu sprechen, dabei die Mathematik kühl gewähren zu lassen und dennoch zu politischer Handlung zu motivieren statt zu resignieren. Wir kennen solche Mühsal von anderen Themen und Diskussionen. Das Jahr 2045 ist bereits Debattenthema, weil es als Ziel für die Klimaneutralität Deutschlands genannt wird. Beide Wandel, des Klimas und der Demographie, haben nun gemein, dass sie uns zu Pionieren machen. Wir benötigen für beide Herausforderungen neue Politik. Auf der anderen Seite stehen beide Katastrophen in einem interessanten Verhältnis zueinander. Der Klimawandel verlangt insbesondere Reduktionen. Wir wollen Klimagase einsparen, Konsum drosseln und auf einiges verzichten. Sollte sich das mit Blick auf die Demographie nicht von selbst ergeben? In der Tat, hier liegt eine große Chance, aber auch eine Gefahr. 2020 ging laut Umweltbundesamt bereits in die Statistik ein als ein Jahr, in dem Deutschland seine Klimaziele erreichte. Wir wissen allerdings, dass das kaum mit strukturellen Änderungen zu tun hatte, sondern mit Corona. Wir blieben einfach alle zu Hause.

Der demographische Wandel ist so gewaltig, dass es zu ähnlichen Effekten kommen kann. Jedes Jahr eine halbe Million Menschen weniger, die täglich zur Arbeit fahren. Mit zunehmendem Alter werden sie zudem stetig weniger essen und reisen. Das könnte dazu führen, dass ausgerechnet die reichen Staaten trotz technischer Kompetenz den ökonomischen Strukturwandel zur Klimaneutralität schleifen lassen, statt ihn offensiv anzugehen. Dann würden sich jedoch die Fehler des 20. Jahrhunderts einfach nur wiederholen.

Die *Altenrepublik* ist – anders als der Klimawandel – kein globales Phänomen. Sie betrifft die wohlhabenderen Regionen der Welt. Auf die Länder in Afrika ist heute weniger als 4 Prozent des menschengemachten Klimawandels zurückzuführen.[13] Allerdings läuft der demographische Wandel dort umgekehrt zu unserem und wird die Bevölkerung des Kontinents wachsen lassen, von heute 1,3 Milliarden auf 4,5 Milliarden Menschen bis Ende des Jahrhunderts.[14] Die erwarteten Versorgungsengpässe werden wohl »pragmatisch« gelöst werden, also mit altbewährten Technologien, zumal der afrikanische Kontinent über ausreichend fossile Energiequellen verfügt. Es sei denn, wir schaffen den Wechsel zum klimaneutralen Wirtschaften und entwickeln daraus ein Modell für die Welt, ohne dass der Export der Technologien in ein neues Jahrhundert der Ausbeutung führt. Letztlich kann uns Afrika am besten damit vergüten, das Klima nicht vollends zu zerstören. Denn Deutschland zählt neben Japan und den Philippinen zu den drei Ländern, die schon 2018 am stärksten von Extremwettern betroffen waren. Die Auswertung des Klima-Risiko-Index von Germanwatch[15] wirkt nur auf den ersten Blick merkwürdig, hört man doch sonst von armen, küstennahen Regionen, die zuerst von der Klimakrise erwischt werden. Aber Deutschland ist ein entwickeltes Land, in dem durch Sturzfluten, Hagel und Hitze besonders viel zerstört werden kann. »Mit einem Gesamtschaden von 46 Milliarden Euro, so rechnet es die Munich Re heute vor, war die Flut im Westen Deutschlands 2021 die zweitteuerste Naturkatastrophe der Welt«[16], hieß es beispielsweise in den ARD-*Tagesthemen*.

Schrumpfen als Pionierleistung

Wir werden also lernen müssen zu schrumpfen. Das allein wird schon eine Pionierleistung erfordern. In Deutschland ist noch immer das Wirtschaftswachstum das Maß aller Dinge beim Messen des Erfolgs von Politik. Wir hinterfragen bislang weder das Prinzip noch die Maßstäbe. Dabei sind das Bruttoinlandsprodukt und der staatliche Schuldenstand beispielsweise in amerikanischen und vielen anderen europäischen Wahlkämpfen längst aussortierte Themen. Deutschland ist hier altmodisch und orthodox. Das Schrumpfen wird uns aber aufgezwungen werden. Es gilt einen konstruktiven und produktiven Umgang mit der Situation zu finden.

Die eigentliche Herausforderung ist, während des Schrumpfens innovativ zu bleiben. Wir werden weniger Menschen, die folgerichtig weniger produzieren und konsumieren. Trotzdem brauchen wir neue Dinge und Dienstleistungen. Der Bedarf an Neuem ergibt sich nicht nur aus dem Klimawandel, sondern auch aus der Demographie selbst. Deutschland ist hier noch nicht besonders gut aufgestellt. Derzeit kommen die Uhren mit EKG und Sturzerkennung, bezahlbare Autopiloten zur Beförderung, Telemedizin, Haushaltsrobotik und vieles Weiteres, was ältere Menschen benötigen, aus dem Ausland. Lediglich bei Lieferdiensten für Nahrungsmittel hat Deutschland eine heimische, aber wenig innovative Ausbeuterökonomie hervorgebracht.

»Warum kann die Gesellschaft nicht das Schrumpfen lieben lernen?«, fragte der Demographieforscher Reiner Klingholz vor einiger Zeit beim Hamburger »Zukunftscamp«.[17] Warum lässt sich die Entwicklung nicht gestalten? Ein sanfter demographischer Sinkflug bei den Geburten mit moderater, politisch kontrollierter Zuwanderung könne schließlich gelingen, sagte er und blickte diesbezüglich auf Dänemark. Unserem skandinavischen Nachbarn drohen demographisch keine Turbulenzen. Er fällt nur international immer wieder damit auf, dass dort angeblich, aber ziemlich häufig ermittelt, die glücklichsten Menschen leben. Doch tatsächlich wissen wir nicht genau, ob das Schrumpfen einer Bevölkerung und das Wachstum einer Volkswirtschaft gleichzeitig passieren können. Um diese große Wissenslücke kreist auch ein Paper des renommierten Wirtschaftswissenschaftlers Charles I. Jones von der Stanford University, der auch Mitglied der American Academy of Arts and Sciences ist. Es trägt den Titel »Das Ende des Wirtschaftswachstums? Ungewollte Konsequenzen von schrumpfenden Bevölkerungen«.[18] Sichtbar sei bereits, dass Löhne steigen, wenn das Gerangel um Nachwuchs zunimmt. Wenn die Geldmenge nicht reduziert wird, bliebe dann für die Einzelnen mehr. Mit welchen Tendenzen in der Verteilung zu rechnen ist, sei aber unklar. Der Technologiewandel erlahme, wenn das Gefüge aus Forschung und Entwicklung, Produktion und Dienstleistungen durch Nachwuchsmangel unter Druck gerät. Hier könne der Ideenhaushalt einer Gesellschaft gefährlich mitschrumpfen, schreibt Jones. Bevölkerungswachstum generiert in entwickelten Ländern automatisch Wirtschaftswachstum. Diese einfache ökonomische Logik lasse sich bei umgekehrter demographischer Grundlage jedoch nicht einfach auf links krempeln.

Wir brauchen hier ein neues Wirtschaftsmodell. Jones verwahrt sich dagegen, Voraussagen abzugeben. Er notiert aber, dass sowohl die Automatisierung als auch der medizinische Fortschritt sehr überraschende Effekte hervorrufen können. Beide Felder rücken in schrumpfenden Gesellschaften verstärkt in den Blick. Jones wichtigste Aussage aber ist, nicht zu unterschätzen, wie groß der prinzipielle Unterschied zwischen wachsenden und schrumpfenden Bevölkerungen ist. Schon im Nachkommabereich der Geburten je Frau: 1,8 oder 2,2 Kinder, das klingt nach einem geringen Unterschied, bedeutet aber jeweils exponentielle Entwicklungen in die entgegengesetzte Richtung. In Dänemark ist der demographische Sinkflug sanft. Seit mehr als dreißig Jahren pendelt die Zahl der Kinder je Frau zwischen 1,7 und 1,9. Damit rangiert die Bevölkerungsentwicklung in Dänemark knapp unter dem Stagnationswert von 2,1 Kindern je Frau, zuzüglich Migration, die in Kopenhagen politisch eher restriktiv geregelt wird. In Deutschland dagegen ist der Sinkflug ausgeprägter. Die Richtungsumkehr fiel in das Ende des Babybooms. 1969 lag die Zahl der Geburten je Frau bei 2,21. Zwei Jahre später, 1971, lag die Zahl noch bei 1,92 Kindern, seitdem liegen die Werte ohne Unterbrechung weit darunter, mit einem Tiefststand 1994. Damals lag die Kinderzahl je Frau im Durchschnitt bei 1,24. Ein Ausreißer nach oben war 2016 zu vermelden. Aber auch in dem Jahr sprang die Zahl lediglich auf 1,6.

Damit liegen wir in Deutschland weit unter dem Wert, den Adair Turner als »nicht nur überschaubar, sondern auch förderlich für das menschliche Wohl« beschreibt. Lord Turner, ehemaliger Chef der

Finanzaufsichtsbehörde FSA in Großbritannien, der heute einen Thinktank führt, der Wirtschaftswachstum und Klimawandel in Einklang bringen möchte, sieht den demographischen *Sweetspot* wie viele Experten bei 1,8 Kindern je Frau. Die Rentensysteme bräuchten dann lediglich einen kleinen Sprung zu einem höheren Renteneintrittsalter. Das zielgerichtete Schrumpfen würde die Politik veranlassen, sich mehr um das Thema Arbeit im Alter zu kümmern. Ein nur moderat schrumpfendes Erwerbspersonenpotenzial würde den Wert menschlicher Arbeit steigern und Automatisierung forcieren, aber nicht zu Turbulenzen führen.[19] Dieses Szenario klingt schon etwas zu schön, um wahr sein zu können. Dänemark wird es so versuchen beziehungsweise hat diesen Weg schon eingeschlagen. In Deutschland scheitern wir aber bereits am Versuchsaufbau. Unsere Geburtenzahlen sind schlicht zu niedrig.

Für Deutschland gilt eher das Szenario, das Darrell Bricker und Jay Ibbitson in ihrem spektakulären Buch *Empty Planet* so zusammenfassen: »Schrumpfende Gesellschaften reduzieren den Druck auf die natürlichen Ressourcen. Aber darüber werden wir nicht jubeln. Schrumpfende Gesellschaften sind schwer zu managen. Städte müssen neu geplant und Renten gekürzt werden.«[20] Diese saloppe Aussage ist heute schon in Teilen Deutschlands zu erleben: einsame Siedlungen, abgekoppelt von Versorgung und Infrastruktur. In Japan stellt man inzwischen künstliche Wölfe auf die Straßen, um Bären abzuschrecken. Es ist der letzte Dienst der Gesellschaft an zurückgebliebenen Alten, bevor sich nach ihrem Tod die Natur die leeren Vororte zurückerobern wird.

Weniger Geburten, späterer Tod

Die Zahlen stellen uns aber noch weitere Fragen: Warum beginnt die Altenrepublik in Deutschland erst 2023, wenn doch schon seit vierzig Jahren zu wenige Kinder geboren werden und sich dieses Problem zudem zunehmend verschärft, da alle zwanzig Jahre mehr Kinder fehlen, weil schon deren Eltern gar nicht erst geboren wurden? Warum ereilt uns das Schicksal der Überalterung, des Überhangs an zu versorgenden Rentnern und des Mangels an Nachwuchs und Erwerbspersonen erst jetzt? Warum ist Deutschland bislang nicht geschrumpft, sondern eher noch leicht gewachsen? Die Antworten laufen auf die Tatsache hinaus, dass es neben den Geburten eine zweite wichtige Variable gibt, die über die Größe der Bevölkerung bestimmt: die Lebenserwartung. 1971 ist hier kein Jahr des Abrisses, sondern des Aufbruchs. Die Lebenserwartung wuchs moderat bis in die siebziger Jahre, übersprang beim Geburtsjahrgang 1973 die Marke von 71 Jahren und liegt heute weitere zehn Jahre später bei fast 81 Jahren.[21]

Deutschland bildet in dieser Hinsicht keine Ausnahme: Bevor Bevölkerungen in entwickelten Ländern schrumpfen, werden sie alt. Als Konrad Adenauer 1963 das Bundeskanzleramt verließ, waren 12 Prozent der Menschen in Deutschland 65 Jahre oder älter. Bei Helmut Schmidts Abgang 1982 waren es 15 Prozent. Als Helmut Kohl 1998 abgewählt wurde, waren es 16 Prozent. Der Anteil der Älteren wuchs in diesen 35 Jahren bis zur Jahrtausendwende also lediglich um 4 Prozent. Mit dieser Geschwindigkeit konnte die Politik Schritt halten, sie musste aber bereits über sie diskutieren. Der Einführung der Sozialen Pflegeversicherung 1995 ging eine Diskussion der Lebenserwartung voraus. Bereits 1986 verkündete der damalige Arbeitsminister Norbert Blüm auf Wahlplakaten: »denn eins ist sicher: Die Rente«. Die Konrad-Adenauer-Stiftung – sie gehört zur damals regierenden CDU – gab dem ehemaligen Bundesfamilienminister Bruno Heck den Auftrag, das Thema aufzuschlüsseln. 1988 veröffentlichte er den Sammelband *Sterben wir aus? Die Bevölkerungsentwicklung in der Bundesrepublik Deutschland.*[22] Damals erschrak man angesichts der schwindenden Geburtenzahlen der vergangenen zwanzig Jahre in Bonn fast zu Tode.

Der Sprung bei der Lebenserwartung konnte zu diesem Zeitpunkt noch nicht vorausgesehen werden. Wir kennen dessen Effekte aber heute: In den 23 Jahren vom letzten Amtsjahr Helmut Kohls bis zu Angela Merkels Ende im Kanzleramt sprang der Anteil der Älteren in der Bevölkerung Deutschlands um weitere 6 Prozent auf 22 Prozent. Unser kollektiver Alterungsprozess nahm rasant Fahrt auf. Wir sind, nach Japan, heute das älteste Land der Welt. 2030 wird »der Anteil der Generation 65 plus bei 26 Prozent liegen«, schreibt das Statistische Bundesamt.[23] Weitere 4 Prozent. Diesmal brauchen wir dafür nicht 35 Jahre, sondern weniger als zehn.

Wir können nun zwei statistische Zäsuren festhalten. Zum einen sind die Geburtszahlen seit mehr als einer Generation rückläufig: Zwei zur Reproduktion fähige Menschen bekommen im Durchschnitt weniger als zwei Kinder. Und: Die Lebenserwartung ist ausgereizt. 2014 hörte der Aufwärtstrend in der Lebenserwartung nämlich schlagartig auf. Tatsächlich geschah es so plötzlich, dass 2014 noch immer den Spitzenwert aufweist: 81 Jahre. Seit den Folgejahren liegt die Lebenserwartung knapp darunter und stagniert. Im 20. Jahrhundert hat sich, global betrachtet, die Lebenserwartung verdoppelt[24] und die Weltbevölkerung beinah vervierfacht. Das 21. Jahrhundert dreht die Vorzeichen der Entwicklung nun seit einigen Jahren um.

Zu sagen, die Zäsuren seien »statistisch«, klingt nach einem sanften Argument. Tatsächlich haben wir es mit zwei Phänomenen zu tun, die sogar dann noch ins Auge fallen, wenn man den Blick auf die ganze Menschheit wirft. Das gilt sowohl global, also beim Blick auf die gesamte Weltbevölkerung, als auch historisch, beim Blick auf 300 000 Jahre Menschheitsgeschichte. In dieser wurden bis heute rund 100 Milliarden Menschen geboren. Dass mehr als eine Milliarde Menschen gleichzeitig auf der Erde leben, ist ein gerade einmal 200 Jahre altes Phänomen. Zwei Milliarden gleichzeitig lebende Menschen ist ein nicht einmal 100 Jahre altes Phänomen. Eine Weltbevölkerung von acht Milliarden Menschen heute bedeutet, dass 8 Prozent aller jemals geborenen Menschen jetzt gerade leben, gleichzeitig. Es ist eine historische Ausnahmesituation. Und die Entwicklung der vergangenen 400 Jahre, die zu ihr führte, ändert jetzt ihre Richtung. Die Weltbevölkerung explodiert nicht mehr. Die Vereinten Nationen korrigieren ihre Bevölkerungszahlen stetig nach unten. Zuletzt wurde die Zehn-Milliarden-Marke bei der Prognose des Jahres 2050 wieder zurückgenommen. Der *Economist* schrieb, die Experten der Vereinten Nationen hätten innerhalb von nur zwei Jahren einmal die Bevölkerungsgröße Amerikas »wegrevidiert«.[25]

Christopher J. L. Murray, Direktor des Institute for Health Metrics and Evaluation (IHME) der University of Washington, zeigte sich schon 2018 verwundert: »Wir haben den Wendepunkt erreicht, ab dem die Hälfte der Länder auf der Welt Fertilitätsraten unter dem Selbsterhaltungsniveau haben. Die Bevölkerungen dieser Länder werden schrumpfen.« Und er fügte an: »Es ist eine bemerkenswerte Entwicklung. Sie überrascht auch Leute wie mich. Wir erleben den Übergang, die Gesellschaften werden sich mit dem Schrumpfen ihrer Bevölkerung befassen müssen.«[26]

Demographiepolitische Naivität der Bundesregierung

Dass wir auf die Pionierleistung, die uns in Deutschland nun abverlangt wird, nicht vorbereitet sind, zeigte ausgerechnet Olaf Scholz in der letzten Bundestagssitzung vor der Bundestagswahl 2021. Die Debatte war vom Wahlkampf bestimmt. »Deshalb müssen klare Aussagen her. Kein Anstieg des Renteneintrittsalters und ein stabiles Rentenniveau, das muss unsere Gesellschaft den Bürgerinnen und Bürgern dieses Landes garantieren. Das geht auch. Ich will Ihnen gerne sagen, dass ich sehr aufgeregt und empört bin, wenn all die Expertinnen und Experten, die uns in den neunziger Jahren so viele Dinge gesagt haben, sich jetzt wieder melden. Sie haben uns damals gesagt, wir würden jetzt, zu dieser Zeit, viel höhere Beiträge zahlen, als wir jetzt zahlen, und sie haben uns damals gesagt, es würde jetzt viel weniger Arbeitnehmerinnen und Arbeitnehmer geben. Tatsächlich zahlen wir geringere Beiträge zur Rentenversicherung als zur Zeit von Helmut Kohl, und tatsächlich ist es so, dass Millionen zusätzlicher Arbeitnehmerinnen und Arbeitnehmer ihre Arbeitskraft einbringen, Geld verdienen und auch die Rentenfinanzen stabilisieren.«

An dieser Stelle rief Marco Buschmann von der FDP aus dem Plenum: »Der demographische Wandel ist erfunden! Gibt es jetzt Demographieleugner, oder was?«

Olaf Scholz reagierte nicht darauf, sondern sprach weiter. »Das ist die Wahrheit. Und weil das die Wahrheit ist, muss man auch sehr klar sagen: Da hätten sich einige vielleicht mal melden sollen, um zu sagen: Wir haben uns verrechnet; unsere Vorhersagen stimmten nicht. Stattdessen melden sie sich jetzt wieder und sagen das Gleiche, was sie in den neunziger Jahren gesagt haben. Dabei muss die Antwort doch klar sein: Es geht um Beschäftigung. Wir müssen dafür sorgen, dass wir ein hohes Beschäftigungsniveau in Deutschland haben. Und wenn es uns gelänge, auch nur besser zu werden – in der Art und Weise, wie das in Schweden der Fall ist, was Frauenerwerbstätigkeit betrifft –, dann hätten wir schon stabilere Renten. Und wenn es uns gelingen würde, dass eine 55-Jährige und ein 58-Jähriger, die ihren Arbeitsplatz verlieren, sicher annehmen können, dass sie erneut eine gute Beschäftigung finden werden, dann hätten wir stabile Renten. Das ist die Aufgabe, die wir anpacken müssen.«[27]

Diese Aussagen sind – Wahlkampf hin oder her – demographiepolitisch naiv. Zu Helmut Kohls Zeiten waren die Zeitspannen zwischen Renteneintritt und Tod kürzer, die Sozialversicherung genügte sich selbst; ohne Stütze aus dem Bundeshaushalt in dreistelliger Milliardenhöhe. Die Wiedervereinigung Deutschlands wirkte wie ein Jungbrunnen auf die westdeutschen Unternehmen – auf Kosten der ostdeutschen Demographie. Es ist wahr, dass Deutschland noch Potenzial hat, Mütter zurück in den Arbeitsmarkt zu holen, und ältere Bürger über späte Berufswechsel noch einmal integriert werden könnten. Scholz verschwieg allerdings den immensen Beitrag, den ausländische Arbeitskräfte in den deutschen Sozialsystemen leisten. Die Bundesagentur für Arbeit hat die Zahlen: Im Juli 2018 vermeldete sie ein beispielhaftes Wachstum von 700 000 Beschäftigten in Deutschland im Vergleich zum Vorjahr. Die Mehrheit von ihnen, 370 000, waren allerdings keine Deutschen. »Ohne Polen und Rumänen hätten wir ein Problem«, titelte die *F.A.Z.* »Jede zweite neue Stelle in Deutschland wird von Ausländern besetzt – und zwar in erster Linie von Osteuropäern. Ohne sie würden kaum noch Häuser gebaut oder Pakete ausgeliefert.«[28]

Die Migration wollte Olaf Scholz offenbar übersehen, geschuldet auch dem Wahlkampf gegen die seinerzeit größte Oppositionsfraktion im Bundestag, der »Alternative für Deutschland«. Seit Jahren kursieren in der rechten Szene in Deutschland Befürchtungen vor »Umvolkung«, die beispielsweise auf eine Studie der Vereinten Nationen aus dem Jahr 2000 mit dem Titel »Replacement Migration« verweisen. In diesem Papier werden Bevölkerungsprojektionen mit und ohne Migration diskutiert. In einem Szenario, das »darauf abzielt, die Bevölkerung im erwerbsfähigen Alter (15 bis 64 Jahre) konstant zu halten«, wird errechnet, dass Deutschland 24 Millionen Einwanderer bis 2050 benötigt – also knapp eine halbe Million zugezogene Beschäftigte pro Jahr.[29] Heute sehen wir bereits, dass diese Zahlen der Realität entsprechen. Das Papier der Vereinten Nationen nennt auch die Alternative: Das Renteneintrittsalter müsse auf »jenseits der 75 Jahre angehoben werden«.

Bis hierhin haben es die Bundesregierungen also geschafft. Aber Olaf Scholz wollte die grundlegende demographische Mechanik nicht thematisieren, die die kommenden Jahrzehnte prägen wird und vor der Detlef Scheele öffentlich gewarnt hatte: Jetzt gehen die Babyboomer in Rente. Sie müssen entsprechend des demographischen Defizits doppelt verrechnet werden. Nämlich zum einen als neue Rentenempfänger, die, zum anderen, mit ihren Renteneintritten zu großen Teilen ersatzlos als Einzahler in die Sozialkassen ausfallen. Kurz gesagt: Wir irrlichtern in die Altenrepublik. Dass Olaf Scholz es besser weiß, sei dahingestellt. Natürlich weiß er es alles. Als Finanzminister war er der wichtigste Autor der Haushaltsgesetze und kennt alle Zahlen. Als ehemaliger Arbeitsminister kennt er die Bundesagentur für Arbeit und das IAB, wo sie errechnet werden, von innen. Eher ist erschreckend, dass diese Rhetorik in einem Bundestagswahlkampf und sogar im Bundestag funktioniert – weil die Bevölkerung ihre Demographie nicht kennt. Dabei ist die Altenrepublik längst unsere Realität.

2

Angst und Oxytocin

Wir sind wahnsinnig ängstlich geworden. Die Angst von uns Deutschen ist zwar schon ein Allgemeinplatz *(German Angst)*, aber dennoch eine komplizierte Angelegenheit. Der Soziologe Heinz Bude sieht unsere Gesellschaft beispielsweise als »eine der ruhigsten und gesammeltsten der gesamten westlichen Welt«, die zugleich »von Ängsten beherrscht wird«, ohne dass man wisse, »welche Ursachen sie eigentlich haben«. Sein Erklärungsversuch: Wir hätten es heute mit »bewussteren Jahrgängen zu tun«, die »den Krieg nicht mehr als existenzielle Erfahrung kennen und auch nicht mehr Resilienz daraus geschöpft haben«. Nun müssten wir »das Gefühl der Widerstandsfähigkeit aus etwas anderem ziehen«, da die ständige Drohung vorherrsche, »dass da etwas passieren kann, was wir nicht mehr überblicken. Kontingenz, also dass alles auch anders sein kann, ist heute das Thema der Angst.«[1] Das ist urdeutsch, eine Antwort für das Volk der Dichter und Denker, Richter und Henker. Wir wissen nicht, was morgen kommt, befürchten aber das Schlimmste. Als Maßstab dafür gilt die Kategorie »Weltkrieg«.

Das Umfrageinstitut Allensbach wollte es kurz nach der Bundestagswahl 2017 genau wissen. Vier von fünf Befragten bezeichneten »ihre Lebensqualität als gut oder sehr gut«. Fast die Hälfte gab sogar an, dass sich ihre Lebensqualität in den vergangenen fünf Jahren verbessert habe.[2] Das macht uns wohl so ruhig und gesammelt. Unsere Ängste müssen wir allerdings nicht philosophisch umtänzeln, wir können sie verständlich darstellen: Als größte Schwäche Deutschlands gilt die »Verteilung von Einkommen und Vermögen«. Die Forderung nach mehr staatlicher Unterstützung für Pflegebedürftige fand mehr als 80 Prozent Zustimmung. Ebenso war die Sicherung des Gesundheitssystems mehr als 80 Prozent der Befragten wichtig. Drei Viertel sprachen sich für mehr betriebliche Altersversorgung aus. Der Wunsch nach besserer Vereinbarkeit von Familie und Beruf kam auf mehr als 70 Prozent Zustimmung. Nur eine Minderheit glaubte, sie käme ohne späteren persönlichen Renteneintritt gut durch den eigenen Lebensabend. Der »meistgenannte Grund für eine unzureichende Altersvorsorge« sei »fehlender finanzieller Spielraum«. Die Ursache der Angst in Deutschland verweist also in weiten Teilen auf unsere Einsicht, spätestens im Alter auf Dienste angewiesen zu sein, die wir uns nicht privat leisten können. Die Diskussion um alltägliche Armut wird allerdings kaum geführt, weil hierzulande diejenigen die Diskussionen anführen, die sie kaum kennen. Professor*innen, Publizist*innen und Parlamentarier*innen verfügen meist über ausreichend Kapital.

Das klingt dann so: »Wenn Sie zunehmend das Gefühl haben, das Geld ist schon zu Ende, der Monat aber noch lange nicht, dann liefert Gundula jetzt die statistischen Belege dafür, dass sie völlig richtigliegen«, sagte Christian Sievers im *heute Journal* eine Woche vor der Bundestagswahl 2021.[3] Gundula Gause sprach dann allerdings nicht über die »Große Mietendemo« in Berlin tags darauf, die so groß war, dass sie in den *Tagesthemen* der ARD vorkam. Sie sagte stattdessen: »Die Inflationsrate steigt weiter.« Inflation ist einer der Begriffe hinter den »komplizierten« Ängsten. Er fällt über seine Nähe zur »Hyperinflation« in die Kategorie Weltkrieg und triggert automatisch Ängste vor dem (persönlichen) Ruin.

In den Abendnachrichten wurde an dem Abend eine Inflation von 3,9 Prozent verkündet, »der höchste Stand seit fast 28 Jahren«. 4 Prozent wäre ein traumhafter Wert für junge Menschen, die in die Städte strömen und deren Mietverträge nicht schon seit Jahrzehnten laufen. Die Inflation der Mietpreise liegt inzwischen seit Jahrzehnten mindestens doppelt so hoch wie die allgemeine Inflation. »Der Deutsche Mieterbund erwartet weitere Zuwächse von im Schnitt rund 5 Prozent. In Großstädten könnten die Steigerungen sogar noch höher sein: Hier erwartet der Mieterbund Steigerungen im Schnitt von 10 Prozent«, schrieb die Deutsche Presse-Agentur 2017.[4] Durchschnittlich zweistellig, und so kam es. Eine Wohnung mit 30 Quadratmetern kostete 2017 in Frankfurt am Main 501 Euro Miete im Monat. Ein Jahr später wurde sie für 542 Euro angeboten. 2019 kostete sie 658 Euro.[5] Heute bekommt man 30 Quadratmeter in der Innenstadt nur für eine vierstellige Monatsmiete. Wer im Lichte dieser Entwicklung seine Wohnimmobilie nicht mieten, sondern kaufen wollte, erlebt dasselbe: »Die Preise für Wohnimmobilien (Häuserpreisindex) in Deutschland sind im 2. Quartal 2021 um durchschnittlich 10,9 Prozent gegenüber dem Vorjahresquartal gestiegen«, teilte das Statistische Bundesamt im September 2021 mit.[6] Auch hier gilt die ungleiche Verteilung dieses Preisdrucks auf Stadt und Land. Angemessen dramatisch formulierten es die Autoren des *Spiegel* während der Pandemie: »Die Ergebnisse sind eindeutig: Selbst für einen Arzt oder eine Ärztin in Partnerschaft mit einem Haushaltsnettoeinkommen von mehr als 6000 Euro ist ein Einfamilienhaus in den Top-7-Städten nicht mehr finanzierbar.«[7] So schockiert sich die Politik 2022 auch von der allgemeinen Inflation zeigte, die bis zum Sommer fast zweistellig wurde: das zurückliegende Jahrzehnt der noch deutlicheren Wohnkosteninflation hat sie schlicht ignoriert.

Altenrepublik bedeutet, Angst vor Armut im Alter zu haben, weil schon heute das Geld fürs Wohnen draufgeht. Altenrepublik heißt aber auch, darüber nicht zu reden, weil die Kategorien »Weltkrieg« und »Inflation« die ältere Mehrheit der Fernsehzuschauer und Wähler mehr fesseln. Rolf Rosenbrock, Vorsitzender des Deutschen Paritätischen Wohlfahrtsverbandes, ermittelte in eigenen Studien bei 90 Prozent der Befragten eine Sorge um den Zusammenhalt der Gesellschaft in Verbindung mit wirtschaftlicher Ungleichheit. Bei der »Bekämpfung von Altersarmut« sehe er »dringenden Handlungsbedarf«. In der Gesetzgebung der vergangenen Jahre gebe es gar »ein doppeltes Defizit«: Zum einen fehle es an politischen Maßnahmen gegen Einkommensarmut, zum anderen fehle »politischer Wille, die bestehende Ungleichheit durch stärkere Besteuerung leistungsfähiger Bevölkerungsgruppen beseitigen zu helfen«.[8] Die Angst der Deutschen ist also weder kompliziert noch diffus, ihre Ursache liegt auch nicht in kollektiven historischen Erfahrungen – sie entspringt aktuellen, individuellen, wirtschaftlichen Ungleichheitserfahrungen.

Dennoch bleibt die Lösung aus und das Problem ein Tabu. Warum eigentlich?

Vermieten und Vererben – der Dauerbrenner

In den 1870er Jahren besuchte der Publizist und Ökonom Henry George New York. Er sah den Reichtum in der Stadt und die Armut in der Bevölkerung und versuchte sich beides zu erklären. Wie konnte eine so moderne Stadt wie New York die Menschen in so tiefe Armut stürzen? Aus den viel weniger entwickelten Regionen im Westen Amerikas kannte er dieses Ausmaß an Leid und Elend nicht. Seine Erkenntnis: Es lag an den Wohnkosten. Die Landlords von New York hatten die Bevölkerung ausgezehrt. Wer nach New York kam, kam freiwillig. Wer aber da war, musste irgendwo schlafen. George beschrieb das Problem und seine Lösung in *Progress and Poverty*, der wichtigsten Publikation ihrer Zeit.[9] Die englische Wikipedia führt das Buch als das erfolgreichste wirtschaftspolitische Buch der Jahrhundertwende. Es hatte eine höhere Reichweite als alle anderen Bücher des Genres zusammen. Henry George wurde damals mehr gelesen als William Shakespeare. Georges Buch handelte davon, wie die Landbesitzer New Yorks den letzten Penny aus der Bevölkerung quetschten, ohne selbst einen nennenswerten Beitrag zur Produktivität der Wirtschaft zu leisten. Und George beschrieb auch die Lösung: Steuern auf Bodenwerte.

In den vergangenen 150 Jahren hat sich in der Geschichte bekanntlich einiges getan. In Amerika wurde die Sklaverei 1865 offiziell abgeschafft und der Staatsbürger erfunden. In Europa wurden die Reste der Sakralkönigtümer, Dynastien und Diktaturen zugunsten der Demokratie überwunden. Moderne Politik braucht heute weltliche Legitimation. Die findet sie allein in der Wählergunst, alle anderen Quellen für politische Macht wurden beseitigt.

Bei der wirtschaftlichen Macht blieb dagegen fast alles, wie es war. Es gilt die Logik des Erbens. Beim Eigentum gilt also bis heute das vormoderne Prinzip der Dynastie. Von der Journalistin Julia Friedrichs, die viel zum Thema Erben gearbeitet hat, stammt der Vorschlag, in diesem Zusammenhang von »Clans« zu sprechen.[10] 1996 legten die Wirtschaftswissenschaftler Gunnar Heinsohn und Otto Steiger ihr Grundlagenwerk über *Eigentum, Zins und Geld* vor. Sie gaben ihrem Buch zu Recht den Untertitel: *Ungelöste Rätsel der Wirtschaftswissenschaft*.[11] Bis zu ihrer Begründung und Analyse der »Eigentumsökonomik« blieb der Zusammenhang von Eigentum und Produktivität links liegen. Karl Marx und Henry George hatten, mehr als ein Jahrhundert zuvor, das Thema lediglich in den Raum gestellt. Diese Lücke in der Geschichte des ökonomischen Denkens fällt uns nun, am Ende des Wachstums, auf die Füße.

Der irische Ökonom David McWilliams charakterisiert unsere westlichen Gesellschaften heute als »Rentier Economies«.[12] *Rent* ist das englische Wort für Miete, ein Rentier lebt von den Kapitalerträgen auf sein Eigentum. Für das Prinzip der Miete gilt heute dasselbe wie schon 1870 in New York. Ihre Preise sind so hoch, wie sie sein können. Irgendwo muss jeder leben, und irgendwer wird sie schon bezahlen. Aber über den produktiven Beitrag zur Volkswirtschaft, den eine hohe Miete leistet, können wir nichts sagen. Wahrscheinlich, weil es schlicht keinen gibt. Die Altenrepublik droht sich jedenfalls ökonomisch selbst zu verzehren. An dem Problem hängt nämlich ein konkretes Preisschild von drei Billionen Euro. Ein Forscherteam um den Bonner Wirtschaftswissenschaftler Moritz Schularick errechnete diesen Wert 2019 und erklärte: »Der anhaltende Boom am Immobilienmarkt spaltet die Gesellschaft in Gewinner und Verlierer. Auf der einen Seite haben die Preissteigerungen seit 2011 deutsche

Immobilienbesitzer um etwa 3 Billionen Euro reicher gemacht. Diese Vermögenszuwächse entsprechen in etwa dem deutschen Bruttoinlandsprodukt eines Jahres und übersteigen die gesamte deutsche Staatsverschuldung um gut 1 Billion Euro. Mehr als die Hälfte der Kapitalgewinne entfiel auf die reichsten 10 Prozent der Deutschen, aber auch Haushalte der oberen Mittelschicht (80stes Perzentil) haben stark profitiert. Ihr Vermögen ist durch den Boom um etwa 50 Prozent auf 380 000 Euro gestiegen. Städtische Mieterhaushalte mit geringem Einkommen sind die großen Verlierer des Booms.«[13]

Dieses Geld, das allein als zusätzliche Rendite auf Grund und Boden seit der Wirtschaftskrise nach 2008 durch die Generationen von Jung zu Alt und durch die sozialen Schichten von Arm zu Reich gewandert ist, hätte ausgereicht, um die drohenden Lücken in der Finanzierung der deutschen Altenrepublik zu stopfen. Wäre nur ein Drittel des Geldes abgeschöpft worden und in einen Vorsorgefonds geflossen, hätte dies den größten Pensionsfond der Welt schaffen können. Deutschland hätte mit ihm, ähnlich den kleineren Ländern Norwegen oder den Niederlanden, ein finanzielles Polster in Billionenhöhe. Diese Chance wurde sehenden Auges vertan. Die Rendite wurde anders verteilt.

Marcel Fratzscher, Chef des Deutschen Instituts für Wirtschaftsforschung (DIW) und Top drei des *F.A.Z.*-Ökonomenrankings 2021, formuliert es drastisch: »Die extreme Ungleichheit nimmt weiter zu und birgt massiven politischen und sozialen Sprengstoff«, lokal wie global.[14] In seinem Institut wurden auch die damit zusammenhängenden Geldströme nachvollzogen. »In Deutschland werden zwischen 2012 und 2027 bis zu 400 Milliarden Euro pro Jahr verschenkt und vererbt werden.«[15] Für die Studie im Auftrag der Hans-Böckler-Stiftung wurde der »Vermögensbestand der über 70-Jährigen im Jahr 2012 betrachtet, ausgehend von Daten der Langzeitstudie Sozio-oekonomisches Panel (SOEP)« und hochgerechnet. Dieses Geld wandert nun entlang der Dynastien, die wir nun Clans nennen, durch die Generationen. »Es ist erstaunlich, dass in einem auf individueller Leistung basierenden Wirtschaftssystem faktisch keine genauen Kenntnisse über das leistungslos übertragene Vermögen in Deutschland vorhanden sind«, sagt Studienautor Markus Grabka in der begleitenden Pressemitteilung.

Diese Sachstände schlagen aufs kollektive Gemüt. Der österreichische Philosoph Armen Avanessian beschrieb mitten in der Corona-Krise im November 2020 das Fehlen eines positiven Zukunftsbegriffs.[16] Wir hangelten uns von einer folgenlosen Selbstverteidigungshandlung zur nächsten mit Hilfe von Meditation, Achtsamkeitslektüren, Slow Food und Detox. Das Geld aber bleibt tabu. Stattdessen werden schon die kleinsten Erfahrungen von Selbstwirksamkeit sogleich als Revolution gedeutet und als Erfolg verbucht. Obwohl sie nichts ändern.

Der Brandbeschleuniger der Altenrepublik

Millennials sind – sofern sie nicht zur kleinen Minderheit substanzieller Erbprofiteure zählen – von der Welt, in der sie leben, ökonomisch abgekoppelt. Insbesondere das eigene Haus bleibt ein Traum. Schon neu gebaute Mietwohnungen sind für 95 Prozent der Deutschen nicht mehr zu bezahlen.[17] Im Schlepptau dieses Problems leiden der Berufseinstieg und die Familienplanung. Gleichzeitig fühlen sich junge Menschen über ihre digitalen Technologien mit der Gesellschaft eng verbunden. Gesellschaft ist nun überall, zu Tisch, im Bett, auf der Parkbank am Spielplatz. In *The Atlantic* erschien zu beiden Sachverhalten schon 2017 ein spektakulärer Text, in dem die Psychologin Jean M. Twenge fragte: »Haben die Smartphones eine ganze Generation zerstört?«[18] Dazu lässt sich Beliebiges sagen. Aber eine Beobachtung sticht heraus: Der Moment, als in Amerika mehr als 50 Prozent der Menschen über ein Smartphone verfügten, fällt zusammen mit dem tiefsten Tal der Rezession nach der Finanzkrise.

Wir können den Beginn der Altenrepublik nun neben der finanziellen auch aus einer eher ideellen Ausgangslage fassen: Er liegt um das Jahr 2008. Das Jahr nach dem ersten Weihnachtsfest, zu dem man sich ein iPhone schenken (lassen) konnte. Und das Jahr, in dem die Zentralbanken der westlichen Welt mit ihren gigantischen Anleihekaufprogrammen das Geldsystem auf links krempelten, um die Wirtschaft in der Weltfinanzkrise zu retten. Es sind zwei tiefgreifende Zäsuren, deren Effekte wir heute sehen. Wer damals wenig besaß – die Jüngeren –, zog sich in die digitale Sphäre zurück. Wer über Eigentum verfügte – die Älteren –, verbuchte eine immense Wertsteigerung der eigenen Vermögenswerte. Das ist die zugespitzte Beobachtung. Seit 2008 fällt die Gesellschaft entlang ihrer Eigentumsverteilung auseinander. Schaut man in die politischen Geschichtsbücher, bleibt diese Entwicklung jedoch unerzählt. Sie handeln stattdessen von Obama und Trump, Merkel und Macron, nicht aber von den wahren Protagonisten der Altenrepublik. Die sind nämlich wir. Uns allen kriecht die Altenrepublik längst unter die Haut.

Treibstoff Oxytocin

Wir sind nicht nur alt und ängstlich, sondern auch wahnsinnig einsam geworden. Wir alle haben schon von Cortisol gehört. Grob übersetzt ist es ein »Stresshormon«. Es spielt seine Rolle, wenn unser Alltag unangenehm wird, wenn uns Deadlines unter Druck setzen, wenn wir Gewalt erfahren und/oder emotional leiden. Da dieses Buch noch viel davon handeln wird, wenden wir uns auch einem seiner Gegenspieler zu. Wir kennen es kaum, sind aber süchtig nach: Oxytocin. Die Konzentration dieses Hormons steigt immer dann in unserem Blut, wenn wir uns wohl und sicher, akzeptiert und verstanden fühlen. Unverhoffter, aber angenehmer Hautkontakt macht Oxytocin manchmal zu einem regelrechten Rauschmittel. Dass uns Schläge töten können, Streicheleinheiten aber wie Medizin wirken, faszinierte schon Aristoteles.[19] Die Begriffe dazu fanden wir aber erst vor rund hundert Jahren. Henry Dale entdeckte Oxytocin 1906 als den Stoff, der die Geburt steuert. 1950 isolierte Vincent du Vigneaud das Hormon. Für seinen wissenschaftlichen Erfolg, es künstlich herstellen zu können, erhielt er schon zwei Jahre später einen Nobelpreis. Im aristotelischen Sinne gibt es Berührungen also tatsächlich als Medikament.

Heute wissen wir, dass Oxytocin nicht nur als Hormon eine Rolle spielt, sondern auch als Neurotransmitter. »Die Bandbreite seiner Wirkung ist daher größer als ursprünglich angenommen.«[20] So weit das Wikipedia-Wissen: Oxytocin prägt unser gesamtes Leben und führt zu neuem. In der nicht sehr langen Liste der »Glückshormone« gilt es als das »Kuschelhormon«. Doch es ist ins Hintertreffen geraten. In der Altenrepublik hat ihm das Dopamin den Rang abgelaufen. Das Drama begann 2007 mit der Erfindung des Smartphones. »Smart« bezieht sich nur in zweiter Linie auf die inhaltliche Genialität der Geräte. Ja, Smartphones können mehr als telefonieren und SMS versenden, das macht sie »smart«. Der für uns entscheidende Unterschied zum klapprigen Handy ist allerdings das neue Display. Das iPhone begründete einen Epochenwechsel durch eine neue Betriebsart: Statt (Tasten-)Druck reichte nun eine leichte Berührung; statt einzelner Eingaben nacheinander waren nun mehrere gleichzeitig möglich. »Multi-Touch« beförderte die Geräte aus der Welt der Werkzeuge in unsere sinnliche Lebenswelt.

Das sogenannte Retina-Display versteckte auch optisch die Technik des Bildschirms hinter seinen sinnlichen Ausdrücken. Wir sahen ab sofort keine Pixel mehr, die artifiziellen Ausstrahlungen eines Bildschirms wurden für unser Auge ununterscheidbar vom natürlich Sichtbaren. Die Folge: Wir schauen heute lieber in Bildschirme hinein als aus Fenstern hinaus. Telefone als visuelle Tischleindeckdichs, als Portale ins informationelle Schlaraffenland. Das ist die Erfolgsgeschichte der mächtigsten Unternehmen der Geschichte: Sie überschütten uns mit Dopamin. Bereits 2011 wurde erforscht, dass die Nutzung eines iPhones »dieselben Hirnregionen stimuliert, die bei Gläubigen durch das Betrachten religiöser Symbole aktiviert« werden.[21] Die Hersteller haben uns die Nutzung ihrer Geräte antrainiert, nun verteidigen sie *ihr* geistiges Eigentum – in *unseren* Köpfen.[22]

Unsere Körper blieben dabei auf der Strecke. »Bildschirme machen unglücklich«, schrieb Jean M. Twenge in ihrem Text über die Smartphone-Generation. Auch die Titel einiger Bücher der renommierten Psychologin sind vielsagend: *Generation Me* (2006) oder *The Narcissism Epidemic* (2009). Die neue Liebesbeziehung zwischen uns und unseren Geräten scheint eng gekoppelt mit der neuen Distanz zwischen uns und der Gesellschaft. Fast wirkt es, als hätte die Bedeutung der Geräte die Relevanz der Gemeinschaft für uns verdrängt. Wenn wir heute davon lesen, wir hätten es mit unpolitischen jungen Generationen zu tun, die auch beim Klima allenfalls den völkerrechtlichen Status quo (»Paris«) einfordern, statt den längst geltenden Vertragstexten noch eigene Forderungen anzufügen – ist die rein politische Perspektive unvollständig. Die Selbstwirksamkeit der Jüngeren ist nicht allein dadurch gedämpft, dass sie als historisch beispiellose Altersklassenminderheit in Wahlkämpfen kaum eine Rolle spielen. Auf der Höhe der Zeit muss sich diese Diskussion der Gesellschaft mit Geräten und Gefühlen befassen.

In ihrem Text in *The Atlantic* zieht Twenge Schlussfolgerungen aus jahrzehntelanger Forschung: »Es gibt keine einzige Ausnahme. Alle Aktivitäten mit Bildschirmen, von denen es heute etliche mehr gibt als im Fernsehzeitalter, stehen in Zusammenhang mit weniger Zufriedenheit. Alle Aktivitäten ohne Bildschirm führen zu mehr.« Die Datengrundlage für diese Aussage ist die »Monitoring the Future«-Studie des National Institute on Drug Abuse (NIDA). Dieses Institut ist Teil der amerikanischen Bundesregierung und verfügt über mehr als eine Milliarde Dollar Jahresbudget. Die Langzeitstudien laufen seit 1975. Vor dreißig Jahren begannen die Forschenden, jährlich tausend Zwölftklässler nach ihren alltäglichen Verhaltensweisen und Zufriedenheitswerten zu befragen. Die Digitalisierung der Privatleben ist damit über Generationen hinweg im Blick. »Das Ergebnis könnte nicht eindeutiger sein«, schreibt Twenge. »Teens, die überdurchschnittlich viel Zeit an Bildschirmen verbringen, sind mit höherer Wahrscheinlichkeit weniger zufrieden. Diejenigen, die unterdurchschnittlich wenig Zeit mit Bildschirmen verbringen, sind mit höherer Wahrscheinlichkeit glücklich.«

Das Paradox, dass uns ausgerechnet Bildschirme, die das Potenzial haben, uns viel enger an andere Menschen und die Gesellschaft anzubinden, tendenziell unglücklicher machen, strapaziert Twenge anhand eines wichtigen Punktes: Am Bildschirm mitzuerleben, wie andere augenscheinlich Spaß und Freude erleben, führt zu einer Steigerung des Gefühls, zurückgelassen worden zu sein. Ausgerechnet in den Momenten, in denen man als Zuschauer am Glück der anderen teilnimmt, ist man selbst gerade allein. Auch wenn wir währenddessen in Gesellschaft sind, sind wir nur mit dem Gerät befasst. »Die Zahl der Teens, die sich ausgeschlossen fühlen, ist auf einem Rekordhoch in allen Altersgruppen.« Mit Bildschirmen lässt sich echter sozialer Kontakt aus dem Alltag verdrängen; sie machen uns einsam.

Wichtiger als nun weitere Studien zu nennen, die alle dasselbe zeigen, ist zu sagen, dass diese Wissenschaft tatsächlich aussagekräftig ist – für uns alle. In Deutschland verfügen wir inzwischen über viel Übung in Realitätsverweigerung. Wir lesen Studien zum Klima und zur Pandemie und verstehen auf Anhieb, wie sie uns betreffen. Lesen wir dagegen Forschungsergebnisse über die Digitalisierung, akzeptieren wir die aufgeführten Probleme lediglich als diffuses Geschehen. Betroffen sind, wenn überhaupt, die anderen. 2012 veröffentlichte der Psychiater Manfred Spitzer mit *Digitale Demenz – Wie wir uns und unsere Kinder um den Verstand bringen*[23] einen Forschungsüberblick, der hierzulande fast durchgängig als Kriegserklärung gegen den eigenen Lebensstil gelesen und abgelehnt wurde. Seitdem liegt dieses Feld in der Öffentlichkeit brach. Als Barack Obama 2013 in Deutschland war, wurde Angela Merkel in seiner Gegenwart auf die Enthüllungen von Edward Snowden angesprochen. Damals sagte sie den legendären Satz: »Das Internet ist für uns alle Neuland.« In diesem Neuland leben wir inzwischen bis zu zehn Stunden täglich. Die Gesellschaft für deutsche Sprache kürte Merkels Spruch noch zum »Satz des Jahres«.[24] 2014 starb Frank Schirrmacher, einer der *F. A. Z.*-

Herausgeber und Chef des Feuilletons. Damit endete auch der publizistische Diskurs in Deutschland. Die digitale Debatte war zu Ende. Seither haben wir fast ein Jahrzehnt mit Untätigkeit vergeudet.

Erst 2021 wurde zumindest in Nischen wieder öffentlich über Forschung diskutiert, die sich mit den negativen Effekten überbordender Bildschirmnutzung befasste. Wieder spielte die Herkunft der Forschung die maßgebende Rolle: Facebook selbst ermittelte, in welch erschreckendem Ausmaß beispielsweise Instagram zum Unwohlsein einer ganzen Generation beiträgt. Der Anteil der Jugendlichen, die ihre Selbstmordgedanken auf ihre Nutzung von Instagram zurückführten, lag bei bis zu 13 Prozent. Die Daten sollten nie veröffentlicht werden. Die Whistleblowerin Frances Haugen übergab sie dem *Wall Street Journal* und damit der Öffentlichkeit.[25] Vom amerikanischen Kongress, dem englischen Parlament und dem Europaparlament wurde Haugen als Zeugin befragt. In Deutschland blieb es im Herbst 2021 bei einem Fototermin mit Christine Lambrecht von der SPD – die zu diesem Zeitpunkt sowohl Justiz- als auch Familienministerin war und damit in der Lage, Millionen von jungen Menschen zu helfen. Es folgte aber nichts.

Ebenso wie beim Klimathema erstickte Corona jedoch jede substantielle Diskussion. Nun kannten viele von uns die Grundbegriffe der Pandemie: Spikeprotein, mRNA, T-Zellen, Antikörper, FFP2, Triage. Doch das Zusammenspiel von Dopamin und Oxytocin, von Bildschirmzeit und Familienleben blieb uns fremd – obwohl gerade die Pandemiebekämpfung zu so vielen und bedeutenden sozialen und hormonellen Turbulenzen führte. Dabei gibt es viele Gründe, auch hier von Infektionen, einer Epidemie und insbesondere immunologischer Naivität zu sprechen. Wer weiß, vielleicht scheiterte die Corona-Impfkampagne 2021 auch daran, dass zu viele Informationen zur Impfung über Bildschirme vermittelt wurden, während zu wenig in vertrauensvollen persönlichen Begegnungen über sie gesprochen wurde? Burkhard Freier äußerte eine ähnliche These. Er war bis zu seinem Ruhestand im Januar 2022 Chef des Verfassungsschutzes in Nordrhein-Westfalen und betrachtete die radikalen Impfverweigerer der »Querdenker«-Bewegung professionell. »Wir müssen ganz grundlegend ansetzen und uns fragen: Welche Emotionen sind die Triebfeder?« Die Krankheit Covid-19 und die Politik spielten eine Rolle, aber »auch existenzielle Nöte, etwa Angst vor Einsamkeit«. Man habe gesehen, dass der bayerische Ministerpräsident Markus Söder Hassbriefe insbesondere von alleinstehenden Männern um die fünfzig Jahre erhalten habe. Markus Decker vom RedaktionsNetzwerk Deutschland formulierte es deutlich: »Was also, wenn der Irrsinn dieser Tage und die mittlerweile nahezu täglichen ›Spaziergänge‹ gegen die Corona-Politik mit der Tatsache zu tun haben, dass die Irrsinnigen niemanden mehr zum Reden finden – und damit auch niemanden, der sie bremst? Indizien dafür gibt es genug.«[26] Zum Paradox, dass ausgerechnet die solidarischen Gegenmaßnahmen am ehesten abgelehnt würden, zitiert Decker auch den Konfliktforscher Andreas Zick: »Eine starke kohärente Gesellschaft erzeugt Herdenimmunität. Jetzt kann es sein, dass wir am Ende der Pandemie weniger gesellschaftlichen Zusammenhalt haben als vorher.« Diese Gedankengänge laden ein, mit dem Begriff der Herdenimmunität auch politisch zu spielen. Er besteht aus zwei Teilen: der Immunität, aber auch der Herde.

Schon vor der Pandemie galt: Jeder Dritte wünscht sich mehr Kontakt zu den Menschen, denen er täglich begegnet. In urbanen Zentren wie Hamburg kennen jedoch »39 Prozent der Einwohner keinen einzigen Nachbarn«.[27] Dass Menschen dem Staat und den Pharmakonzernen kaum vertrauen, wurde während der Pandemie zum Politikum. Dass viele Menschen niemanden kennen, dem sie ihren Wohnungsschlüssel anvertrauen, war bereits vor ihrem Beginn Alltag und Tabu gleichermaßen. Die Gesellschaft durch die Verweigerung einer Impfung im Stich zu lassen, könnte so auch als Retourkutsche gemeint sein. Nachdem man sich von der Gesellschaft schon so lange im Stich gelassen fühlte, zahlte man es ihr nun endlich mal heim. Die traurige Wahrheit dahinter: Wir kümmern uns nicht umeinander und vertrauen uns schon gar nicht.

Über Vertrauen sprechen wie über Geld

Wie schon das Geld ist auch das Vertrauen in der Altenrepublik ein rares, weil ungleich verteiltes Gut. Das gilt für persönliches wie auch systemisches Vertrauen. Die private Vertrauensmechanik kennen wir: Menschen schreiben eine gemeinsame Erwartungs- und Enttäuschungsgeschichte. Tiefes Vertrauen führt zu Freundschaft und Liebe, Misstrauen zu Ignoranz und Intrigen. Vertrauen hat aber auch eine gesellschaftliche Dimension. Es spielt mit Hilfe von Renommee und Reputation (häufig auch schlicht mit Prominenz), dann eine wichtige Rolle, wenn sich Menschen nicht auf Augenhöhe oder gar nicht persönlich begegnen.

Ich habe weiter oben den Wirtschaftswissenschaftler Marcel Fratzscher genannt und seine Glaubwürdigkeit damit untermauert, dass er im Ökonomenranking der *F.A.Z.* 2021 auf Platz drei lag. Die Zeitung ermittelt den Status der Wissenschaftler*innen anhand dreier Dimensionen. Sie gewichtet ihre mediale, politische und akademische Relevanz. Marcel Fratzscher kommt im akademischen Feld, wo abseits der schwammigen medialen Prominenz handfeste Reputation ausgezeichnet wird, auf 66 Punkte. Vor ihm liegt auf Gesamtplatz zwei Clemens Fuest vom ifo Institut für Wirtschaftsforschung in München mit zwölf Punkten wegen seiner wissenschaftlichen Beiträge. Der ehemalige »Wirtschaftsweise« Lars Feld liegt mit 33 Wissenschaftspunkten auf Platz vier. Fuests Vorgänger Hans-Werner Sinn liegt auf Platz fünf mit 17 Punkten, gefolgt von Gabriel Felbermayr, bis Ende 2021 Chef des Kiel Instituts für Weltwirtschaft mit 28 Punkten. Die erste Frau, Claudia Kemfert vom DIW, liegt mit 28 Wissenschaftspunkten auf Platz sieben. Alle Genannten liegen allein durch ihre medialen und politischen Rollen so weit oben im Feld. Akademisch sind sie eher abgeschlagen.

Vor diesen Plätzen zwei bis sieben liegt auf dem Spitzenplatz des Rankings Ernst Fehr. Er ist medial nirgendwo präsent und wird auch von der Politik nur selten um Rat gefragt. Dennoch führt er das Ökonomenranking an, weil allein seine wissenschaftliche Arbeit alles andere aufwiegt. Die *F.A.Z.* vergibt an ihn 500 Wissenschaftspunkte – also 316 Punkte mehr als an Fuest, Fratzscher, Feld, Sinn, Felbermayr und Kemfert zusammen. Dieser Mann verfügt über immenses akademisches Renommee, er ist eine Koryphäe. Er wird durchschnittlich zwanzigmal so häufig von anderen Wissenschaftler*innen zitiert wie seine oben genannten Kolleg*innen, die er auf die Plätze verwies. Obwohl wir ihn nicht kennen, können wir ihm und seinen Forschungsergebnissen also vertrauen.

Nun ist es ausgerechnet seine Forschung, die die immense Bedeutung des Oxytocins aufzeigt. Ernst Fehr ist Wirtschaftswissenschaftler in Zürich, er interessiert sich für das Geld in der Gesellschaft und für das Oxytocin in uns. Auf den Punkt gebracht sagt er: Das Prinzip des Vertrauens folgt in weiten Teilen einer biochemischen Prozedur, und die Hauptrolle spielt Oxytocin.[28] In einer klinischen Studie wies Fehr mit Kollegen schon 2005 nach, dass über die Nase verabreichtes Oxytocin die Vorteile sozialer Interaktionen immens steigert. Dabei schlossen die Forscher aus, dass die Probanden in ihrem Verhalten schlicht euphorischer oder waghalsiger wurden. »Im Gegenteil: Oxytocin wirkt sich speziell auf die Bereitschaft des Einzelnen aus, soziale Risiken zu akzeptieren, die sich aus zwischenmenschlichen Interaktionen ergeben.«[29] Diese Forschungsergebnisse wurden in *Nature* publiziert. Sie konnten bestätigen, was Versuche mit Tieren zuvor schon angedeutet hatten. Unter Laborbedingungen lässt sich das unser Verhalten beeinflussende Oxytocin sowohl messen als auch steuern. Beides gilt nicht nur, weil sich Oxytocin verabreichen lässt, sondern auch weil sich soziale Situationen oxytocinfördernd gestalten lassen. Ernst Fehr, der insbesondere das Verhalten in Tauschprozessen erforschte, variierte seine Untersuchungen beispielsweise mit der Wahrnehmbarkeit von Betrugsmöglichkeiten.[30] Seine Erkenntnis: Misstrauen treibt die Preise hoch, ist also ein handfestes Problem für diejenigen, die ihren Alltag mit Geld bestreiten, und für Gesellschaften, die immer mehr über Geld regeln. Damit sind wir alle gemeint.

In der Soziologie gibt es einen sehr knappen, saloppen Satz mit großer Aussagekraft: »Wer Geld hat, braucht keine Freunde.« Er funktioniert auch umgekehrt. Und er widerspricht der gängigen Wortverwendung, ärmere Menschen als »sozial schwach« zu bezeichnen. Die Not erfordert schließlich das Gegenteil. Richtigerweise reden wir von »Freundschaftsdiensten« und »Vitamin B(eziehung)«, wenn wir für Dienstleistungen nicht mit Geld bezahlen, sondern mit Vertrauen. Laut den besten soziologischen Arbeiten, die wir zum Vertrauen haben, bewältigen wir mit Vertrauen Chaos. Wir brechen komplizierte Sachverhalte herunter. Eine »unvermittelte Konfrontierung mit der äußersten Komplexität der Welt hält kein Mensch aus«, schreibt Niklas Luhmann.[31] Wir gehen also in Vorleistung und ein Risiko ein: Wir vertrauen. Bei Erfolg lockt Rendite.

Dass sich das Reden über Vertrauen und Geld hier ähneln, ist weder ein Versehen noch ein Fehler. Wir vertrauen auch in wirtschaftlichen Belangen nicht schlicht dem Geld, sondern in das Vertrauen der anderen in Geld. Das Geld selbst bleibt lediglich ein Medium in der Kommunikation und ist als Stück Papier oder digitales Datum selbst nichts wert. Auch das Vertrauen in unsere Freund*innen gilt ihrem Vertrauen in unser Vertrauen. Wie viel es wert ist, hängt von der gemeinsamen Geschichte ab. Wie beim Geld fängt auch hier die Justiz viel Komplexität ab. Aber wenn wir nicht aufpassen, sind sowohl Geld als auch Vertrauen in Windeseile verspielt.

Wir nähern uns der politischen Frage: Warum haben wir einen Finanzminister, aber kein Oxytocinministerium? Christian Lindner sprach am Tag seiner Amtsübernahme von seinem Finanzministerium als »Ermöglichungsministerium«.[32] Ein Vertrauensministerium hätte dieselbe Aufgabe, könnte aber noch mehr leisten, als sich für Geld kaufen lässt. Was im ersten Moment komisch klingt, ist alles andere als abwegig. Die politische Pionierarbeit gibt es in Großbritannien zu beobachten. Schon seit 2018 hat das Land ein »Ministerium für Einsamkeit«. Seiner Gründung gingen entsprechende politische Programme voraus, bis man einsah, das Thema politisch ganz oben anzusiedeln. Die damalige Premierministerin Theresa May sagte: »Einsamkeit ist die traurige Realität des modernen Lebens.«[33] Neun der 65 Millionen Einwohner Großbritanniens lebten in Einsamkeit. Die Regierung schätzte, dass rund 200 000 Briten nur einmal im Monat ein Gespräch unter Freunden und Verwandten führten. Das Rote Kreuz sprach von einer »Epidemie im Verborgenen«. Als eine politische Vorreiterin, Einsamkeit zu erkennen und zu politisieren, galt die Labour-Abgeordnete Jo Cox. Wenige Tage vor dem Brexit-Referendum wurde sie im Juni 2016 von einem Rechtsradikalen angeschossen und erstochen. Vor Gericht nach seinem Namen gefragt, sagte der Täter: »Mein Name ist ›Tod den Verrätern, Freiheit für Großbritannien‹.« In dem Drama standen sich eine Politikerin, die sich um elementare Einsamkeit kümmerte, und ein Bürger, der mit Waffengewalt die Abkehr seines Heimatlandes von der Weltbühne erzwingen wollte, gegenüber. Der Zeitgeist brach sich auf traurige Weise Bahn und zeigte das Schema, das Markus Decker so treffend als »radikal einsam« beschrieb.

Einsamkeit, eine verborgene Endemie

Eine Antwort auf die Frage, was die Welt im Innersten zusammenhält, lautet: »C tactile afferent«. Dieser Überzeugung ist Francis McGlone, Neurowissenschaftler in Liverpool. Er ist Mitentdecker der so benannten Nervenenden, die für unsere Körper die positiven haptischen Reize empfangen und verarbeiten, für die sich schon Aristoteles interessierte. »Ich denke, das ist es, was soziale Gruppen zusammenhält«, sagt McGlone in einem Dokumentarfilm von Dorothee Kaden, der zeitlich passend während der Pandemie entstand.[34] Die Nervenenden sind »das fehlende Teilchen, das uns erlaubt zu verstehen, was das soziale Gehirn tatsächlich antreibt«, so McGlone weiter. Die Nervenenden sind ungleichmäßig im Körper verteilt. Die Arme haben recht wenige, weil wir sie selbst reinigen können. Der Rücken ist allerdings mit ihnen übersät. Das ist der evolutionäre Trick, der Affen zu Kooperation verleitet. Man muss sich einander zuwenden und gleichzeitig voneinander abwenden, um sich bei der

Fellpflege helfen zu können. Die Gemeinschaft entsteht nicht durch ein inhaltliches Gespräch, sondern durch Gesten. Wir Menschen haben das Prinzip mit der Massage domestiziert und akzeptieren es heute als normale Dienstleistung, die wir für Geld kaufen. Doch das ändert die Biologie dahinter nicht, die Massage gilt in erster Linie immer noch unserem Rücken.

Das Verständnis der allgemeinen Problemlage »Altenrepublik« muss hier beginnen, bei einzelnen Nervenenden und spezifischen Hormonen. Es reicht nicht, in urdeutscher Manier Generationenkonflikte und Geldsorgen zu nennen und einen neuen Gesellschaftsvertrag zu fordern. Man bliebe dann lediglich auf der rationalen Ebene und bei der falschen Annahme, die relevanten Dinge des Alltags würden allesamt erst einmal durch unser Bewusstsein rauschen und fänden ihr gutes Ende dadurch, dass man ausführlich diskutiert.

Wir bleiben bei der Biochemie und spielen über Bande: Manfred Spitzer definiert *Einsamkeit* in seinem herausragenden gleichnamigen Buch zum Thema über die Unterscheidung zur Empathie.[35] Einsamkeit sei eine echte, nämlich somatische Krankheit. Sie spiele sich im Gehirn wie die Verarbeitung körperlicher Schmerzen ab. »Eine verletzte Hand ist einer verletzten Beziehung im Gehirn nicht unähnlich«, schreibt er. Und: Einsamkeit ist ansteckend, wir sollten sie als endemische Krankheit verstehen. Einsamkeit überträgt sich wie ein unsichtbares Virus. Wenn wir den öffentlichen Nahverkehr nutzen, aber weder zur Routenplanung noch zum Ticketerwerb Kontakt zu Mitmenschen benötigen, weil diese Aufgaben sehr gut vom Smartphone erledigt werden, findet auch darüber hinaus kaum bewusste Sozialität in der Bahn statt. Alle Blicke und Berührungen gelten dem Smartphone. Es ist das Gerät, das uns die Welt unter Kontrolle hält, uns dem Chaos entzieht, Stress mindert. Solange der Akku hält, gilt ihm unsere Aufmerksamkeit und Treue. Das Vertrauen in die Geräte ist beispiellos. Sie sind heute beinahe Teile unserer Körper. Wir merken, wenn sie uns fehlen. Und falls nicht sofort, ist das Erschrecken später nur umso größer.

In Kadens Film heißt es dagegen: »Oxytocin sorgt für Verlässlichkeit, Treue, das Gefühl von Sicherheit in einer Beziehung.« »Wir Menschen sind Herdentiere. Über die Berührung lernen wir, Teil einer Gemeinschaft zu sein«, sagt auch Rebecca Böhme, Neurowissenschaftlerin der Universität Linköping. Die Erfahrung, dass sich jemand kümmert und wir Schutz erfahren, ist mit Oxytocin verknüpft, das wiederum hängt an den Berührungen. Es sei »etwas ganz anderes, ob ich jemanden sage, ›Hey, ich liebe dich‹, oder ob ich es ihm durch Berührungen, Küsse und Umarmungen zeige«, fügt sie an. Am Anfang dieser Geschichte steht also nicht das Wort, sondern die Tat und ihre *Macht der sanften Berührung*. Weshalb auch Dorothee Kaden ihren Film so nannte.

Das Lockdown-Experiment

Wo stehen wir nun also? Konnte das Smartphone, das uns so beglückt, menschliche Berührungen ersetzen? Oder sind wir seit mindestens einem Jahrzehnt jeder für sich auf einem Holzweg, der die gesamte Gesellschaft in Mitleidenschaft zieht?

Bis zu den pandemiebedingten Kontaktbeschränkungen im Frühjahr 2020 galt für unser Leben mit dem Smartphone strenge Freiwilligkeit. Niemand brauchte ein Smartphone, wir verwendeten sie aber wahnsinnig gerne. Also hatte bald jeder eins, und irgendwann gab es mehr angemeldete Geräte im Netz als Menschen in der Gesellschaft. Dann aber wurden die Bildschirme plötzlich überlebensnotwendig. Homeschooling, Homeoffice, ausgefallener Vereinssport, kein Nachtleben. In unbekannter – und bis dahin undenkbarer – Weise wurde unsere soziale Lebenswelt tatsächlich zum Labor. Die Versuchsanordnung kam als politische Verordnung: Kontakte mindern, Berührungen einstellen, Bildschirme nutzen! Wir haben die Erfahrungen selbst gemacht, und wir kennen die Studien.

Soziale Kontakte über soziale Medien vermittelt seien allenfalls »Brieffreundschaften«, sagt der Psychotherapeut Wolfgang Krüger.[36] Dabei spiele Freundschaft gerade heute eine zunehmend wichtige

Rolle, da sie auch im Familienrecht an Relevanz gewinnt. »Herzensfreundschaften« benötigen allerdings Nähe und Vertrautheit, gelebte »Freundschaftskunst« für den Umgang mit Konflikten und Langfristigkeit in der Beziehung. »Wenn wir uns allerdings täglich mehr als eine Stunde aktiv in sozialen Netzwerken aufhalten, geht dies auf Kosten der realen Freundschaft«, so Krüger weiter. Ist diese Hürde von einer Stunde einmal genommen, setzen andere Lerneffekte ein. Man wird zum Zuschauer der Familien und Freundschaften anderer.

»Brav, nett, frisch geduscht. Was unglaublich langweilig klingt, finden Teenies aufregend. Wenn sie über Lisa und Lena sprechen, sind sie euphorisch. Jugendliche, die ein Zahnpastalächeln wollen und keinen Bock haben auf Krise.«[37] Lisa und Lena Mantler sind zwei Schwestern aus Stuttgart mit mehr als 15 Millionen Followern auf Instagram. Wer ihnen und anderen Influencer*innen zuschaut, erlebt maximale Sozialität mit minimalem Oxytocin-Effekt – als würde man auf eine weiße Wand starren. Über die Bandbreite dieses Schauspiels klären Wolfgang M. Schmitt und Ole Nymoen in ihrem Buch *Influencer* hervorragend auf.[38]

In der Spitze führt es zu interessanten Phänomenen. In Rom lassen sich etwa Begleitungen buchen, die auf Fotos von alleinreisenden Touristen mitposieren.[39] Diese Menschen sind Dienstleister, die allerdings nicht zur eigenen Unterhaltung gebucht werden, sondern zur Unterhaltung des über den Bildschirm von der abgebildeten Sozialität ausgeschlossenen zuschauenden Publikums, das für den Ersteller der Inhalte selbst wiederum unbekannt und unbestimmt bleibt. Es geht nicht darum, mit diesen Reisefotos einzelne Menschen, Freunde und Familie zu beeindrucken, sondern Publikum aufzubauen. Allein dessen Größe zählt bei der Vermarktung. Umgekehrt schleicht sich der Mok-Bang-Trend aus Südkorea auch hierzulande ein. *Mokda* bedeutet essen, *bangsong* steht für senden. Menschen essen allein zu Hause, streamen die Mahlzeit allerdings ins Internet, wobei durch die Zuschauerzahl der Eindruck entsteht, man säße nicht allein am Tisch.

Wir können hier den im Grunde nur vulgärheuristisch illustrativen »Matthäus-Effekt« des Buch- und Fernsehzeitalters ins Social-Media-Zeitalter übersetzen.[40] Wer wenig liest, liest zunehmend weniger. Wer viel liest, liest zunehmend mehr. Kluge Menschen werden durch das Fernsehen noch klüger. Dumme Menschen macht das Fernsehen noch dümmer. Gesellige Menschen bereichern mit Hilfe der sozialen Medien ihre Freundeskreise. Einsame Menschen werden durch soziale Medien noch einsamer. Wir wissen aus der ernst zu nehmenden Wissenschaft, dass Lesen bereits beim Vorlesen beziehungsweise Zuhören beginnt. Und wir kennen die Verlockung, die Bildschirme Eltern bieten, Stress mit Kindern abzuschütteln. Die neuen Dopamin-Prinzipien greifen also fast ab Geburt, der eigentlich exklusiven Domäne des Oxytocins.

Jean M. Twenge hat schon vor der Pandemie beschrieben, dass die jüngsten Erwachsenen heute weniger in Verkehrsunfälle oder alkoholbedingte Schlägereien verwickelt sind, weil sie grundsätzlich in weniger verwickelt sind. »Sie fühlen sich in ihren Schlafzimmern am wohlsten.« Und weiter: »Psychologisch gesehen sind sie noch anfälliger als die Millennials: Die Raten von Depressionen und Selbstmord bei Jugendlichen sind seit 2011 sprunghaft angestiegen. Es ist keine Übertreibung, die iGen [Twenge meint damit die Geburtsjahrgänge ab 1995] als am Rande der schlimmsten psychischen Krise seit Jahrzehnten stehend zu bezeichnen. Ein großer Teil dieser Verschlechterung kann auf ihre Telefone zurückgeführt werden.« In Japan, wo die soziale Abschottung der jüngsten Generationen am sichtbarsten ist, hat der Eskapismus gut darstellbare monetäre Dimensionen. Unter anderem verdient die Gaming-Branche in Japan mit Spielen auf iPhones zehnmal mehr Geld pro Nutzer als in Deutschland. »Interessant ist hierbei auch, wie sich die Top-30-Games zusammensetzen. Japan steht auf Rollenspiele, RPGs [Role-Playing Games] im weitesten Sinn belegen 22 der 30 Plätze.«[41]

Die jungen Menschen spielen also ein ausgedachtes soziales Leben, statt ein wahres zu führen. Als Ausweg daraus bietet die französische Schriftstellerin Virginie Despentes ausgerechnet die Armut an. In *Das Leben des Vernon Subutex* erlebt ihr Protagonist seine Abenteuer nur noch online. Vom Punkrockleben vor dem Smartphone-Zeitalter bleibt da nichts übrig. Dann, als ihm das Geld für die Miete fehlt, muss er raus auf die Straße. »Hier beginnt die nomadische Reise eines Kollektivs«, heißt es in einer Rezension, die sinngemäß mit den Worten spielt: Raus aus der Bude, rein in die Bande![42] Das allerdings ist nur Literatur. In der Realität erscheinen Studienergebnisse, die die »beliebtesten Freizeitaktivitäten« der Deutschen im Jahr 2021 sortieren. Platz eins: »Internet nutzen«, dann folgen: »Fernsehen«, »Computer nutzen«, »Musik hören«, »E-Mails«, »Smartphone (nicht telefonieren)«, »Radio hören«, »seinen Gedanken nachgehen«. Lediglich Platz neun und zehn erreichen »über wichtige Dinge reden« und »telefonieren«.[43] Die Pandemie spitzte Entwicklungen zu, die vorher auch über Verherrlichungen ihre Räume eroberten. Die Jüngeren haben sich aus der Gesellschaft, in der sie leben und die sie mitorganisieren sollten, abgemeldet. Sie entscheiden nicht mit, sondern ziehen sich zurück. In den Jugendkanälen der großen publizistischen Häuser konnte es in Texten wie dem von Kathrin Weßling übers Silvester-allein-Feiern gelesen werden: »Was ich hoffe: dass ich mich stark und gut fühle. Dass ich stolz darauf bin, dass es mir egal ist, dass es sogar irgendwie schön ist, in diesem Moment alleine zu sein. Ein neues Erlebnis wünsche ich mir, eines, das mich zurechtrückt für das nächste Jahr. Eine Begegnung mit mir, ein Moment der Stille, ein Augenblick, in dem ich mich nicht ablenke mit anderen und anderem, mit Schnaps oder Liebe, mit irgendwas außer mir selbst.«[44] Der Text erschien am 31. Dezember 2018. 2022 lässt er sich nur mit makabrem Unterton lesen. Wir hoffen nach zwei Jahreswechseln mit Lockdown-Experimenten auf das erste normale Silvester unter Menschen, in Ausgelassenheit statt Angst.

3

Woran es beim Geld (nicht) mangelt

Wir sind wahnsinnig arm geworden. Zumindest fühlen so manche von uns. Ginge es aber lediglich ums Geld, könnten wir das Vermögen in Deutschland durchzählen, staunen, wie viel es ist, und es mit Hilfe neuer Sozialpolitik anders verteilen. Es wäre kein großer Eingriff: Teilt man die Deutschen anhand ihres Vermögens in zwei gleich große Gruppen, vereinigt die reiche Hälfte 99,5 Prozent des Gesamtvermögens auf sich. Das bedeutet: Die arme Hälfte verfügt über gerade einmal 0,5 Prozent von allem. Diese Zahlen nannte Joachim Rock vom Deutschen Paritätischen Wohlfahrtsverband in einer Ausschusssitzung des Bundestags zum Reichtums- und Armutsbericht der Bundesregierung im Sommer 2021.[1] Wollte man das Vermögen der ärmeren Hälfte verdoppeln, müsste lediglich ein halbes Prozent des Gesamtvermögens die Seite wechseln, von den Reichen zu den Armen. Im Plenum des Bundestags hatte zuvor schon Wolfgang Strengmann-Kuhn von den Grünen erklärt, dass selbst dieser Schritt zur Armutsbekämpfung tatsächlich nicht nötig wäre: »Durch ein garantiertes Existenzminimum ändert sich das Medianeinkommen nicht.«[2] Schließlich müssten nur die geringsten Einkommen auf mindestens 60 Prozent des Medianeinkommens – also des mittleren Einkommens, von dem aus die Anzahl der Haushalte mit niedrigeren Einkommen genauso groß ist wie die der Haushalte mit höheren Einkommen – angehoben werden. Die betroffenen Menschen blieben damit in der Gesamtverteilung ganz unten, lägen aber oberhalb der politisch definierten Armutsschwelle. Die Armut wäre beseitigt oder – sozialromantischer ausgedrückt – besiegt.

Der Trick, Umverteilungen einfach zu vermeiden, ist leicht. Man verteilt kurzerhand Geld, das man zuvor niemandem weggenommen hat. Die Politik befasst sich beim Thema Geld seit Jahren lediglich mit Verteilungsproblemen. Während wir ständig von der Inflation hören – die uns Kaufkraft nimmt –, erfahren wir eher selten, dass die Geldmenge stetig wächst – was uns Kaufkraft gibt. Die Geldmenge wächst seit Jahren, laut offiziellen Zahlen der Europäischen Zentralbank in den beiden Pandemiejahren um mehr als 7 Prozent pro Jahr.[3] Zuvor wurde die Geldmenge pro Jahr um rund 4 Prozent erhöht. Allein die Geldversorgung durch das Pandemie-Sonderprogramm der Europäischen Zentralbank (»Pandemic Emergency Purchase Programme«, PEPP) hat beispielsweise 1,8 Billionen Euro zur Verfügung gestellt. Bei dem Wirtschaftshistoriker Adam Tooze lässt sich nachlesen, wie die Notenbanker im Lockdown zu Hause saßen und in wenigen Tagen die Programme entwickelten.[4] »Limitless Cash« war die Devise. Die »Wirtschaft lag auf der Intensivstation«. Die Bank of England machte kurzen Prozess und finanzierte den englischen Staat direkt. Die Zentralbanken in Washington, D.C., und Frankfurt am Main fluteten die Märkte mit Geld. Sie kauften alles auf, was sonst keine Käufer fand, und stabilisierten so die Preise. Am Ende standen in Amerika allein wegen Corona-Hilfsmaßnahmen 14 000 Milliarden Dollar neues Geld zu Buche. In Europa wurde sogar die EU-Kommission erstmals in ihrer Geschichte zum Gläubiger und gab einen dreistelligen Milliardenbetrag aus, den sie vorher niemandem wegnahm, sondern einfach schöpfte.

Beim Geld ist also nicht die Menge das Problem, sondern die Verteilung. Adam Tooze erinnerte in seinem Buch zur Pandemiewirtschaft auch an die politisch schon weit ausschweifenden Debatten der jüngeren Geschichte. Es gibt bislang beispielsweise kein »Helikoptergeld« – das seinen Namen durch die Metapher erhielt, es wie Dünger über die Landschaft zu streuen –, weil die politische Entscheidung dazu fehlt. Laut Ben Bernanke, dem US-amerikanischen

Notenbank-Chef der Obama-Ära, fehlt es weder an politischer Legitimation noch an ökonomischer Logik solch einer direkten Geldversorgung für jedermann. In Amerika ging die Regierung in der Pandemie immerhin schon so weit, ohne weitere Prüfungen Schecks per Post in den Briefkästen zu verteilen. Wer weniger als 75000 Dollar im Jahr verdiente, fand in seinem Briefkasten 1400 Dollar. Insgesamt wurden 400 Milliarden Dollar auf diesem Wege verteilt.[5] Wir können einfach sagen: Es mangelt nicht an Geld. Viele sind lediglich arm, weil man ihnen kein Geld gibt, während andere superreich sind, weil man ihnen Geld gibt. Die Verteilung ist dabei zuvorderst eine Frage der Politik, danach allerdings auch eine des ökonomischen Handwerks.

»Die Armut in Deutschland erreicht im Pandemiejahr 2020 einen neuen Höchststand. Noch nie wurde auf Basis des Mikrozensus eine höhere Armutsquote errechnet«, sagte Ulrich Schneider in seiner jährlichen Pressekonferenz im Dezember 2021 in der Bundespressekonferenz. Der Hauptgeschäftsführer des Paritätischen Wohlfahrtsverbandes vermeldete ausgerechnet für das Jahr der Geldflut diesen »traurigen Rekord«.[6] Von all den politischen Geldzuwendungen, um der Wirtschaft durch die Pandemie zu helfen, kamen nur zehn kostenlos verteilte FFP2-Masken bei den Ärmsten an.

Der Generationenabriss beim Einkommen

Die Pandemie lag wie ein Brennglas auf den allgemeinen Verhältnissen, hat sie sichtbar gemacht und verschärft. Wer arm war, wurde ärmer, wer reich war, wurde reicher. Für Deutschland bedeutet das: Die Jüngeren wurden ärmer, die Älteren reicher. So wie Covid-19 als Krankheit überwiegend die hohen Altersklassen traf, schlug die Pandemiepolitik bei den Jüngeren zu. Die letzte große Datenerhebung zum Vermögen vor der Pandemie stammt von Eurofound, einer Agentur der Europäischen Union, die für die Europäische Zentralbank seit einem Jahrzehnt Vermögensdaten erhebt. Der Median des Nettovermögens deutscher Haushalte liegt bei 39 000 Euro und damit im europäischen Mittelfeld.[7] Polen, Griechenland, Portugal liegen beispielsweise zwischen 20 000 und 30 000 Euro. Frankreich, Österreich und Irland liegen zwischen 40 000 und 60 000 Euro. Durch die solide Wirtschaftskraft, die zu vergleichsweise hohen Einkommen führt, aber niedrigen Werte beim Immobilienbesitz und kleineren Haushaltsgrößen, ist dieser Rang für Deutschland zu erwarten. Bei den Europäern unter 35 Jahren sieht das Bild anders aus. Dort liegt Deutschland mit Slowenien und Griechenland unten in der Rangliste. Das Medianvermögen der jungen Deutschen ist nicht einmal fünfstellig, anders als in achtzehn anderen Mitgliedsstaaten der Europäischen Union. Die »Spaltung der Gesellschaft laufe nicht mehr durch die Geschlechter, Bildungsschichten oder Steuerklassen, sondern durch die Generationen«, schrieb Alard von Kittlitz bereits 2016 in einem wütenden Kommentar in der *Zeit*.[8]

Die größte Datenbank der Welt, die nationale Einkommensverhältnisse aufzeichnet und vergleichbar macht, die Luxembourg Income Study (LIS), untermauert den Eindruck. »Der Wohlstand junger Erwachsener in der reichen Welt ist stark gesunken«, schreiben Caelainn Barr und Shiv Malik vom *Guardian* zu den Zahlen.[9] Sie untersuchten die Werte der fünfzehn größten Wirtschaftsnationen, die für rund 43 Prozent der Weltwirtschaft verantwortlich sind. In England stiegen die Renten dreimal schneller als die Löhne der Berufseinsteiger. In den USA sind die unter 30-Jährigen ärmer als die Rentner. Das ist für das Land sehr ungewöhnlich, da in den Vereinigten Staaten über Jahrzehnte hohe Gehälter die kaum vorhandene Sozialpolitik ausgleichen sollten.

Barr und Malik sprechen für die ganze westliche Welt von einem »perfekten Sturm« für die jüngeren Generationen. In den einen Regionen plagen sie gigantische Bildungskredite, in den anderen überbordende Wohnkosten. Dazu drückt die Globalisierung mit Perspektivlosigkeit und Flexibilitätserwartungen. »Während junge Erwachsene vor dreißig Jahren noch mehr verdienten als der nationale Durchschnitt, liegen sie heute in vielen Ländern bis zu 20 Prozent unter dem Durchschnittseinkommen ihrer Landsleute. Im Vergleich dazu ist das Einkommen von Rentnern stark gestiegen.«

All das gilt insbesondere auch für Deutschland, wo die Altersarmut als Begriff bereits etabliert ist. »Es gibt keine Altersgruppe in Deutschland, die so wenig von Armut bedroht ist wie die Rentner«, sagte jedoch der Wirtschaftswissenschaftler Bernd Raffelhüschen 2018. Henrike Roßbach fasst seine Sicht pointiert zusammen: »Raffelhüschen spricht von Panikmache und Populismus und davon, dass man sich eher um die Armutsgefährdung von Kindern kümmern solle. Die nämlich sei fünfmal so hoch wie die der Rentner.«[10] Laut den umfangreichen Daten der LIS ist das verfügbare Einkommen der Rentnergeneration in Deutschland zwischen 1978 und 2010 um 16 Prozent gewachsen. Für die U30-Kohorten ist es um 5 Prozent gesunken. Das sind die Zahlen der guten Jahre. Ab 2010 erreichten die Effekte der Finanzkrise die Gesellschaft, die wir kurz gefasst als generationalen Genickbruch klassifizieren können.

Für Barr und Malik, die für den *Guardian* über die LIS-Zahlen schrieben, ist es eine Zeitenwende. Das erste Mal in der modernen Menschheitsgeschichte – ausgenommen sind vergleichsweise kurze Kriegszeiten und Naturkatastrophen – geht es nicht mehr bergauf. Das Einkommen der Jüngeren liegt nicht mehr über dem der Älteren. Der Kapitalismus folge nun neuen Naturgesetzen. Barr und Malik beschreiben es mit prominenter Formulierungshilfe: »›Seit den Anfängen des Kapitalismus hatten wir noch nie eine solche Situation, in der die Bevölkerung so stark altert und in einigen Ländern auch schrumpft, und wir wissen einfach nicht, ob wir die Wirtschaft so weiterwachsen lassen können wie bisher‹, sagte Prof. Diane Coyle, Wirtschaftswissenschaftlerin und ehemalige Beraterin des britischen Finanzministeriums.«

Dass die Auswirkungen solcher Entwicklungen ungleich verteilt sind, versteht sich fast von selbst. Je frischer die Unterschrift unter einem Mietvertrag, desto höher die zu zahlende Miete. Je frischer die Unterschrift unter einem Arbeitsvertrag, desto knapper die Vorzüge, die er mit sich bringt. Entsprechend verteilen sich die finanziellen

Einbußen in den Generationen. Die neuen, schlechteren Verträge werden von den Jüngeren unterschrieben – und von den Älteren angeboten.

Judith Niehues und Maximilian Stockhausen haben es für das Institut der deutschen Wirtschaft (IW) aufgeschrieben. Um zu den Top-10-Prozent der Vermögenden zu gehören, braucht ein deutscher Haushalt 477 200 Euro verfügbares Geld.[11] Betriebsvermögen und Ähnliches zählen hier nicht dazu. Dieser allgemeine Wert lässt sich nach Altersklasse unterscheiden. Um zu den Top-10-Prozent der 55- bis 59-Jährigen zu gehören, braucht man in Deutschland 625 400 Euro. Bei den unter 30-Jährigen zählt man bereits mit 71 300 Euro zu den Top-10-Prozent der vermögenden Haushalte.

Aus diesen Zahlen könnte man die Erwartung herauslesen, dass Fleiß und Geduld aus der Patsche helfen und ein guter Berufsweg mit höherem Alter zu mehr Geld führt. Dieser Vorstellung widerspricht jedoch folgender Satz aus dem Text der Wirtschaftswissenschaftler: »Um zu den obersten 10 Prozent der jüngsten Altersgruppe zu gehören, muss ein Haushalt mindestens über das Vierzehnfache des Medianvermögens der Altersgruppe verfügen, bei den 55- bis 59-Jährigen mindestens über das Fünffache.«

Das ohnehin schon geringe Vermögen der jüngeren Altersklassen ist zudem noch in überragendem Maße ungleich verteilt. Dagegen sind die Babyboomer relativ gleichmäßig vermögend geworden. Den Jüngeren bleibt dieser kollektive Aufstieg nun verwehrt. Es sind nur wenige, die besonders viel Vermögen auf sich vereinen. Das dahinterliegende Prinzip des Erbens wurde bereits erwähnt, wir werden es später aber auch noch einmal in einem eigenen Kapitel behandeln. Allgemein gilt für die deutsche Bevölkerung: Beim Vermögen liegen die obersten 10 Prozent um das Siebenfache über dem Median. Dieser Abstand lässt sich nicht durch gutes Einkommen aufholen. Denn beim Einkommen durch Erwerbsarbeit erreicht man bereits mit dem Doppelten des Medians die Top-10-Prozent.

Das bedeutet, dass es den jungen Deutschen besonders schwerfällt, ihre finanzielle Position durch Fleiß bei der Arbeit zu verbessern. Die

Europäische Zentralbank sieht die Ungleichheit nach Generationen nirgendwo so deutlich wie in Deutschland. Hierzulande liegen die 55- bis 74-Jährigen mit ihrem Vermögen 250 Prozent über dem Medianvermögen aller Deutschen. Die unter 45-Jährigen erreichen gerade einmal 70 Prozent des Medianvermögens.[12] Am nächsten sind uns darin noch die Österreicher. Hier erreicht die kleinere Gruppe der 55- bis 64-Jährigen immerhin knapp 200 Prozent des Medianvermögens aller Österreicher. Das ist im Vergleich zu Deutschland eine entspanntere Situation. Im Vergleich zum restlichen Euroraum, den die EZB im Blick hat, ist aber auch das krasse finanzielle Ungleichheit.

Wenn wir davon lesen, dass in Deutschland »fast jeder Dritte« durch »ungeplante Ausgaben in Bedrängnis« gerät, liegt auf der Hand, wie die finanziellen Lebensrisiken verteilt sind. Laut Statistischem Bundesamt wären mehr als 21 Millionen Menschen in Deutschland nicht in der Lage, »unerwartete Ausgaben in Höhe von 985 Euro zu leisten«. Dieser »Geldbetrag entspricht dem statistisch maßgeblichen Schwellenwert bei der Armutsgefährdung in Deutschland«, der für 2018 berechnet wurde.[13]

Das deutsche Tabu

Die öffentliche Debatte hält mit der ökonomischen Lebenswirklichkeit nicht Schritt. Im Sommer 2012 beklagte sich der Philosoph Robert Pfaller in einem Buch darüber, dass wir uns den Zugang zu »Glamour, Großzügigkeit und Genuss« versperren.[14] Es wurde von den Rezensenten gerne aufgegriffen. »Eine Studie zeigt: Die Deutschen können nicht genießen«, schrieb Sabine Menkens in der *Welt*.[15] Damals kursierten Studien mit Titeln wie: »Die Unfähigkeit zu genießen – die Deutschen und der Genuss«. In tiefenpsychologischen Gesprächen wurde untersucht, was mit den Deutschen nicht stimme. Ein »denkwürdiger Verbund aus Neoliberalismus, Idealismus, Postmoderne, Political Correctness und Gesundheitsterrorismus« habe die Frage nach dem guten Leben ad absurdum geführt. »Wir mäßigen uns maßlos. Das ist das Merkmal unserer Epoche.« Und: »Vor allem junge Menschen können sich aus ihrer zwanghaften Mäßigung kaum mehr befreien«, schrieb Menkens.

Das war nichts anders als altenrepublikanische Propaganda. Nimmt man die ökonomischen Rahmendaten mit in den Blick, entsteht ein anders Lagebild: »Die Konsumpräferenzen der Millennials scheinen sich nicht wesentlich von denen der früheren Generationen zu unterscheiden.« Dieser Einsicht sind die Mitglieder des Board of Governors of the Federal Reserve System in Washington, D. C. Die Führungsspitze der amerikanischen Zentralbank ließ sich die Expertise von ihren eigenen Mitarbeitern erarbeiten: »Millennials sind weniger wohlhabend als Angehörige früherer Generationen, als diese jung waren, mit niedrigerem Einkommen, weniger Vermögen und weniger Wohlstand.«[16] Die Generationen trennt in erster Linie die Verfügbarkeit von Geld. Die eine Altersklasse besitzt mehr, die andere weniger. Alles Weitere sind Folgen dieser Ungleichheit. Zu diesen Effekten zählt dann auch, dass sich ältere Redaktionen Gedanken über ihre jüngeren Leser machen und dabei nur das sehen, was sie sehen wollen, weil die Lösung der Probleme ansonsten zu naheliegend wäre: Geld abgeben, anders verteilen.

Am kürzesten formulierte es zum Jahresbeginn 2022 Wiebke Schröder vom Deutschen Paritätischen Wohlfahrtsverband: »Armut ist ein wirkliches Problem. Und gegen dieses Problem hilft Geld.« 229 Euro mehr würden die Grundsicherung in Deutschland »bedarfsgerecht« machen, sagt sie im begleitenden Podcast zu ihrem Text in den *Blättern für deutsche und internationale Politik*.[17] Dass sich Mitarbeiter der Freien Wohlfahrtspflege, zu denen sie zählt, so äußern, liegt nahe. Zum Stand der Debatte sagte gleichzeitig auch der Stand-up-Comedian Felix Lobrecht in der *Sternstunde Philosophie* des Schweizer Fernsehens – in dieser Konstellation überraschend: »Wir leben in einer sehr wachen, also *woken* Zeit, in der sich mit verschiedenen Diskriminierungsmechanismen und -dimensionen auseinandergesetzt wird, sehr laut im Internet, und dann einfach diese evident wichtige und größte und besterforschte Diskriminierungsdimension, nämlich soziale, im Sinne von: ökonomische Herkunft, einfach nicht Thema ist. Das ist mir wirklich unbegreiflich, warum das nicht in die Analyse mit aufgenommen wird. (…) Nichts determiniert dein Leben mehr als deine soziale Herkunft. Ich verstehe nicht, warum das so wenig Thema ist. Es gibt so gute Studien, Zahlen, Fakten darüber, es ist mir wirklich unklar.«[18] Dieser Ausspruch ist auch als Abwehr zu verstehen. Das Gespräch drehte sich um Lobrechts eigene Biographie, die den Bogen von seinem alleinerziehenden Vater in Berlin-Neukölln, seinem Nichtschüler-Abitur als Autodidakt bis zu seinem Erfolg und seiner goldenen Rolex spannt. Darauf angesprochen, wollte er das Thema von seiner Person zum allgemeinen Problem lenken. Doch für Politik ist in solchen Fernsehdialogen kein Raum. Mit ähnlichem Anliegen fragte der Kabarettist Jean-Philippe Kindler, Jahrgang 1996, bei seinem Bühnenprogramm 2022, ob Armut in Deutschland »verdient« wird, so wie wir mit umgedrehten Vorzeichen auch Reichtum persönlicher Leistung zuschreiben.[19]

Das sind Anekdoten eines existenten, darüber hinaus aber kaum stattfindenden Diskurses. Zum wiederholten Mal nach der Finanzkrise ab 2008 startet nun durch die Pandemie eine Generation während einer Wirtschaftskrise ins Berufsleben. Dieser Fehlstart wird von den Betroffenen als Schicksalsgemeinschaft wahrscheinlich nie bewältigt werden. Die beiden Wirtschaftswissenschaftler Hannes Schwandt und Till von Wachter gaben ihre Erkenntnis bereits im Titel ihrer Studie an: »Unglückliche Kohorten: Schätzung der langfristigen Auswirkungen des Eintritts in den Arbeitsmarkt in einer Rezession in großen Querschnittsdatensätzen.«[20] Sie betrachteten Berufseinstiege von 1976 bis 2015 und aktualisierten ihre Studie 2020 noch einmal. Wer beruflich in die Rezession von 1980 startete, schleppte fünfzehn Jahre Lohnzurückhaltung mit sich. Versicherungen waren teurer, die Gesundheit war schlechter, Familiengründungen verzögerten sich. Die schlechteren Situationen für Einsteiger blieben auch bestehen, wenn sich die Wirtschaft allgemein erholte. Besonders betroffen sind ohnehin marginalisierte Gruppen: weniger Gebildete, Nichtweiße und Frauen. In dem Maße, wie sie die Krisen ausbaden, bringen sich durch diese Lastenverteilung andere vor ihnen in Sicherheit.

Da wir in Deutschland keine Diskussion dieser Problematik kennen, bleiben wir noch kurz im englischen Sprachraum. In England wird die Generationendebatte immer wieder durch Bücher angefacht. Ein Meilenstein war 2010 David Willetts' Buch *The Pinch*. Sein Untertitel: *Wie die Babyboomer die Zukunft ihrer Kinder stahlen – und warum sie sie zurückgeben sollten.*[21] Willetts war Minister unter John Major, Staatsminister unter David Cameron, mehr als zwanzig Jahre Mitglied des Westminster-Parlaments und ist noch immer als Hochadel (Baron Willetts) Mitglied des britischen House of Lords. Auf der anderen Seite schloss er sich nach seinem Rückzug aus der Politik der Resolution Foundation an, der er heute als Präsident vorsteht. Die Stiftung sorgt sich seit 2005 in Großbritannien um die ökonomische Situation der ärmeren Hälfte der Bevölkerung.

In Deutschland haben wir weder für David Willetts noch für die Resolution Foundation Vergleichbares. Man muss es sich so vorstellen: Während bei uns die Berichterstattung über Inflation in den Börsenberichten versteckt wird, sodass am Ende einer ARD-*Tagesthemen*-Sendung per Liveschalte vom Frankfurter Börsenparkett mit schwarz-weißen Bildern an die Hyperinflation vor einhundert Jahren erinnert wird, werden die Mitarbeiter der Resolution Foundation zum selben Thema in der BBC-*Newsnight* zu Sendungsbeginn ins Gespräch geholt, damit sie vorrechnen können, was die aktuellen Inflationswerte für das Jahreseinkommen einer normalen Familie in London bedeuten.

Okay, in Deutschland führen wir unsere Diskussionen meistens zurückhaltender. Alard von Kittlitz schrieb in dem bereits erwähnten Kommentar in der *Zeit*: »Die Babyboomer hatten Kinder, Autos und Häuser. Wir haben wechselnde Beziehungen, ein Fahrrad und den Dispo am Anschlag.« Er bekam darauf kaum eine Antwort.[22] In England warnte Torsten Bell, CEO der Resolution Foundation: »Wohlstandsunterschiede können auch in andere Lebensbereiche vordringen, wo sie nicht hingehören. Der Vermögensstatus könnte nicht nur darüber entscheiden, wo man leben kann, sondern auch über die Ausbildung, die man erhalten kann, die Risiken, die man eingehen kann, und die Arbeit, die man ausüben kann. Der Reichtum verändert Großbritannien grundlegend.«[23] An gleicher Stelle, auf den ersten Seiten der großen Zeitungen, schreibt auch Wirtschaftsnobelpreisträger Joseph Stiglitz bereits in der Überschrift: »Junge Menschen sind zu Recht verärgert über ihre finanzielle Unsicherheit.«[24]

Wollte man auf Pfallers Vorwurf reagieren, die Jüngeren sollten wieder mit mehr Großzügigkeit und Genuss den Konsum und damit die Wirtschaft ankurbeln, taugt die Antwort des Publizisten Derek Thompson in *The Atlantic*: »Die Millennials haben die Wirtschaft nicht gekillt. Die Wirtschaft hat die Millennials gekillt.«[25] Das ist der Titel über einem raffinierten Text, der mit Zahlen argumentiert, sich in laufenden Debatten positioniert und pointiert endet: »Den Millennials wurden steigende Löhne, Häuser und Autos versprochen; sie bekamen 140 Zeichen. Okay, gut, 280 Zeichen. Das ist nichts, wovon man leben kann. Aber es ist gerade genug, um die eigene Verzweiflung zusammen mit 80 Millionen frustrierten Gleichaltrigen zu artikulieren, die alle über ein System verärgert sind, das immer neue Wege findet, seine jungen Wirtschaftsopfer als Kulturverbrecher zu brandmarken.«

Die deutsche Debatte bleibt dagegen traurig und haltlos. In der *Welt*, die wie viele Blätter lieber meinungsstark angebliche Zeitgeistfragen erörtert, statt ökonomische Debatten zu führen, erscheinen hin und wieder zumindest in den Meinungssektionen Texte, die sich mit Geld und Generationen beschäftigen. Dann allerdings sogleich auf Krawall gebürstet: »Liebe Babyboomer, wir zahlen eure Rente nicht!«[26] Die englischsprachigen Debatten, die hierzulande dringlicher wären als dort, wo sie geführt werden, werden kaum berührt. Es sei denn, es bietet sich eine Pointe an. Bei Walmart gibt es seit einigen Jahren ein Monopoly für Millennials. Es kostet 20 Dollar und ist wegen hoher Beliebtheit ständig ausverkauft. Darüber war dann auch hierzulande zu lesen, auf den heute schon nicht mehr existenten Jugendseiten (bento.de) von *Spiegel Online*, in Ironie gehüllt: »Wir wissen nicht, ob wir lachen oder heulen sollen.«[27] Witzig ist es allemal: Bei dem Spiel kann man keine Häuser kaufen. Der Werbetext lautet auf Deutsch: »Mit Geld kann man nicht alles kaufen, aber Erfahrungen, egal ob sie gut oder verrückt sind, bleiben für immer. Das Monopoly für Millennials feiert genau das. Anstatt so viel Geld wie möglich zu verdienen und andere in den Bankrott zu treiben, müssen die Spieler die meisten Erfahrungspunkte sammeln, denn nur so gewinnt man.« Das ursprüngliche Monopoly wurde von Elizabeth Magie 1904 entwickelt, um den Mitspielern ihre Realität vor Augen zu führen: Nur einer bleibt von der Insolvenz verschont. Die neue Variante ging mit der Zeit. Sie legt einen fröhlichen *Wokeness*-Schleier über die ungemütliche Realität.

4

Die Aufgabe der Politik

Wollten wir sprachlich den Zeitgeist der jüngsten Geschichte aufgreifen, könnten wir sagen: Die Verluste an Vertrauen, besprochen in den Kapiteln über unsere Gefühle und unser Geld, sind Symptome einer Krankheit, deren Ursachen weder im Privatleben noch in der Wirtschaft zu finden sind. Weshalb es trotz allgemeiner Beliebtheit müßig ist, dort neben Linderung auch nach Heilung zu suchen. Gehen wir präzise vor, sprechen wir ohnehin nicht von Krankheiten, sondern von sozialen Krisen. Darüber hinaus wollen wir aber auch die anderen Grundbegriffe nicht verwechseln: Die ökonomischen Verwerfungen nach dem 11. September 2001, die Schuldenkrise ab 2008, die Pandemie ab 2020 sind nicht wirklich Wirtschaftskrisen. Zu keiner Zeit wurde die Funktionsweise des Geldes selbst infrage gestellt. Wie bei Einsamkeit gilt auch bei Armut die Definition: Man hat zu wenig von dem, was man sich wünscht. Geld und Mitmenschen bleiben auch in solchen Krisen grundsätzlich verfügbar, nur nicht auf die Weise und in dem Maße, wie man es sich wünscht. Auch die schärfsten Kritiker der wirtschaftlichen Verhältnisse boykottieren keine Supermärkte und kündigen ihre Girokonten nicht.

Wo finden wir also die Ursachen – und Lösungswege – der bis hierhin besprochenen Problemlagen? Eine der letzten großen Untersuchungen dazu, bevor die Pandemie die Verhältnisse strapazierte, stieß der Beamtenbund 2017 an. »Das Vertrauen in die Kraft des Marktes ist bei der jungen Generation am schwächsten ausgeprägt«, fand das beauftragte Meinungsforschungsinstitut Forsa heraus.[1] »Nur 14 Prozent glauben, dass der Markt schon alles richten wird.« Das für die Auftraggeber der Nachforschung nicht überraschende Ergebnis lautet: »So sind 82 Prozent der 14- bis 29-Jährigen der Ansicht, dass man in der globalisierten Gesellschaft einen starken Staat braucht.« Das ist natürlich als Mitteilung an die Parlamentarier zu verstehen, die Verwaltungen finanziell besser auszustatten. Dennoch liegt in der Schlussfolgerung von Klaus Dauderstädt, bis 2017 Chef des Beamtenbunds, auch ein wichtiger Wegweiser durch die Altenrepublik: »Es ist gut zu wissen, dass hier eine Generation heranwächst, die um die Bedeutung eines funktionierenden Staates und eines zuverlässigen öffentlichen Dienstes weiß.« Zehn Jahre vor dieser Erhebung waren 58 Prozent der Befragten der Ansicht, »dass der öffentliche Dienst die Steuerzahler zu viel Geld kostet«. 2017 lag der Wert nur noch bei einem Drittel. »Bei den unter 30-Jährigen liegt der Anteil mit 23 Prozent sogar noch deutlich niedriger.« Diese Hinwendung zum Staat hängt mit den negativen Erlebnissen in den anderen Domänen zusammen. Je größer die ökonomischen Verwerfungen, desto beliebter wird der Staat, beispielsweise als Arbeitgeber. Inzwischen hat er sogar die Autoindustrie in der Beliebtheitsrangliste der Studierenden abgehängt.[2] Wir sehen bei Katastrophen, wie Staaten zu sicheren Häfen werden – materiell wie ideell. Sowohl Nothilfeprogramme als auch Politikerbesuche lindern Not, weil sie Geld- und Aufmerksamkeitsströme lenken. Sie zeigen dem Staat aber auch die Grenzen seiner Ressourcen auf. Er hat zwar quasi unendlich viel Geld, kann damit aber nicht unendlich viel kaufen. Er muss haushalten.

Demographie vs. Demokratie

Inwieweit der Staat auch bei längerfristigen Krisenerfahrungen noch als Ansprechpartner und Problemlöser dienen kann, steht in der deutschen Altenrepublik noch infrage. Die Datenerhebung durch den Beamtenbund zeigt lediglich einen Bedarf, einen Wunsch nach einem handlungsfähigen Staat. Die Bundestagswahl 2021 zeigte aber, dass es neben der Klimabewegung, die junge Menschen Ansprüche an den Staat formulieren lässt, auch eine junge neuliberale Bewegung gibt, die bewusst Distanz zu ihm sucht. Ihr Tenor: Selbstermächtigung via Technologie, bis hin zur Verherrlichung der jedem Klimabewusstsein widersprechenden Kryptowährungen. Das ist als Geringschätzung der vorherrschenden Boomer-Institutionen zu verstehen, insbesondere der staatlichen.

Ihre Vätergeneration wiederum ist bis zur Besinnungslosigkeit fasziniert von solchem jugendlichen Unfug. Ijoma Mangold, Jahrgang 1971, Literaturkritiker und Autor, spekulierte in der *Sternstunde Philosophie* im Schweizer Fernsehen begeistert von Bitcoin: »Was im 15. und 16. Jahrhundert die Trennung von Staat und Kirche war, werden wir – das ist meine Prognose – als Trennung von Staat und Geld erleben.« Wolfram Eilenberger hakte nach: »Eine neue Reformation?« Mangold erwiderte: »Ja.«[3] Dass hier nicht abermals eine vormals tragende Institution wie die Kirche aus dem Staat herausgenommen wird, weil man auch ohne gut durchs Leben kommt, sondern dass es das politische Ansinnen ist, beim Geld zu bleiben und den Staat historisch auszusortieren, wurde von Mangold schlicht übersehen. Dieser juvenile Leichtsinn, dass Angehörige der Babyboomer-Generation das, was sie den Jüngeren als Kultur unterstellen, aufsaugen und dabei wild übertreiben, um nicht als diejenigen zu gelten, die der Zukunft im Weg stehen, wird am Ende dieses Kapitels noch Thema sein.

Zurück zur Wahl 2021. In ihren Fernsehtalks gaben die Älteren vor, die Jugend verstanden zu haben. Bitcoin als Hobby, Klimaschutz als Programm. Doch letztlich stand alles auf der Kippe. 23 Prozent der Erstwähler stimmten für die Grünen, ebenso viele stimmten für die FDP, die durch ihren Wahlkampf die neue staatsferne Selbstbehauptung schulhoffähig machte.[4] Damit ist nicht gemeint, dass die FDP diese neue Stimmung verursachte, sondern dass kluge Wahlkampfstrategen die vorhandene Stimmung für ihre Partei zu mobilisieren wussten. Der neue »Getting things done«-Liberalismus, den zuvor nur rücksichtslose Eigenbrötler im Internet zur Schau stellten, erreichte den politischen Mainstream. Der Verweis aufs Internet (»digital first«) ist vor allem als Absage an die behäbigen Institutionen (»Bedenken second«) zu verstehen.

All das verfing aber nur bei den Jüngsten. Sie erlebten damit eine ganz andere Bundestagswahl als die Älteren. Bei der Wählergruppe 70 Jahre und älter waren weder die neuen Rufe nach dem klimaschützenden Staat noch die Gegenbewegung weg von den alten Institutionen Thema. 73 Prozent der älteren Wähler entschieden sich für SPD oder CDU, mit leichtem Vorsprung für die CDU. Dagegen lagen bei ihnen FDP, Grüne, AfD und die Linke jeweils bedeutungslos zwischen 4 und 8 Prozent.[5]

Die Britin Noreena Hertz zählt zu den Ökonom*innen, deren Arbeit uns ein Stück weit in die deutsche Zukunft schauen lässt. Wie die Technologien, die das Leben junger Menschen prägen, sind auch Teile ihres Lebensgefühls angelsächsischer Herkunft. Hertz begann 2015 eine Studie mit Befragungen von 2000 britischen und amerikanischen Jugendlichen, die sie in ihren Forschungsergebnissen »Generation K« nennt. Sie umfasst die zwischen 1995 und 2002 Geborenen, deren erste Filmheldin Katniss Everdeen (*Die Tribute von Panem*, Filmreihe ab 2012) ist. »Als ich nach einer Operation zu mir kam«, sagt Sarah, »waren die ersten Worte, die ich gesagt habe, nicht ›Mama‹ oder ›Schwester‹, sondern ›iPhone, iPhone‹.« Mit dieser Anekdote einer Probandin ihrer anderthalbjährigen Feldforschung begann Hertz einen ihrer Texte zu ihrer Forschung im *Guardian*.[6] Für Millennials sei die neue Technologie in ihren Hosentaschen »wichtig«, für die noch jüngeren Generationen sei sie »essenziell«, schreibt Hertz. Das gilt auch schon für deutsche Jugendliche. Die wirtschaftlichen Verwerfungen sind für die Jüngeren in Großbritannien und Amerika allerdings größer, so auch ihr Misstrauen in die Politik. »Auf die Frage, was ihnen bei globalen Unternehmen einfällt, antworten sie in der Regel mit Worten wie ausbeuterisch, egoistisch, arrogant, gierig, betrügerisch und unzuverlässig. Ähnlich negativ sind ihre Gefühle gegenüber der Regierung. Nur einer von zehn Befragten dieser Generation sagt, dass sie der Regierung vertrauen, dass sie das Richtige tut. Der Anteil der Millennials, die so denken, ist doppelt so groß. Die Generation K hat nicht das Gefühl, dass sich die Politiker um die einfachen Menschen kümmern, und glaubt, dass die Spielregeln manipuliert sind.« In der Altenrepublik wird es immens wichtig sein, den Staat und seine Behörden solide zu organisieren, den Staat ansprechbar und verfügbar zu halten und ihn nicht mit der Regierung und ihr Spiel um die Macht mit der Opposition zu verwechseln. Die politischen Parteien und die Verwaltungsbehörden spielen nach unterschiedlichen Regeln und mit unterschiedlichen Zielen.

Wobei der Begriff der Spielregeln nun allgemein sehr weit zu fassen ist. In seinem Text »Letters of Recommendation« macht sich der New Yorker Politikprofessor Sean Jacobs über die neue Stimmung in den Universitäten Amerikas Gedanken. Zum einen beklagen sich die Studierenden häufiger über Umgangsformen, zum anderen klagen sie häufiger wegen Belästigungen: »Ironischerweise könnte dies eine Folge der begrenzten Aussichten der Studenten sein; einige sind der Meinung, dass der Arbeitsmarkt schon schlecht genug ist, sodass sie wenig zu verlieren haben, wenn sie mächtige Belästiger anprangern, die ansonsten ihre Karriere fördern könnten.«[7] Der Generationenvertrag als Stillhalteabkommen.

Die Stimmung in Deutschland ist noch anders. Hier startet niemand mit Bildungsschulden in sechsstelliger Höhe ins Berufsleben wie in Amerika. Hier gibt es keine *zero-hour contracts* (Null-Stunden-Arbeitsverträge, bei denen Bezahlung nur fällig wird, wenn Leistung erbracht wird, Bereitschaft bleibt unbezahlt) wie in Großbritannien. Wir haben hierzulande auch keine Erfahrung mit Jugendarbeitslosigkeit über 30 Prozent wie in vielen Ländern Süd- und Osteuropas. Allerdings ist unsere demographische Perspektive schlechter als in den englischsprachigen Regionen. Dadurch lauert auf uns derselbe ökonomische Dämon. »Der Glaube an den selbstverständlichen dauerhaften Bestand liberaler Demokratiemodelle war schon seit Langem ein Irrtum«, sagte der Soziologe Wilhelm

Heitmeyer schon kurz vor der Pandemie im November 2019.[8] Er erinnerte an die Diskussionen kurz vor der Jahrhundertwende. Francis Fukuyama sprach vom »Ende der Geschichte«, Ralf Dahrendorf warnte vor dem Beginn »eines autoritären Jahrhunderts«. Entscheidend sei damals gewesen, »die ökonomische Wettbewerbsfähigkeit zu erhalten, soziale Integration zu sichern und die politische Beteiligung in freien Institutionen zu ermöglichen«. Es könne nicht alles drei gelingen, behauptete Dahrendorf damals. Heitmeyer erinnerte nun daran, weil Dahrendorf damals richtiglag. Und er verband die Bilanz mit einer eigenen These. Schon 2001 seien Desintegrationsprozesse, Kontrollverluste und »Demokratieentleerung« absehbar gewesen. »Das Kapital setzt sich durch und erzeugt riesige politische Folgeprobleme, die gegen die offene Gesellschaft und die liberale Demokratie gerichtet werden.«

In einer Umfrage in 27 Ländern erhob das amerikanische Pew Research Center 2018 Daten zur Frage, »ob die Gegenwart besser ist als die Vergangenheit«.[9] In Deutschland sind es insbesondere Anhänger der AfD, die sagen, dass sich die Lage der Durchschnittsdeutschen in den zurückliegenden zwanzig Jahren verschlechtert habe. Zwei Drittel der Parteianhänger, aber weniger als die Hälfte aller Befragten, waren dieser Ansicht. Die Logik gilt somit auch hierzulande. Ökonomische Verwerfungen ziehen politische Verwerfungen nach sich, beginnend dort, wo sie zuerst erlebt werden. Die Stimmungslage in Ostdeutschland und bei den Jüngeren könnte damit vorbildhaft für die kommende gesamtdeutsche Stimmungslage sein. In Deutschland war lange die Erzählung vorherrschend, dass insbesondere die Grünen die Jüngeren mit ihrem politischen Angebot überzeugen. Bei der Europawahl im Frühjahr 2019 wurden die Grünen in Deutschland zweitstärkste Partei hinter der regierenden CDU. Sie verdoppelten ihr vorheriges Ergebnis auf mehr als 20 Prozent. Bei den Wählern unter 30 Jahren gab ihnen jeder Dritte seine Stimme. Bei Erstwählern kamen sie sogar auf 36 Prozent. Weniger Monate später war in Sachsen nichts davon zu sehen. Bei den Landtagswahlen im Herbst lag die AfD bei den Erstwählern mit 22 Prozent vorn.[10] Zur Bundestagswahl 2021 gab es in Sachsen eine U18-Wahl, die recht formal mit 12 000 Teilnehmern durchgeführt wurde. Auch hier siegte die AfD, allerdings schon mit 15,6 Prozent. Alle anderen Parteien lagen unter 13 Prozent. Gesammelt erreichten die sonstigen Parteien 14,13 Prozent.[11] Eine orientierungslose Wählerschaft in einer zerklüfteten Parteienlandschaft, zumindest in den einschlägig diskutierten Regionen. Es gibt Länder, in denen sich derartige Verwerfungen bereits flächendeckend zeigen. In den USA stimmt inzwischen ein Viertel der Millennials der Aussage zu, dass die Wahl einer Regierung durch freie Wahlen für die Gesellschaft »unwichtig« sei. Der Anteil der Babyboomer mit derselben Meinung ist nur halb so groß, mit sinkender Tendenz bei steigendem Lebensalter.[12]

Die Studienautoren Yascha Mounk und Roberto Stefan Foa, die in Harvard und an der University of Melbourne forschen, diskutieren zwei mögliche Erklärungen für die Ergebnisse. Entweder fehle den Jüngeren historische Sensibilität, beispielsweise eine früher erlebte »Angst vor Kommunismus«. Oder die Jüngeren wägen Kosten und Nutzen ab, wie viel ihnen demokratisches Engagement persönlich bringen würde.[13] Dieses Diskursangebot kennen wir aus Deutschland und haben es oben besprochen. Inflation ist für die einen (die Älteren) ein Problem, weil sie mit schwarz-weißen Bildern im Fernsehen an düstere Zeiten erinnert werden, denen sie sich ohne eigene Handlungsoptionen kollektiv ausgeliefert sehen. Während Preissteigerungen den anderen (den Jüngeren) bedrohlich konkret im Hier und Jetzt ökonomisch das Genick brechen.

Würde adäquat über aktuelle Probleme gesprochen, müsste man es wie David McWilliams sagen: »Wie man Inflation wahrnimmt, hängt sehr davon ab, ob man zu den Hausbesitzern zählt oder mietet.« Das ist vor allem eine Frage des Alters. »Wohnkosteninflation bedeutet für eine jüngere Person, dass die Lebenshaltungskosten dramatisch steigen. Für ältere Personen heißt Wohnkosteninflation, dass sie sich nun viel reicher fühlen können.«[14] Entweder weil ihre Mietverträge alt oder sie selbst der Vermieter sind.

Den Trend, dass die politische Beteiligung unter Jüngeren in dem

Maße schwächelt, wie ihnen ökonomische Teilhabe verwehrt wird, sieht das Commonwealth Secretariat als globale Entwicklung. Die in London ansässige Institution, die von den Regierungen des britischen Commonwealth 1965 gegründet wurde, erhebt einen Global Youth Development Index, in dem sie 2016 den Megatrend beschrieb.[15] Die Teilnahme an politischen Prozessen sinke in dem Maße, in dem Frustration wachse und Hoffnungen enttäuscht würden. Ausgerechnet in diesem Jahr wurde auf der Insel eine altenrepublikanische Atombombe gezündet.

Ein Brexit der Alten

Am 23. Juni 2016 fand in Großbritannien das EU-Mitgliedschaftsreferendum statt, zu dem sich Premierminister David Cameron entschieden hatte. Wir kennen das Resultat. Für den Brexit stimmten insbesondere die älteren Wähler. 75 Prozent der Briten unter 25 Jahren wollten ihr Land in der Europäischen Union halten.[16] Mit dem Lebensalter der Wähler stieg allerdings die Wahrscheinlichkeit eines Exit-Votums. Letztlich entschieden die Wähler über 50 Jahre über Großbritanniens Zukunft. 17,4 Millionen Brexit-Wähler überstimmten 16,1 Millionen Remain-Wähler.

In Großbritannien wird auf ungewöhnliche Weise das Alter als eigene Kategorie in politischen Diskursen reflektiert. Zum einen äußerte sich beispielsweise Jeremy Paxman einen Monat vor dem Referendum in den Medien: »Das Problem ist, dass die politische Klasse von den älteren Menschen abhängig ist, von denen sie weiß, dass sie sich bemühen werden, ihre Stimme abzugeben. Aber es sind die jungen Menschen, die arbeiten müssen, um die Pflege der älteren Menschen zu finanzieren. Hier ist ein Vorschlag: Anstatt das Wahlalter auf sechzehn Jahre abzusenken, warum nicht eine Obergrenze einführen? Niemand, der älter als siebzig Jahre ist, darf wählen, es sei denn, er zahlt direkte Steuern.«[17] Paxman moderierte 25 Jahre die BBC-*Newsnight*, vergleichbar mit den ARD-*Tagesthemen* hierzulande. Als legendär gelten seine harten Interviews mit Politikern. Es ist wenig wahrscheinlich, dass sich Ulrich Wickert oder Claus Kleber auf ähnliche Weise aus ihrem Ruhestand so in die politischen Debatten einmischen würden. In England gibt es eine andere publizistische Kultur. Im September 2018 erschien in *The Independent* eine zu Paxmans Vorschlag passende mathematische Überlegung des Journalisten Peter Kellner, Jahrgang 1946. Er hat sie allein zur Veranschaulichung aufgestellt: Was wäre, würde man nicht nur die Wahlbeteiligung berücksichtigen, sondern auch das Lebensalter der Wähler? Auch Paxman liegt diese Überlegung zugrunde: Junge Wähler bilden sich weniger deutlich im politischen Prozess ab, obwohl sie viel länger mit den politischen Konsequenzen der Wahlen – an denen sie nicht teilnahmen – leben müssen. Peter Kellner setzte dieses demographische Prinzip in seinem Text zentral – und rechnete nach. Jeden Tag sterben 1350 Leave-Wähler. Die Mehrheitsverhältnisse vom Sommer 2016 in den Taschenrechner eingegeben schlussfolgert er: Hätte das Brexit-Referendum am oder nach dem 19. Januar 2019 stattgefunden, hätte allein wegen der demographischen Veränderung Englands die Remain-Seite gewonnen. »Der Crossover Day, der Tag, an dem Remain in Führung geht, wird der 19. Januar sein. Bis zum 29. März, dem Tag des Austritts des Vereinigten Königreichs aus der Europäischen Union, wird die Mehrheit für den Verbleib bei der Wahl fast 100 000 betragen – unter der Annahme, dass niemand, der vor zwei Jahren wählen ging, seine Meinung geändert hat.«[18] Die Leave-Wähler, die das Zünglein an der Waage waren, sind lange vor der Umsetzung des Brexits gestorben.

Entsprechend scharf wurde der Brexit auch in Deutschland kommentiert. »Der Brexit ist ein Votum der Älteren gegen eine weltoffenere Jugend. Es verändert die Zukunft von Millionen jungen Europäern. Zum ersten Mal begrenzt eine Generation die Chancen der Nachfahren, statt sie zu erweitern«, schrieb Mathias Müller von Blumencron, damals Chefredakteur der Onlineausgabe der *F.A.Z.*[19] in der Woche nach dem Referendum. Wolfgang Gründinger, Jahrgang 1984, schrieb in den Tagen nach dem Referendum in der *Zeit* unter der Überschrift »Ich möchte Teil einer Jugendbewegung sein«: »Wenn wir aus dem Brexit etwas gelernt haben, dann: 75 % der jungen Generation sind zwar für Europa, und das ist eine klare Botschaft, aber weil die junge Generation insgesamt zu klein ist, versiegt diese Botschaft im Nichts. Wir sind zu wenige und daher müssen wir lauter sein als die Alten, die schwerhörig geworden sind.«[20] All das verhallte. Das einzig Nennenswerte seitdem ist die Fridays-for-Future-Bewegung, die sich sehr dagegen sträubt, als Generationenprojekt betrachtet und als solches sogleich marginalisiert zu werden.

Schon seit etlichen Jahren greift in England die Demographie für alle sichtbar tief ins politische Geschehen ein, zu Ungunsten der Jüngeren. 1997 gewann Tony Blair die Wahlen. Bei den Senioren, 65 Jahre und älter, lag seine Labour-Partei 5 Prozent vor den Konservativen. 2019 gewann der konservative Boris Johnson die Wahlen. Bei den Senioren lag die Labour-Partei 44 Prozent zurück. Ganz anders das Bild bei den Jüngeren. 1997 gewann Labour bei den Jüngeren bis 25 Jahren mit 22 Prozent Vorsprung. Anders als bei den Älteren verlor Labour bei ihnen nicht. 2019 fuhr Labour einen Vorsprung von 38 Prozent bei den jüngeren Wählern ein.[21] Dieser immense Zuwachs blieb jedoch folgenlos. Das tiefgreifende Winner-takes-all-Prinzip bei britischen Wahlen bedeutet: Die Älteren bestimmen.

Interessant ist, dieses Bild mit der Forschung von Mounk und Foa zu kreuzen. Unter den Pensionären in Australien, Großbritannien, den Niederlanden und in den USA sprechen sich zwischen 70 und 80 Prozent für die Demokratie als bevorzugtes politisches Modell aus. Befragt man die Jüngeren ab Jahrgang 1980, ist in keinem der Länder noch eine Mehrheit für die Aussage zu finden, es sei wichtig, in einer Demokratie zu leben. Der Zuspruch für Demokratien ist weltweit eine Frage der Teilhabe und Beteiligung. Mehr als die Hälfte der Weltbevölkerung ist jünger als dreißig Jahre. Ihr Anteil in den Parlamenten weltweit liegt aber lediglich bei 2 Prozent.[22]

Auch in Deutschland zeigt sich die Tendenz deutlich. In Sachsen lag der Anteil der Wahlberechtigten unter 30 Jahren bei der Bundestagswahl 2021 bei 10,4 Prozent. Durch schwache Wahlbeteiligung in dieser Altersklasse lag der Anteil der tatsächlichen Wählerschaft sogar nur bei 9,4 Prozent. Die Altersgenossen der aktuellen Grünen-Chefin Ricarda Lang und des SPD-Generalsekretärs Kevin Kühnert zählten bei der Wahl damit zum jüngsten Zehntel der Wählerschaft. Der Anteil der Wahlberechtigten 60 Jahre und älter lag in Sachsen bei 44,5 Prozent. Und die Altersklasse der Wähler 50 Jahre und älter stellte mit 62,2 Prozent fast eine verfassungsgebende Mehrheit.[23] Kombinieren wir diese Zahlen und ihre Entwicklung mit einer Kalkulation von Susanna Kochskämper vom Institut der deutschen Wirtschaft, können wir prophezeien: Ab 2035 – nur noch drei Bundestagswahlen entfernt – wird es in den ersten Bundesländern mehr Menschen mit einem zugewiesenen Pflegegrad geben als Wähler*innen unter 30 Jahren. »Für diese ostdeutschen Bundesländer liegt der Anteil der Pflegebedürftigen an der Gesamtbevölkerung in 2035 mit 7,3 Prozent (Mecklenburg-Vorpommern) beziehungsweise 6,8 Prozent (Brandenburg und Thüringen) und 6,7 Prozent (Sachsen-Anhalt) deutschlandweit am höchsten.«[24]

Das Medianalter, das die Deutschen in zwei gleich große Gruppen aufteilt, lag 2021 zwar »erst« bei 46,3 Jahren, für Wahlkämpfer liegt in den Zahlen dennoch eine eindeutige Handlungsempfehlung: Verschwende dein Budget nicht für die Jugend. Wenn eine Partei 15 Prozent der Sachsen über 50 Jahren mobilisiert, müsste eine andere Partei 100 Prozent der Wähler unter 30 Jahren mobilisieren, um den Erfolg der Konkurrenz aufzuwiegen. Da sich Parteien aber ohnehin mit den Jüngeren schwertun, wird es effektiver sein, eine der Gruppen der älteren Wähler zu mobilisieren. Die Jüngeren spielen in dieser Wahlkampfkalkulation schlicht keine Rolle mehr. Es gibt sechsmal mehr Wähler*innen über 50 als solche unter 30 Jahren. Kurzfristige Mathematik schlägt langfristige Konsequenz.

Im Lichte solcher Zahlen sind die tatsächlich geführten Debatten bizarr. »Ein Hilfeschrei der Jugend? Eher ein Vorbote extremistischen Denkens«, titelte Alexander Straßner 2019 einen Text über Fridays for Future in der *Welt*.[25] Die Argumentation des Professors für Politikwissenschaft an der Universität Regensburg ist aufschlussreich. Zu Beginn seines Textes beschreibt er die »Abwertung des Gegenübers« durch die Ansprache »alter weißer Mann« als »Vorbote von extremistischen Denkformen«, um den Text auf die Pointe hinauslaufen zu lassen: »Mögen wir uns alle davor hüten, andere Meinungen abzuwerten. Solange sie demokratisch sind, sich auf dem Boden des Rechtsstaats bewegen und nicht gegen das Fundament unserer Gesellschaft verstoßen, sind sie legitimiert zur Partizipation.« Die tragenden Sätze stehen jedoch mitten im Text: »Das Interesse der Jungen ist nur eines von vielen. Im demokratischen Wettbewerb zu bestehen ist die Herausforderung.«

Aber hat die Demographie die Demokratie nicht schon längst schachmatt gesetzt? So wie Wahlkämpfer ihr Budget verschwenden, wenn sie es für die Jüngeren – und damit ein Stück weit gegen die Älteren – verbrauchen, gibt es für die jungen Wähler eine dringende Notwendigkeit, nach neuen Methoden der Partizipation zu suchen. Zwar lässt sich unter »demokratischem Wettbewerb« vieles verstehen, und auch die Politikwissenschaft macht dazu etliche moderne Angebote. Am Ende jedoch, da verweisen Juristen streng auf die Verfassungstexte, werden schlicht Stimmen addiert.

Unter dem Eindruck des Brexits schrieb Mathias Müller von Blumencron: »Es wird Zeit für eine neue Rebellion. Es wird Zeit, dass die Jüngeren wieder härter mit den Älteren abrechnen.«[26] Die Journalistin Madeleine Hofmann, Jahrgang 1987, händigte die Einladung zur neuen Realität 2018 in ihrem Buch *Macht Platz!* aus: »Willkommen in der Altenrepublik Deutschland, wo Junge nichts zu sagen haben und graue Köpfe die Agenda bestimmen!«[27] Die scharfen Formulierungen, die in diesem und ähnlichen Büchern stecken, finden bislang keine Entsprechung außerhalb der mündlichen Diskurse. Auch Greta Thunberg belässt es bei Reden und Ansprachen. »Wir müssen die älteren Generationen für das Chaos, das sie angerichtet haben, zur Verantwortung ziehen (…) und ihnen sagen, dass ihr unsere Zukunft nicht weiter so aufs Spiel setzen könnt«, sagte sie beispielsweise 2018 in einem Interview bei CNN.[28] Seitdem hat die Debatte keine nennenswerte Radikalisierung erfahren. Stattdessen werden »Klimaaktivisten« fast zu Hofe getragen. Nachdem Friedrich Merz im Juli 2020 Luisa Neubauer in einem Disput bei *Markus Lanz* aufforderte, doch für den Bundestag zu kandidieren, erteilte sie ihm eine Absage. Nach der Sendung erklärte sie: »Die Frage, wie das Klima politisch behandelt wird, steht und fällt ja nicht mit einem möglichen Mandat von mir, die politische Realität sieht anders aus. Wir brauchen eine gesamte Regierung, die sich der Klimafrage in aller Ernsthaftigkeit annimmt.«[29]

Diese Ganz-oder-gar-nicht-Haltung treibt die Berufspolitiker*innen um, die den Generationenabriss in den Parteien und Parlamenten spüren. Der ehemalige Finanz-, Innen- und Kanzleramtsminister Thomas de Maizière (CDU) verabschiedete sich im Sommer 2021 mit einem dringlichen Appell zu mehr Engagement in den Parteien in seiner letzten Rede aus dem Bundestag. »Volksparteien sind ein gefährdeter, aber kostbarer Schatz unserer Demokratie«, sagte de Maizière.[30] Und konkretisierte seine Aussage kurz darauf im Gespräch bei *Markus Lanz*: »Es ist für mich ein großer Kummer, eine große Sorge, dass sich so wenig junge Menschen für Politik engagieren. Die Wahlbeteiligung ist niedriger. Die Mitgliedschaften in Parteien nehmen ab. Ich würde mir wünschen, dass mehr junge Menschen in die Parteien kommen. Sie können so viel bewegen in den Parteien. Das würde ich mir unbedingt wünschen.«[31] Ihm gegenüber saß die Studentin Tabea Engelke, zu dem Zeitpunkt 21 Jahre alt und engagiert für Generationengerechtigkeit. An sie richtete de Maizière die These: »Zehn entschlossene junge Menschen sind imstande, innerhalb von drei oder vier Jahren jeden normalen Kreisverband der CDU zu dominieren.« Darauf sagte sie: »Ich glaube, diese vier Jahre, das ist Kampf gegen verfestigte und veraltete Machtstrukturen. Ich finde, dass darf es nicht sein.« An der Stelle warf de Maizière ein: »Ist aber so.« Woraufhin Engelke ihre Aussage beendete: »Wir haben keine Zeit. Wenn ich in vier Jahren anfange, meine Ideen in Bezug auf die Klimakrise umzusetzen, ist es zu spät.« Sowohl in der Sach- als auch in der Zeitdimension wird hier der parlamentarischen Arbeit ihre Relevanz abgesprochen. Und zwar von den politisch engagiertesten jungen Menschen, die wir hierzulande kennen.

Anfang 2018 stellte der *Spiegel* Wortspenden von jungen Politiker*innen zusammen, die sich tatsächlich auf den Weg in die Ortsverbände gemacht haben. »Ich würde vorschlagen, wir nominieren den Kevin erst mal für die Bezirksverordnetenversammlung«, erinnerte sich Kevin Kühnert an Zitate aus seinen frühen Parteitreffen ab 2010. Das solle er fünf Jahre machen, »dann sehen wir weiter«. »Das waren die Spielregeln älterer Herrschaften, von denen viele nur zur Weihnachtsfeier auftauchten«, berichtete er.[32] »Dass viele ältere Parteimitglieder jung mit dumm gleichsetzen, wurde der Berliner Juso-Vorsitzenden Annika Klose, 25, in einer ihrer ersten Sitzungen auf Kreisebene klar«, heißt es dann auch in dem Artikel.

Beide, Klose und Kühnert, erhielten 2021 ihr Bundestagsmandat. Der Erfolg der SPD ging einher mit der viel kommentierten Beobachtung, dass die Fraktion im 20. Bundestag 48 Mitglieder im Juso-Alter hat. Der Berliner Journalist Robin Alexander schrieb am Wahlabend auf Twitter: »Absolute Mehrheit im Bundestag ab 368 Sitze. #Ampel hätte nach vorl.-amtl. Endergebnis 416 Abgeordnete. Macht 48 Sitze über den Durst. Anzahl Jusos im neuen Parlament: 48. Ohne @KuehniKev ginge künftig in Deutschland nix mehr …«[33] Er reagierte damit auf einen Tweet der Juso-Bundesvorsitzenden Jessica Rosenthal, die darauf hinwies, dass die neue Bundestagsfraktion zu 23 Prozent aus Abgeordneten im Alter von 35 Jahren oder jünger bestand.

Wollte man nach journalistischen Kriterien eine Neuigkeit melden, müsste sie lauten: Die SPD-Fraktion entspricht beim Anteil jüngerer Abgeordneter wieder eher der Bevölkerung. Die SPD-Fraktion klärt darüber selbst auf. »Die Altersgruppe der unter 40-Jährigen macht mit 68 Abgeordneten 33 Prozent der Fraktion aus.«[34] In der Bevölkerung liegt der Anteil der Menschen von 40 Jahren oder jünger jedoch bei 43,1 Prozent. Selbst in einem Zustand, in dem Journalist*innen, wenn auch mit einem Smiley am Ende ihrer Verlautbarung, munkeln, der etablierte politische Betrieb könnte von den Jüngeren unterwandert werden, hinkt der Anteil der Jüngeren dem der Bevölkerung nach. Allerdings ist die Juso-Schwemme im Bundestag ihre Nachricht wert. Denn die SPD fügt im Satz über ihre Freude über den neuen 33-Prozent-Anteil der unter 40-Jährigen an: »2017 waren es nur zwölf Prozent.«

Bemerkenswert ist, dass die SPD ihren überraschenden Wahlerfolg insbesondere bei älteren Wählern einfuhr. 45 Prozent der Wählergruppe 70 Jahre und älter wählten die Partei. Nur 3 Prozent von ihnen entschieden sich beispielsweise für die Grünen. Die wiederum konnten bei den Wählern 24 Jahre und jünger 21 Prozent überzeugen.[35] Die SPD erreichte bei den Jungen 24 Prozent, sie lag damit knapp unter ihrem Gesamtergebnis von 25,7 Prozent. Diesmal haben also viele ältere Wähler viele jüngere Abgeordnete gewählt. Zumindest im Nachhinein wurden sie darüber auch aufgeklärt. Damit besteht nun die Möglichkeit, dass der SPD künftig die Mobilisierung jüngerer Wähler leichter fällt. Jüngere Parteien führen zu jüngeren Wählern – und umgekehrt. Eine derartige Verjüngungskur ergibt sich nicht von allein. Auch die SPD biss sich daran lange die Zähne aus. Letztlich ist wahrscheinlicher, was häufig auch geraunt wird, dass es die Personen und ihre direkten Kommunikationsofferten sind, die hier die alten Muster aufbrechen. Da ist bei die SPD zuerst Kevin Kühnert zu nennen. Die Grünen haben sich nach der Bundestagswahl entschieden, Ricarda Lang, Jahrgang 1994, zur Co-Bundesvorsitzenden zu wählen – mit 28 Jahren. Das ist in allen Belangen ein politischer Kontrapunkt in der Altenrepublik Deutschland.

In der CDU liefen die letzten Appelle von Thomas de Maizière dagegen ins Leere. »Ich habe in letzter Zeit von fast keinem CDU-Verantwortlichen gehört, dass es ohne ökologische Kompetenz eine Zukunftskompetenz geben kann und dass die CDU ihre Glaubwürdigkeit zurückgewinnen muss. Das müssen wir aber, weil wir andernfalls eine ganze Generation verlieren. Wir haben derzeit die

Mehrheit bei den über 60-Jährigen. Sonst nirgendwo.«[36] Das sind die Worte von Norbert Röttgen, zwei Stunden nachdem er 2020 seine erste Kandidatur als CDU-Parteivorsitzender erklärte. Er verlor, Armin Laschet wurde Vorsitzender und erfolgloser Kanzlerkandidat. Im dritten Anlauf siegte Anfang 2022 letztlich Friedrich Merz. Die Beobachtungen, dass in seiner Wahl zum Vorsitzenden viel Nostalgie der CDU-Parteimitglieder steckt, aber wenig Signal an die Bevölkerung, sind zahlreich und inhaltlich auch umfassend. Während nun die SPD in der Lage ist, in der jungen Wählerschaft von Grünen und FDP zu wildern, setzt die FDP an, das konservative Erbe der CDU an sich zu reißen und der Union Wählerstimmen zu kosten.

Die Partei hat sich bewusst gegen einen anderen Weg entschieden. Das Angebot der Verjüngung wurde ihr zuvor von Jens Spahn gemacht. Und seine frühen Angebote galten nicht nur seiner Partei, sondern auch dem Parlament. »Ein Drittel der Wähler ist bald über sechzig. Da besteht die Gefahr, dass die Politik sich zu stark nach deren Interessen richtet«, sagte er 2016, damals noch als Wolfgang Schäubles Finanzstaatssekretär.[37] Sein Vorschlag für einen Ausweg: »Wenn Familien mehr Stimmen haben, haben ihre Themen auch mehr Gewicht in der politischen Debatte.« Sein Plädoyer für ein Familienwahlrecht, das Kindern ab Geburt eine Stimme bei Wahlen gibt, diese aber bis zur Volljährigkeit an die Eltern delegiert, verhallte. Zuletzt war im Mai 2020 vom Familienwahlrecht zu hören. Der ehemalige Vizepräsident des Deutschen Bundestages Hermann Otto Solms von der FDP forderte, das Wahlalter auf null Jahre zu senken: »Das Ziel ist mehr Generationengerechtigkeit«. Er wolle verhindern, dass die Politik weiter vor allem den Alten nachlaufe, hieß es im *Spiegel*.[38] Norbert Röttgen, damals zwischen seinen Kandidaturen für den Vorsitz der CDU, nannte den Vorschlag »populistisch motivierten Unsinn«. In der journalistischen Aufarbeitung dazu wurde allerdings noch mal daran erinnert, dass sich auch die früheren Verfassungsrichter Paul Kirchhof und Roman Herzog einmal für das Wahlrecht ab null ausgesprochen hatten. Ihr Anliegen blieb genauso folgenlos wie die früheren Gruppenanträge 2003 und 2008 im Bundestag.

Spahn griff seine Idee nach dem Bundestagswahlkampf 2017 auch nicht mehr auf. Laut Wikipedia hat heute nur die kleine Familien-Partei Deutschlands das Familienwahlrecht in ihrem Programm.

»Eine gute Zukunft braucht Ambition und Ungeduld«, sagte Spahn 2018 in seinen Bewerbungsreden für den Parteivorsitz. Mit diesen Schlagworten markierte er den Unterschied zu Friedrich Merz und Annegret Kramp-Karrenbauer, die sich ebenfalls bewarben. »Wie soll Deutschland 2040 aussehen?« war das Thema seiner Reden bei den Regionalkonferenzen in den Ortsverbänden und letztlich bei seiner Bewerbungsrede beim Parteitag. »Wir müssen auch ein paar Dinge bei uns in der Partei ändern. Ich weiß nicht, ob Sie es wissen, aber wir haben aktuell mehr Mitglieder über siebzig Jahren als unter vierzig Jahren. (…) Ich freu mich über jedes Mitglied über siebzig, aber wir brauchen halt auch ein paar mehr unter vierzig, wenn wir die Zukunft dieses Landes gestalten wollen. Wir müssen auch attraktiv sein für die.«[39]

Drei Jahre später, in den Tagen der endgültigen Wahl von Friedrich Merz, dominierte die Lage vor dem russischen Kriegsbeginn in der Ukraine die Nachrichten. Über Krieg und Frieden wurde von dem 69-jährigen Wladimir Putin und dem 79-jährigen Joe Biden verhandelt. Während dieser medialen Unruhe plädierte Claudius Seidl, langjähriger Feuilleton-Chef der *Frankfurter Allgemeinen Sonntagszeitung*, dafür, die ästhetischen Kategorien trotz Kriegsgefahren nicht zu schnell vom Tisch zu wischen. Olaf Scholz absolvierte seinen Amtsantrittsbesuch in Washington, D. C., zumindest im Flugzeug, in T-Shirt und Pullover. Das war, leicht ersichtlich, kalkuliertes Spiel für das Publikum der sozialen Netzwerke und des Fernsehens. »Was wollte uns der Pullover denn sagen?«, fragte Micky Beisenherz in seinem Podcast. Seidl antwortete: »Stell dir vor, der Mann ist ein Jahr älter als ich. Das heißt, er ist echt uralt. Er ist Jahrgang '58. Er hat gerade erst angefangen, Bundeskanzler zu sein. Da er sich in politischen Fragen kaum äußert, muss seine politische Kommunikation schon auch darauf abzielen, dem Volk mitzuteilen: Ich habe eine Zukunft! Ich trete zwar in zweieinhalb Jahren ins offizielle Rentenalter ein. Ich will aber Bundeskanzler sein und als Bundeskanzler wiedergewählt werden. Die Inszenierung einer gewissen – ich will jetzt nicht sagen: Jugendlichkeit – Nichtgreisenhaftigkeit ist ein existenzielles und zutiefst politisches Interesse von Olaf Scholz.«[40]

Hierbei bilden Olaf Scholz und Friedrich Merz eine Schicksalsgemeinschaft. Bei der nächsten Bundestagswahl sind beide im Rentenalter, wie auch die Wähler, die sie längst von sich überzeugt haben. Die Jüngeren – Wähler unter 60 Jahren – könnten bei der kommenden Bundestagswahl eine Art »Battleground« werden und damit das Gebiet, auf dem Wahlkämpfer noch nennenswert Zugewinne auf Kosten der Konkurrenz erreichen können. Der Begriff stammt aus den amerikanischen Wahlkämpfen, in denen die regionalen politischen Traditionen die größten Bundesstaaten (»Safe States«) aus dem Spiel nehmen, der Kampf dafür umso härter in den »Swing States« ausgefochten wird. Dieses Bild auf die politische Generationenfrage in Deutschland transferiert sehen wir, dass die Trägheit der älteren Wähler kaum Spielfläche für Wahlkämpfer lässt. Je jünger die Wähler, desto mehr Bewegung ist im Feld. Bei den zuvor angesprochenen U18-Wahlen in Sachsen gewann zwar die AfD die meisten Stimmen. Doch auch sie lag noch unter 16 Prozent. Hier können kleinste Wählerwanderungen große Veränderungen in den Koalitionskalkulationen nach sich ziehen. Allerdings steigt auch die Gefahr der inhaltlichen und methodischen Radikalisierung der politischen Auseinandersetzung.

Außerparlamentarische Radikalität?

Anfang 2022, und damit auch zu Beginn der Arbeit der 24. Bundesregierung, blockierten Gruppen junger Menschen unter dem Namen »Aufstand der letzten Generation« in Deutschland Autobahnen, um so den Fokus auf die Klimapolitik zu lenken. Auf die Aktionen reagierten die Parteien inhaltlich, wie zu erwarten war, durchweg mit Ablehnung und Verurteilung, bis auf interessante Ausnahmen bei den Grünen. Steffi Lemke sagte als grüne Bundesumweltministerin: »Es ist absolut legitim, für seine Anliegen zu demonstrieren und dabei auch Formen des zivilen Ungehorsams zu nutzen.«[41] Grünen-Chefin Ricarda Lang sagte: »Ich halte zivilen Ungehorsam dann für ein legitimes Mittel des politischen Protests, wenn er eben friedlich vonstatten geht. (...) Klar ist, es darf niemand gefährdet werden.«[42] Markus Lanz fragte in seiner Sendung bei ihr nach: »Rechtfertigt die große Sorge um die Zukunft das Verhalten?« Langs Antwort: »Nein. Es darf niemand gefährdet werden«, und später: »Ich halte davon gar nichts.«[43] Das Argument der Gefährdung anderer war beliebig. Es verwies eher auf die politische Etikette. Die Frage, wo Störungen enden und Gefährdungen beginnen, zählt zum Spiel um Deutungshoheit. Winfried Kretschmann, grüner Regierungschef in Baden-Württemberg, warf in der Debatte das juristisch relevante Argument ein: »Die Blockaden von Autobahnen seien ›schwere Rechtsverletzungen, die man nicht rechtfertigen kann‹. Das Demonstrationsrecht gehöre zu den elementaren Rechten einer freiheitlichen Verfassung, Demonstranten müssten sich jedoch an die Gesetze halten. Ziviler Ungehorsam sei nur möglich, wenn alle anderen Möglichkeiten der Einflussnahme ausgeschöpft seien. Das sei bei der ›Letzten Generation‹ aber nicht der Fall. So gebe es eine neue Bundesregierung, die für die Fragen der Protestierer ›absolut offen‹ sei.«[44]

Hierin unterscheidet sich die Klimabewegung von anderen Protestformen. Sie fordert die Einhaltung von Recht und forciert nicht dessen Bruch. Das Paris-Abkommen, auf das sich Fridays for Future am häufigsten bezieht, aber auch die anderen Dokumente der Klimakonferenzen sowie die UN-Resolutionen, die beispielsweise den IPCC-Berichten zugrunde liegen, sind völkerrechtlich verbindliche Beschlüsse. Hier lässt sich außerparlamentarischer Protest kaum auf herkömmliche Weise rechtfertigen, wenn die innerparlamentarischen Gesinnungsgenossen sogar in die Regierung wechselten. Weshalb es dennoch zu den Protesten kam und dass sie abseits der moralischen Beurteilung erklärt werden sollten, stellte Ricarda Lang im Gespräch mit Markus Lanz dar: »Unabhängig davon müssen wir uns damit auseinandersetzen, dass wir sehr viele Menschen in diesem Land haben, die eine massive Sorge vor der Zukunft haben, die in den letzten Jahren wegen Nichthandeln der Großen Koalition auch viel Vertrauen in die Politik verloren haben. Die beste Antwort darauf ist aber, dass wir politische Verantwortung übernehmen als Regierung.« Die entscheidende Schlussfolgerung von ihr zur Beurteilung der Gefahr, die von den neuen Protestbewegungen ausgeht, lautete: »Die Aufgabe muss sein, Mehrheiten zu beschaffen.«

Dieser Satz und seine Herleitung – die Angst vor der Zukunft und das mangelnde Vertrauen in die mehrheitsbeschaffende Politik – spiegelt das Gemüt der jungen Menschen wider. Dieser neue politische Protest zeigt deutliche Unterschiede zu vorherigen Protestformen früherer junger Generationen. Die Digitalisierung und die Globalisierung förderten ein inhaltliches Bewusstsein für Probleme, das über Grenzen hinweg ähnlich beschrieben, ja global gemeinsam gefühlt wird. Es entzieht aber in gleichem Maße den formalen Verfahren ihre Wirkmacht. Es führt zu einem gewaltigen Partizipationstheater in den neuen und alten Medien. Kaum ein Thema lässt sich noch der neuen Politisierung entziehen. Doch die Zugangsregeln zu den Parlamenten und die Mehrheitsmathematik sind dieselben wie eh und je. Wir haben es also sowohl mit einer erheblichen Sensibilisierung und Dramatisierung politischer Debatten als auch mit einer Disziplinierung der an ihr Teilnehmenden zu tun.

Junge Menschen haben gelernt, wie man sich vor Kameras verhält. Wer heutzutage zwanzig Jahre alt ist, blickt auf eine gut 20-jährige Medienkarriere vor mehr oder weniger großem Publikum zurück. Die mediale Dokumentation ist der Normalfall, die Ausnahmen müssen aufwendig geregelt und sanktioniert werden. Beispielsweise als Smartphone-Verbot in der Schule oder Etikette, dass bei mancher Party ab gewissen Uhrzeiten nicht mehr gefilmt wird. Wer heute an öffentlichen Protestaktionen teilnimmt, will seine Biographie gestalten, nicht brechen. Bevor sich junge Protestierende auf dem Asphalt der Autobahnen festklebten, schwänzten sie freitags zwei Unterrichtsstunden. Es ist hier eigentlich unpassend, überhaupt das Wort

Radikalisierung zu verwenden. Diejenigen, die in dieser Hinsicht die Diskurse negativ prägen, sind weniger die neuen, jungen Akteure, sondern diejenigen, die das Internet erst als Erwachsene kennengelernt haben und über die Stränge schlagen. Oder schon lange in bekannten extremistischen Milieus auffallen, die heute natürlich auch im Internet sichtbarer werden.

Die Frage, ob neben Fridays for Future Jugendbewegungen möglich sind, die beispielsweise das Klima-Anliegen aufgreifen und aus gefühlter existenzieller Not ein extremistisches Programm entwickeln und umsetzen, beschäftigte in den vergangenen Jahren besonders den Politikwissenschaftler Albrecht von Lucke. Bei ihm lässt sich die neue Ambivalenz, Sympathie für das Anliegen zu formulieren, aber mit historischem Bewusstsein vor seiner sozialen Zugkraft zu warnen, am besten aufzeigen. Er publiziert mit bewundernswert hoher Frequenz als schreibender Redakteur in *Blätter für deutsche und internationale Politik*, als Kommentator im Fernsehen und Gesprächsgast in längeren Podcasts. Besonders aufschlussreich ist allerdings eine seiner frühen Beurteilungen der Protestbewegung und ihres Zeitgeists: »Greta Thunberg fordert – mit allem ihr zur Verfügung stehendem Ernst – das einzig Vernünftige: das ›Erkenne die Lage‹ und, daraus resultierend, das gebotene Handeln. Doch seit den 80er Jahren, den Anfangszeiten der Grünen, sind wir diese Schärfe, diesen moralhaltigen Ton, nicht mehr gewohnt, weil sich längst alles aufgelöst hat im Säurebad der banalisierenden Ironie. Der neue radikale Ernst, diese Unbedingtheit der Jungen steht in totalem Kontrast zum Ironiegebot einer pubertären Spaßgesellschaft. Deswegen ist es infam, Greta Thunberg und ihre Mitstreiterinnen als pubertär abtun zu wollen. Pubertär ist die herrschende Gegenwart der rasenden Spaßgesellschaft, die ihr ›erwachsenes‹ TV-Publikum jeden Abend aufs Neue infantilisiert.«[45] Banalisierung, Ironie, Pubertät, angeblicher Spaß – die Zurechnungen haben die Seite gewechselt, sie gelten hier der älteren Mehrheit. Den Jüngeren billigt von Lucke, selbst Jahrgang 1967, »radikalen Ernst« zu.

Mehr als drei Jahre später schreibt der Wirtschaftsredakteur der

Zeit Mark Schieritz im ersten relevanten Buch über Olaf Scholz als Bundeskanzler: »Das Umweltbundesamt hat im Herbst 2021 eine Studie herausgegeben, die umweltschädliche Subventionen in Deutschland in Höhe von 65,4 Milliarden Euro identifiziert. Scholz tastet diese Subventionen nicht an, auch weil er den Zorn der Pendler fürchtet.«[46] Die Pragmatiker und Parlamentarier fürchten die Gewalt der Klimazerstörer, nicht der Klimaschützer. Der radikale Ernst der Klimabewegung ist viel eher zynische Vernunft.

Diese Gemütslage stammt bei vielen Klimabewegten aus der Schulzeit. »Bei mir ist es so, die ganze Welt darf irgendwie über mich bestimmen«, sagt ein zehnjähriger Proband der »Children's Worlds+«-Studie der Bertelsmann Stiftung.[47] Sie erschien 2019, kurz bevor die Pandemie auch über die Schulen hereinbrach, und belegt: Kinder fühlen sich in Deutschland nur wenig ernst genommen. Das Gefühl nimmt mit dem Alter zu. Knapp die Hälfte von 3500 befragten Schüler*innen im Alter von acht bis vierzehn Jahren stimmen der Aussage zu, sie könnten in der Schule nicht mitentscheiden. Dabei stoßen die Forschenden weder auf hohe Ansprüche noch auf ausgefallene Wünsche. Die Hälfte der jungen Menschen macht sich Sorgen um die finanzielle Situation ihrer Familie. 16 Prozent hat kein eigenes Zimmer. Jedes zehnte Kind fährt nie in den Urlaub. 21 Prozent der 14-Jährigen fehlen Ansprechpartner für Probleme, sowohl in der Lehrerschaft als auch zu Hause. Die Schule ist in Deutschland für viele kein *Safe Space*. »Ich fühle mich in der Schule sicher«, bewerten nur 55 Prozent mit »vollkommen«. In Norwegen, Polen, Türkei, Algerien, Kolumbien und in anderen Ländern liegt der Wert über 70 Prozent. Um den ersten selbstständigen Kontakt mit der Gesellschaft steht es in Deutschland nicht gut. »Erwachsene begegnen Kindern und Jugendlichen oft abwertend«, heißt es im Fazit der Studie. Diese Abwertung der jüngeren Generation sei ideell wie materiell zu verstehen.

Die Klimabewegung ist im Kern ein darauf aufsetzender ideeller und materieller Verteilungskampf, der zwischen den Generationen ausgetragen wird. Über seinen Verlauf bestimmen die Mitbestimmungsregeln, wie sie Ricarda Lang betonte. Mehrheiten werden beschafft oder nicht. In welchem Maße aber das Alter – und damit eine demographische Unwucht – in die Diskurse hineinregiert, lässt sich in der Schweiz beobachten. Die häufigen Abstimmungen führen zu einer einzigartigen Datengrundlage, der sich die Politikwissenschaftler Giuliano Bonoli und Silja Häusermann annahmen. »Wer will was vom Sozialstaat?«, fragten sie sich bereits 2009. »Wir verwenden Umfragedaten zum Abstimmungsverhalten in 22 direktdemokratischen Volksabstimmungen zu Verteilungsfragen zwischen 1981 und 2004. Unsere zwei wichtigsten Ergebnisse sind die folgenden: (1) Das Alter scheint bei den meisten Verteilungsfragen die wichtigste Konfliktlinie zu sein, und (2) vertikale Schichtung (Einkommen und Bildung) und Geschlecht sind weniger wichtig für die Erklärung individueller Wahlentscheidungen.«[48] Dieses Prinzip lässt sich sicherlich als allgemeingültiger Sachverhalt annehmen. »Bei den Wahlmustern auf beiden Seiten des Atlantiks hat sich etwas Interessantes gezeigt: Junge Menschen wählen auf eine Art und Weise, die sich deutlich von der ihrer älteren Mitbürger*innen unterscheidet. Es scheint sich eine große Kluft aufgetan zu haben, die nicht so sehr auf dem Einkommen, der Bildung oder dem Geschlecht, sondern vielmehr auf der Generation der Wähler beruht«, schrieb Joseph Stiglitz in dem bereits erwähnten *Guardian*-Artikel 2016.[49] Die Erkenntnisse von Bonoli und Häusermann und Stiglitz' globaler Blick lassen sich problemlos auf Deutschland münzen. Hierzulande stehen viele Verteilungsfragen im Raum, auch sie werden durchweg entlang der Generationengrenzen entschieden.

Wollte man die Frage nach einer möglichen Radikalisierung der Jüngeren klären, um künftige Opfer zu vermeiden und Schaden abzuwenden, könnten die Jüngeren einwenden, schon Opfer geworden und zu Schaden gekommen zu sein, durch den nicht radikal scheinenden, aber letztlich nicht schwer als radikal beobachtbaren Status quo der gegenwärtigen Politik. Dass die Radikalität Einzelner die Gesellschaft vor Herausforderungen stellen kann, lässt sich nicht ausschließen. Das lehrt die Geschichte. Das heute prägende strukturelle

Phänomen ist allerdings nicht das punktuelle Stören, sondern vielmehr ein genereller *Disconnect*, ein Abkoppeln jüngerer Menschen von der Gesellschaft. Nicht nur institutionell, wie von Thomas de Maizière beklagt, sondern auch ideell. Zuweilen zeigt er sich deutlich, wenn beispielsweise die Berliner Generationen Stiftung dazu aufruft: »Wir kündigen den Generationenvertrag.«[50] Die Schlagworte sind hier das Klima und die Rente, und die Anklage an die Adresse der älteren Generation lautet: »Ihr stellt laufend ungedeckte Schecks aus und wisst, dass sie platzen werden.«

Die unfreiwillige Komik liegt darin, dass es gar keinen Generationenvertrag gibt, den man kündigen könnte. »Kündige mit uns!« ist ein Aufruf zum Bekenntnis, sich zu den Ausgeschlossenen zu zählen. Von Radikalität sind solche Projekte weit entfernt, eher zeigen sich in ihnen die verbliebenen Engagierten. Lucie Hammecke, die den Aufruf mitformulierte, zog beispielsweise mit 22 Jahren als jüngste Abgeordnete in den sächsischen Landtag. Auch der »Aufstand der Jugend« ist eigentlich keiner. Gleichzeitig mit den Aktivisten der Generationen Stiftung setzten sich junge Menschen unter diesem Slogan für einen Deutschen Jugendrat ein, der, per Losverfahren besetzt, den Bundestag beraten sollte.[51] Vorbild dafür waren die existierenden Altenparlamente, die beispielsweise in Schleswig-Holstein jährlich zusammentreten, um der Politik die Anliegen der Senioren zu erklären, und unter Anwesenheit des amtierenden Ministerpräsidenten stattfinden, im Plenarsaal des Landtags.

Ahnend, was kommen würde, griff Barack Obama im April 2016 die Stimmung auf. Damals stand schon fest, dass die Demokraten das Weiße Haus insbesondere gegen Donald Trump würden verteidigen müssen. Die Republikaner konnten sich ihrer Stimmen sicher sein. Die Demokraten, die das Sammelbecken für den Rest bilden, mussten kämpfen. Obama ahnte also, dass es bei den Jüngeren besonders schwer werden würde. Gegenüber Redakteuren von Campus-Zeitschriften sagte er: »Das ist ein großer Teil der Gründe, warum die Leute zynisch sind – weil sie das Gefühl haben, dass ihre Stimmen nicht zählen. (…) Es gibt eine politische Agenda. Die Leute an der

Macht wollen nicht, dass sich etwas ändert. Sie wollen Zynismus, denn offensichtlich funktioniert das bestehende System, so frustrierend es auch für alle anderen ist, für sie. Wenn man das ändern will, muss man wählen gehen.«[52]

Was danach passierte, ist hinlänglich bekannt. Nach Anzahl der abgegebenen Stimmen gewann Hillary Clinton die Mehrheit bei der Wahl im Herbst des Jahres. In der jüngsten Altersklasse der Wähler unter 30 Jahren fuhr sie sogar einen Vorsprung von knapp 20 Prozent ein. Doch es nützte nichts. Donald Trump konnte die kleineren Vorsprünge im einstelligen Prozentbereich in den höheren Altersklassen ins Ziel retten. Dabei half ihm insbesondere ein Wahlsystem, das die Lebensräume der jüngeren Wähler in den urbanen Zentren der großen Staaten aus dem Spiel nahm. »US-Wahl: Die ältere Generation bringt Donald Trump den Sieg« titelte die Stiftung für die Rechte zukünftiger Generationen in ihrer Pressemitteilung zur Wahl.[53] Die Wahl diente als Beispiel, um darauf hinzuweisen, dass wieder einmal »die Entscheidung von denjenigen getroffen wurde, die weit weniger Zeit ihres Lebens mit den Konsequenzen leben müssen«. 2016 wurde durch die Trump-Wahl und das Brexit-Votum zuvor zum Schicksalsjahr der Generationenaktivist*innen. »Eine antike griechische Lehre besagt: Eine Gesellschaft wird stark, wenn die Alten die Bäume pflanzen, in deren Schatten sie niemals sitzen werden. Heute fällen die Alten die Bäume, in deren Schatten die Jungen sitzen«, schrieb Wolfgang Gründinger.[54] Etwas prosaischer ausgedrückt: In der Altenrepublik wurde mit den Grundsätzen der Generationengerechtigkeit gebrochen.

Keine Jugend, keine Kultur

Weder die politischen Ereignisse des Jahres 2016 noch die Klimadebatte, die Greta Thunberg mit ihrem Auftritt bei der UN-Klimakonferenz 2018 anzettelte, noch die Corona-Pandemie mit den Schulschließungen, Sportverboten, Konzertabsagen, Clubschließungen und Partyverboten führten zu einem nennenswerten Aufblühen neuer politischer Protestkulturen oder gar sichtbar extremistischen Verhaltens. Trotz vieler Gründe regten sich die jüngeren Generationen nicht. Auf der Sachebene lässt sich das Phänomen kaum erklären. Der Soziologe Andreas Reckwitz bot schon 2017 in seinem Buch über *Die Gesellschaft der Singularitäten* eine Erklärung in der Sozialdimension an: »Die Zeit seit den 1990er Jahren scheint die erste Phase in der modernen Kulturgeschichte zu sein, die ohne genuine Jugendbewegungen auskommt. Worum Jugendkulturen traditionell gegen das konformistische Establishment gekämpft haben, ist schließlich selbst zur Hegemonie geworden: sich selbst verwirklichen zu dürfen. Generationenkonflikte haben im Milieu der akademischen Mittelklasse entsprechend ihre Relevanz verloren, vielmehr erscheinen hier Eltern und ihre Kinder wie Bündnispartner eines gemeinsamen Lebensstils des materialistisch grundierten Postmaterialismus.«[55] So geschrieben klingt es verdächtig versöhnlich. Als würde die Unsichtbarkeit eines Konflikts Schlussfolgerungen über mögliche Konfliktursachen und -gründe zulassen.

Selbst wenn Jugendkultur lediglich als Phänotyp von Generationenkonflikten beobachtet wird, in denen sich der Nachwuchs gegen das Establishment auflehnt, lässt sich Reckwitz' These heute auch mit umgekehrten Vorzeichen diskutieren. Dann wären Eltern und Kinder nicht Bündnispartner in einem langersehnten, nun erreichten Postmaterialismus. Stattdessen würden wir die Familie als Schicksalsgemeinschaft betrachten, in denen Eltern kaum noch anders können, als sich den neuen intrinsischen Interessen ihrer Kinder zu unterwerfen. Zum einen weil der Nachwuchs im Sinne des Erziehungsideals längst auf dem richtigen Gleis ist: Die Fitness- und Productivity-Welle hat zuerst die Schüler*innen und Studierenden erreicht. Zum anderen sehen die Eltern, wie sehr sich der Bildungsweg ihrer Kinder von ihren Erfahrungen unterscheidet. Sich selbst zu verwirklichen ist notwendigerweise Teamwork. Hinter erfolgreichen Schulkindern und Studierenden stehen heute ganze Familien. Anders wäre Erfolg kaum möglich. Der von Reckwitz angesprochene »gemeinsame Lebensstil des materialistisch grundierten Postmaterialismus« beginnt dann, wenn WG-Zimmer nur mit Mietbürgschaften der Eltern zu haben sind, und reicht bis zum postmateriellen Verzicht auf Urlaub und Vergnügen, um die eigenen Kinder für den Arbeitsmarkt fit zu kriegen. Würden wir die Jugendkultur tatsächlich auf Generationenkonflikte reduzieren, also beobachten, dass sich schon seit einiger Zeit die Jugend nicht mehr bewusst von der eigenen Elterngeneration abgrenzt, könnten wir tatsächlich ein Ende der Jugendkultur sehen.

Vielleicht geht die Realität aber noch über diese Beobachtung hinaus. Es gibt einige Hinweise darauf, dass auch die Jugend und ihre Sichtbarkeit über eine Jugendkultur eine historische Ausnahme ist, die sich nun wieder wegnormalisiert. In seinem Buch *Teenage – Die Erfindung der Jugend* zeichnet Jon Savage die Genese der Jugend nach.[56] Er überspannt den Zeitraum von 1875 bis zum Ende des Zweiten Weltkriegs 1945. Die Jugend ist aus dieser Perspektive eine Erfindung mit Hilfe der Bildung von Jugend-Massenbewegungen, beispielsweise der Pfadfinder, der Wandervogel-Bewegung im Kaiserreich und der politischen Jugendorganisationen des Dritten Reichs. Die psychologische Erforschung der Adoleszenz beginnt in dieser Zeit, vorangetrieben beispielsweise von Stanley Hall. Der US-amerikanische Psychologe gründete, jeweils nach deutschem Vorbild, sowohl das erste psychologische Laboratorium der Vereinigten Staaten als auch das *American Journal of Psychology*, die erste Fachzeitschrift der Psychologie von Bedeutung außerhalb Deutschlands. Die Wikipedia führt ihn als einen »Pionier der Jugendforschung«. Folgt man diesem historischen Pfad, gewinnt der merkwürdig formulierte »Lebensstil des materialistisch grundierten Postmaterialismus« in Reckwitz' Zitat besondere Bedeutung.

Wenn nämlich die erste Hälfte der modernen Jugendkultur auf politische Konstruktion zurückgeht und darauf in der zweiten Hälfte, der Nachkriegszeit, eine ökonomische Nutzung folgt, klingt nun beides aus: Vor 150 Jahren bildeten die jüngeren Mitglieder der Gesellschaft die alles überragende Mehrheit. Sie galt es zu disziplinieren und zu strukturieren. In der Nachkriegszeit war die Jugend ein gigantischer Absatzmarkt. Das Wirtschaftswachstum stattete die Jüngeren mit Kaufkraft aus, die bis in die neunziger Jahre mit mehr oder weniger sinnvollen, aber sichtbar identitätsstiftenden Produkten ausgebeutet werden konnte. Beides hat sich nun überlebt. Weder befinden sich die Jüngeren in einer für die Gesellschaft brenzligen demographischen Machtposition – es gibt einfach zu wenige, als dass sie gefährlich werden könnten – noch lässt den Jüngeren der finanzielle Spielraum der Familien, in denen sie leben und von denen sie abhängig sind, Platz für ideelle oder materielle Emanzipation. Erleichtert wird die Lage dadurch, dass in den Haushalten heute jede Person ein Smartphone besitzt, wodurch Kämpfe darum, was der eine Fernseher und die eine Stereoanlage abspielen oder wer das eine Telefon benutzen darf, ausbleiben.

Parallel zum Verschwinden der Jugendkultur beschreibt Andreas Reckwitz in seinem Buch ein Phänomen, dem wir ohne weiteres beipflichten können: die Juvenilisierung. »Das Lebensalter verlängert sich und lässt die Gesellschaften insgesamt altern. Zugleich findet jedoch auf der kulturellen Ebene ein Prozess der Juvenilisierung statt, das heißt, Jugendlichkeit als kulturelles Muster wird für alle Altersstufen attraktiv und dominant. Dabei enthält der singularistische Lebensstil der neuen Mittelklasse nachgerade eine innere Affinität zur Jugendlichkeit. Ein kulturelles Muster von (moderater) Jugendlichkeit prägt ihren aktivistischen Lebensstil, der einen Anspruch auf Selbstverwirklichung und ›Offenheit‹ erhebt, in Freizeit und Beruf nach neuen Erfahrungen strebt, der urban ist und sich durch erheblichen körperlichen Bewegungsdrang auszeichnet.«[57] Die Jugendkultur wurde demnach nicht abgeschafft, sondern von den Älteren kolonialisiert.

Darauf reagierten die Jüngeren auf ihre Weise. Zum einen etablierten sie die spontane verbale Reaktion »Ok, Boomer« als Abwehrhaltung für Grenzüberschreitungen, wann immer sich Ältere affirmativ oder abwertend mit den Belangen der Jüngeren befassten. Die Jury des Langenscheidt-Verlags wählte beispielsweise »cringe« zum Jugendwort des Jahres 2021. Es eignet sich hervorragend, um das Lebensgefühl der Jüngeren in den Momenten zu beschreiben, in denen Ältere in ihre Lebenswelt hineinstolpern. Die dazugehörige Geste ist der »Facepalm«, man schlägt die Hände vor Fremdscham vors Gesicht, verzieht die Stirn und wendet sich zusätzlich noch ab. In gewisser Weise ist dies das radikalste Verhalten, mit dem die Jüngeren den Älteren heute begegnen. Im Sinne aktueller Debatten über Umgangsformen ist es bewusst gewaltvolle Kommunikation, aber eben lediglich Kommunikation.

Nach der Wahl Donald Trumps, als jungen Menschen in den USA deutlich wurde, in welchem Maße die Älteren gegen die Interessen der Jüngeren wählten, gleichzeitig aber juvenil ihre Lebenswelt erstürmten, formierte sich ab 2019 eine Gruppe, die es mit Humor nahm. Der sich zur jungen Generation Z zählende Künstler Eric Fredericksen begann damit, sich »über die Generation, in deren Schatten er aufwuchs«, lustig zu machen, indem er sie nachahmte, wie sie versuchte, ihn nachzuahmen.[58] Die Jüngeren verhielten sich plötzlich wie Boomer. Sie bedienten ihre Smartphones mit beiden Händen, schrieben Facebook-Posts mit Großbuchstaben und debattierten in peinlichen Posts, ob eine Wahlstimme für Donald Trump nicht doch entschuldbar sei. Schon 2017 begannen junge Amerikanerinnen mit etwas mehr Ernsthaftigkeit, das Lebensgefühl älterer Frauen nachzuspielen. »Diese Leute sind alle weiß, dünn und vor allem reich«, schrieb Sara Tatyana Bernstein über das Subjekt der Begierde, dem nun nachgeeifert wurde. Sie nannten es »Menocore«.[59] Man traf sich und verhielt sich einen Nachmittag wie dreißig Jahre ältere Frauen, um die Kluft zwischen sich selbst und dem amerikanischen Traum zumindest kurz zu überbrücken.

Dieses punktuelle Eintauchen in ein fremdes Lebensgefühl gelingt vor allem über die Mode. Dabei sind es diesmal nicht die ausgefallenen, exzentrischen Stücke, sondern die figurschmeichelnden, farblich unauffälligen Schnitte. Zu diesem Verhalten passt ein tröstlicher Gedanke von Wolfgang Joop, den er in einem Gespräch im österreichischen Fernsehen äußerte: »Die Jugend ist sich selbst genug. Der Jugend steht ein weißes T-Shirt am besten. Die Jugend braucht keine

Designer. Die Jugend ist der beste Designer.«[60] Alles Weitere sei heute »Trash«, der einen vorm Dicksein und dem Alter beschützen soll. Er bezog sich damit auch auf seine Arbeit und die seiner Kollegen, der sich die jungen Frauen nun noch über Bande zuwendeten.

So wie wir heute über Transgender mit zunehmender Selbstverständlichkeit sprechen, könnten wir bald über Transgeneration diskutieren. Es sind viele Fluchtversuche sichtbar. Mit Menocore flüchten sich die jungen Frauen ins höhere Alter. Mit Hilfe von Netflix (*Stranger Things*) und ZDF (*Wetten, dass ...?*) flüchten sich die Älteren zurück in ihre Jugend. Am Kiosk lässt sich *Retro – Unsere Stars gestern und heute* kaufen, ein Magazin aus dem Bauer-Verlag, in dem noch einmal die Geschichten von Romy Schneider und Alain Delon, Prinzessin Diana oder auch Heinz Erhardt erzählt werden. Die Vergangenheit liegt heute, zusammengekürzt auf ihre Highlights, als kompaktes, leicht konsumierbares Medienprodukt vor. Weil es funktioniert. In der Altenrepublik Deutschland wird dieses Angebot umfangreich und dankbar angenommen.

Die real existierende Jugend gerät auch dadurch aus dem Blick. Forschende stellen sich zunehmend die Frage, ob es überhaupt eine Jugend gibt und was es mit der Pubertät tatsächlich auf sich hat. Sie gilt als »ewiges Mysterium«, bei dem nicht einmal die moderne Hirnforschung richtig weiterhelfen könne: das Teenagergehirn als Blackbox.[61] Solche kokettierenden Verständnisprobleme – wer versteht schon die Jugend? – sind nicht neu. Sozialwissenschaftler beobachten allerdings, dass persönliche Entwicklungsherausforderungen nicht mehr auf dieselbe Weise bewältigt werden wie früher. Jörg Fegert, Leiter der Klinik für Kinder- und Jugendpsychiatrie in Ulm, spekulierte 2016 bereits darüber, ob die stationäre Betreuung von Patienten bis 18 Jahren noch ausreiche.[62] Plötzlich seien die Patienten volljährig, hätten aber noch mit Entwicklungen zu kämpfen, die bislang Jahre früher beobachtet wurden. Als hätte sich die Kindheit verlängert, findet der Schritt in die Selbstständigkeit heute immer häufiger verzögert statt. Das betreffe »die zwei großen Aufgaben: die Aufnahme von Arbeit oder Studium und erste Liebesbeziehungen«.

Als eine Ursache nennt Fegert das »Hotel Mama«. Wir haben das bereits als neues, ökonomisch gebotenes Teamwork der Generationen innerhalb der Kernfamilien besprochen. Fegert bezieht sich damit auf den allgemeinen Zeitgeist. Heute, nach mehr als zwei Jahren Corona-Pandemie, können wir durchaus von einer auch politisch erzwungenen Überbeanspruchung von Familien sprechen. Plötzlich fielen die Bezugspersonen junger Menschen außerhalb der Familie über Monate aus. Schulen und Vereine wurden geschlossen, Freundschaften ins Internet verlagert. Und ausgerechnet der Dienstleistungssektor, in dem ungelernt und spontan die Arbeitswelt kennengelernt werden konnte, stand nicht mehr zur Verfügung. Erwachsenwerden wurde durch politischen Beschluss fast unmöglich.

Von der heutigen Jugend geht strukturell keine extremistische Gefahr aus. Würde man ernsthaft über Jugend und Gewalt sprechen, wäre die Jugend sicher auf Seiten der Opfer. Während der Corona-Pandemie schlossen viele Kinder- und Jugendpsychiatrien ihre Wartelisten, weil die Nachfrage nach Therapie zu groß wurde. Der Tübinger Oberbürgermeister Boris Palmer verwendete dafür das Wort »Triage«. Nur wer mit Suizid drohte, wurde noch behandelt. Die Politik unterließ die Hilfe. Zum Jahresbeginn 2022 versprach die Bundesregierung für den »Weg zurück in ein unbeschwertes Aufwachsen« zwei Milliarden Euro für alle Schüler in Deutschland.[63] Das ist weniger als ein Prozent der gesamten Corona-Schulden. Das Geld wurde zur Sicherung des gegenwärtigen Erwerbspersonenpotenzials ausgegeben. Die kommenden Generationen wurden übersehen. Dabei fehlte es nicht an Geld beziehungsweise Möglichkeiten, mehr bereitzustellen. Der Bundeswehr wurde wenige Wochen später ein fünfzigmal höheres Sondervermögen, vorbei an der Schuldenbremse, zugebilligt. Die Gründe dafür sind bekannt, Putins Überfall auf die Ukraine. Wir wollen es an dieser Stelle nicht gegeneinander aufrechnen, auch weil wir es nicht müssen. Deutschland könnte sich nämlich Landesverteidigung *und* Zukunft leisten.

Es lässt sich alles auch ganz anders denken. Als Joe Biden am 28. April 2021, hundert Tage nach seiner Amtseinführung, seine erste

Rede vor dem Kongress hielt, führte er Amerika in den Systemstreit mit China. Er sagte: »Minister Blinken kann Ihnen sagen, dass ich viel Zeit mit Präsident Xi verbracht habe – ich bin über 17 000 Meilen mit ihm gereist und habe, wie man mir sagte, über 24 Stunden in privaten Gesprächen mit ihm verbracht. Als er mich anrief, um mir zu gratulieren, hatten wir ein zweistündiges Gespräch. Es ist ihm todernst damit, die bedeutendste, wichtigste Nation der Welt zu werden. Er und andere – Autokraten – sind der Meinung, dass die Demokratie im 21. Jahrhundert nicht mit Autokratien konkurrieren kann, weil es zu lange dauert, einen Konsens zu finden. Um diesen Wettbewerb um die Zukunft zu gewinnen, müssen wir meiner Meinung nach auch eine *Once in a generation*-Investition in unsere Familien und unsere Kinder tätigen. Deshalb habe ich heute Abend den American Families Plan vorgestellt, der sich mit vier der größten Herausforderungen befasst, vor denen amerikanische Familien und damit auch Amerika stehen.«[64] Gute Bildung, bezahlbare Kinderbetreuung, finanzierte Elternzeit, Steuerfreibeträge für Kinder.

Der Präsident sah sich auf dem »besten Weg, die Kinderarmut in Amerika in diesem Jahr zu halbieren«, sagte er den Abgeordneten. Das Weiße Haus rechnete das Programm anschließend durch: »Insgesamt umfasst der American Families Plan 1,8 Billionen Dollar an Investitionen und Steuergutschriften für amerikanische Familien und Kinder über einen Zeitraum von zehn Jahren. Er besteht aus etwa einer Billion Dollar an Investitionen und 800 Milliarden Dollar an Steuersenkungen für amerikanische Familien und Arbeitnehmer.«[65] Letztlich scheiterten Teile des Plans am Widerstand des demokratischen Senators Joe Manchin, der sich der Zustimmung des übergeordneten Gesetzespakets verweigerte. Für seinen Bundesstaat, West Virginia, hätte das Gesetz den Anfang vom Ende der Kohleindustrie bedeutet. Die eine Stimme machte den Unterschied. Das Ansinnen blieb allerdings aktuell: Familienpolitik zählt in Amerika nun zur Landesverteidigung, bei uns bleibt sie gefühlt immer noch eine Angelegenheit des »Ministeriums für Familie und das ganze Gedöns«.

5

Das Leben der Älteren

In der Demographie spielen die Deutschen in der Champions League. Man kann es sich wie einen internationalen Wettkampf vorstellen, bei dem die Ältesten gewinnen. In der Vorrunde qualifiziert man sich dadurch, dass man mindestens 114 Jahre und, derzeit, rund 200 Tage lebt. Hat man es so weit geschafft, zählt man schon seit vier Jahren zu den »Supercentenarians«. Als Ü110er zählt man zu einer Gruppe mit weniger als tausend Menschen weltweit. Die Top 100 wird ganz überwiegend von Frauen dominiert. Im Frühjahr 2022 hielt Tanaka Kane die aktuelle Spitzenposition als ältester lebender Mensch inne. Sie wurde, nachweislich, am 2. Januar 1903 geboren. Mit diesem Geburtsdatum zählt sie zu den drei einzigen Menschen, die es bis dato geschafft haben, ihr 119. Lebensjahr zu vollenden – bevor sie am 19. April 2022 starb. Sie war, das verrät ihr Name, Japanerin.

Ihre Nachfolgerin ist die Französin Lucile Randon, eine Ordensschwester, Jahrgang 1904, aber die Wahrscheinlichkeit, dass demnächst wieder ein Mensch aus Japan an der Spitze steht, ist sehr hoch. Japan ist das älteste Land der Welt. In einigen asiatischen Ländern nähert sich die durchschnittliche Lebenserwartung von Frauen inzwischen der Marke von neunzig Jahren.[1] In der Liste der weltweit ältesten Menschen wechseln sich Bewohner der entwickelten Länder ab. Sie kommen aus den Vereinigten Staaten, Großbritannien, den Niederlanden, Frankreich oder auch aus Deutschland. So hatte es beispielsweise Gustav Gerneth aus Havelberg in Sachsen-Anhalt 2019 geschafft, mit 113 Jahren als ältester lebender Mensch der Welt zu gelten.[2] Damals war Tanaka Kanes Geburtsdatum noch nicht verifiziert. Gerneth löste seinerzeit Masazo Nonaka, auch aus Japan, ab.

Diese Menschen wurden nicht nur vor langer Zeit geboren, sondern auch in eine andere Welt. Als der deutsche Reichstag 1889 die erste »Rentenversicherung der Arbeiter« beschloss, lag das Renteneintrittsalter zwar bei 70 Jahren, was uns im Lichte aktueller Diskussionen nicht ungewöhnlich erscheint. Die allgemeine durchschnittliche Lebenserwartung lag jedoch bei knapp 40 Jahren, für Männer sogar einige Jahre darunter bei knapp 37 Jahren. Natürlich spielte die Kindersterblichkeit damals noch eine größere Rolle. Rund ein Drittel der geborenen Kinder erreichte das fünfte Lebensjahr nicht. Doch für die meisten Menschen spielte die Rente keine Rolle, weil sie kein oder kaum ein Leben nach der Erwerbsarbeit hatten. Das ist heute anders. Statistisch gesehen erhält inzwischen jeder Altersbezüge. Der Ruhestand ist eine moderne Selbstverständlichkeit. Statt durchschnittlich 30 Jahre vor dem Renteneintritt zu sterben, leben wir heute im Schnitt mehr als 20 Jahre darüber hinaus. So lang ist die gegenwärtige Rentenbezugsdauer in Deutschland, mit der die Politik rechnet. Wieder führen die Frauen mit 22 Jahren. Männer beziehen im Schnitt 18 Jahre lang ihre Rente.

Anders als bei der Geburtenzahl oder der Lebenserwartung sind wir hier noch mitten in der Aufwärtsbewegung. Der Anteil und die Anzahl der Älteren werden noch steigen. Insbesondere, wenn wir den Renteneintritt als Schwelle setzen, ab der man als alt gilt. Ausgehend von 2017 spricht Bernd Raffelhüschen für die Jahre 2035 bis 2045 von »etwa doppelt so viel Rentnern im Vergleich zu heute«.[3] Diese Entwicklung stehe fest, weil sich die Kandidat*innen für den Schritt ins Rentenalter schon heute durchzählen ließen und sich ihre Anzahl nicht verändere. Die Migration wirke sich allenfalls auf die künftige Anzahl der Erwerbstätigen aus. Aus seiner politischen Richtung argumentierend, sagte Raffelhüschen mit Blick auf die damalige Arbeitsministerin: »Der Weg zum Renteneintrittsalter mit 67 wurde unterbrochen durch die schlicht absurde Gesetzgebung von Frau Nahles. Das Rentenalter noch nach unten zu drücken und vorgezogenen Ruhestand zu belohnen – dümmer kann man Politik nicht machen.«

Bernd Raffelhüschen ist Wirtschaftsprofessor, aber auch Lobbyist. Durch die Politik der vergangenen Jahre gibt es einige Personen, für die Ähnliches gilt. Es war insbesondere die rot-grüne Bundesregierung von 1998 bis 2005, die eine Vielzahl politischer Projekte startete, die rückblickend als ideelle und personelle Public-Private-Partnerships bezeichnet werden können. Die Hartz-Reformen und die Rürup-Rente sind Beispiele, die bis heute die Debatten prägen. Wirtschaftsprofessoren und Unternehmensvorstände wurden Urheber von Gesetzestexten und damit Paten einer Politik, die schon vielfach in Büchern aufgearbeitet wurde und die wir an dieser Stelle erst einmal deutlich und pauschal als vermintes Gelände markieren. In dieser Diskurslandschaft bewegt man sich am besten vorsichtig und so wenig wie möglich.

Arbeit, Würde und Respekt

Das Thema Rente ist bei weitem interessanter, als es der Zahlensalat aus individuellen Abrechnungen und volkswirtschaftlichen Kalkulationen zu vermitteln vermag. Noch mehr als mit den Themen Geld und Alter ist die Rente nämlich mit dem Thema Arbeit verknüpft. Der Renteneintritt ist nicht nur ein Übergang in eine andere Einkommensart, was in Deutschland mehr oder weniger Einbußen bedeutet und insbesondere deshalb diskutiert wird. Der Übergang in die Rente ist, ganz profan und primär, ein Abschied von der Arbeit. Wer in Rente geht, hört für gewöhnlich auf zu arbeiten. Drastisch ausgedrückt heißt das: Wer in Rente geht, gehört plötzlich nicht mehr dazu. Rentner werden exkludiert. Jede*r Betroffene stellt sich die Frage: Was bleibt von mir übrig, ohne die Arbeit?

»Im politischen Denken von Olaf Scholz spielen die Arbeit und ihre Zukunft eine Schlüsselrolle. Es ist kein Zufall, dass er einer Arbeiterpartei beigetreten ist, als Fachanwalt für Arbeitsrecht gearbeitet hat und Arbeitsminister wurde«, schreibt Mark Schieritz in seinem Buch über Olaf Scholz. Und er schreibt über die Rente und den Respekt: »In vielen (…) Berufen fängt mit der Rente nicht der große Spaß an, sondern die große Langeweile. (…) In einem Positionspapier aus dem Jahr 2003 (…) heißt es, dass Arbeit die ›wichtigste Quelle psychischer Stabilität und sozialer Identität‹ sei. Sie vermittle Menschen Lebenssinn, verhelfe ihnen zu ›Respekt und Selbstrespekt‹. Und weiter: ›Als Norm und Realität bleibt Erwerbsarbeit zentral für den Zusammenhalt und die Kultur unserer Gesellschaft.‹«[4]

Hinter diesen kurzen Textauszügen steckt Olaf Scholz' »Respektsphilosophie«, die Schieritz ausführlich darstellt. Sie ist der Kern des Denkens im Kanzleramt. Schon unter Andrea Nahles verknüpfte die SPD das Thema Arbeit sehr eng mit der Würde. Beim politischen Aschermittwoch der SPD 2018 schrie es Nahles ins Mikrofon. Die FDP hatte die Koalitionsvorhandlungen mit der CDU und den Grünen platzen lassen, ihre Partei erklärte sich aus »staatspolitischer Verantwortung« bereit zu regieren, und sie verteidigte nun das Kapitel zur Arbeit aus dem neuen Koalitionsvertrag: »Guckt es euch an. Das Kapitel wird viele Leute, die sich nicht mehr auf die Straße trauen, die abgehängt sind, die kaum noch Hoffnung haben, wieder echte Berechtigung auf Hoffnung geben. Denn sie bekommen Arbeit, Leute, Arbeit. Und nicht eine Maßnahme, Arbeit, und nicht eine Maßnahme. Arbeit bekommen die Leute, Arbeit. Und Arbeit, das ist Würde, das ist Würde für diese Leute. Arbeit und Würde gehen Hand in Hand.«[5]

Diese ideologische Aufladung der Arbeit stellt die Altenrepublik vor eine wichtige Frage, die auf einem Level mit allen Diskussionen zur Rente anzusiedeln ist: Wie viel Respekt für die Alten werden wir aufbringen? Respekt lässt sich nicht wie Geld auf einem Konto horten. Das klappt eher mit Ehre, akademischer Reputation oder medialer Prominenz, was in der Praxis aber viel seltener der Fall ist. Für die alltägliche Bewältigung des Lebens sind diese Währungen eher untauglich. Respekt ist eine Sache für den Augenblick. Respekt und

Achtung entfalten sich ohnehin nur fruchtbar, wenn sie auf Augenhöhe eingebracht werden. In der Soziologie Niklas Luhmanns ergibt sich aus den Bedingungen, unter denen wir uns zu achten bereit sind, die gemeinsam geteilte *Moral der Gesellschaft*.[6] Moral gibt somit auch dann Orientierung im sozialen Miteinander, wenn viele andere Regulatoren (Gesetze, Preise, Überzeugungen) nicht mehr greifen – wo man sich also auch ignorieren und gegenseitig vernachlässigen könnte.

Als Rentner muss man seine neue Rolle selbst finden. Und je mehr Menschen dieser Herausforderung ausgesetzt werden, desto mehr wird es auch eine gesellschaftliche Herausforderung. Der Gesamtverband der Deutschen Versicherungswirtschaft (GDV) begann sich jüngst ihrer anzunehmen. »7 Jahre länger« heißt seine Initiative, die »das Bewusstsein dafür schärfen« will, dass die Deutschen immer länger leben und länger fit bleiben. In einer Studie befragten sie Männer und Frauen danach, wie alt sie persönlich werden würden und werden wollen. Im Ergebnis schätzten Männer wie Frauen ihre Lebenserwartung sieben Jahre zu niedrig. »Die meisten Deutschen unterschätzen laut wissenschaftlicher Studien ihre Lebenserwartung deutlich – und haben oft ein falsches, sehr negatives Bild vom Alter. Die Initiative will darum einen gesellschaftlichen Dialog darüber führen, wie wir das Beste aus den gewonnenen Jahren machen können.«[7] Sieben Jahre sind eine immens lange Zeit. Sie reicht beispielsweise vom ersten Fuß auf dem Eis bis zum deutschen Meistertitel im Eisschnelllauf. Kinder, die 2015 als Flüchtlinge nach Deutschland kamen und wie ihre deutschen Altersgenossen in die fünften Klassen der weiterführenden Schulen wechselten, schreiben jetzt, sieben Jahre später, ihr Abitur oder stehen vor dem Abschluss ihrer Berufsausbildung. Würde man die Liste inhaltlich fortführen, würde sich ihr strukturelles Merkmal zügig offenbaren. Es wäre eine Aufzählung an biographischen Entwicklungen, die junge Menschen in die Gesellschaft hineinsozialisieren oder mit denen sie sich in die Gesellschaft einleben.

In dieser Richtung – Inklusion der Jüngsten – fällt es leicht, glücklich zu werden. Man muss lediglich die vielen Voraussetzungen und

Gelegenheiten, die die Gesellschaft bietet, als Selbstverständlichkeiten ausblenden. Das fällt umso leichter, je mehr allen dieselben Startbedingungen unterstellt werden. Übrig bleibt, sich die biographischen Erfolge auf die eigenen Fahnen zu schreiben. Das Prinzip »Leistungsgesellschaft« ist unter diesem Gesichtspunkt schon vielfach diskutiert und kritisiert worden. Juliane Marie Schreiber hat in *Ich möchte lieber nicht* über eine Falle geschrieben, die das Leben in der Moderne stellen kann: Auch für die Misserfolge wird heute jeder einzeln und für sich selbst verantwortlich gemacht.[8] Heute gilt das Glück, oder das Streben nach Glück, als Normalität, dabei, zeigt Schreiber, sind die Melancholischen eigentlich die Vernünftigen und überdies sozialeren Mitmenschen. Sie urteilen weniger über sich selbst und andere, weil ihnen schon das Verbesserungsansinnen der Urteile zuwiderläuft. Sie nehmen die Welt, wie sie ist – aber nicht so sehr auf die eigene Kappe. Ihren Leitspruch »Ich möchte lieber nicht« versteht Schreiber als »Rebellion gegen den Terror des Positiven«.

In der Altenrepublik muss aus dieser destruktiven Rebellion ein konstruktives Programm werden. Zum einen gilt es, die Zeit nach der Arbeit als Lebensabschnitt ernst zu nehmen. Die Menschen werden mehr sein (wollen) als »außer Dienst«. Es wird sich aber nicht vermeiden lassen, dass der Schritt ins Rentnerdasein als Exklusion verstanden wird. Die lange ausgeübten, identitätsstiftenden Tätigkeiten und die Tagesstrukturen, in denen sie stattfanden, werden ersatzlos gestrichen. Die Zwecke der Organisation, in der man gearbeitet hat, die Kolleg*innen, die Termine, alles fällt von heute auf morgen aus. Olaf Scholz hat sich auf diese Herausforderungen bereits ideell vorbereitet. In Auseinandersetzung mit Michael J. Sandel, einem amerikanischen Philosophen der Gegenwart, der seit mehr als vierzig Jahren in Harvard lehrt, erweiterte er den Katalog der Gerechtigkeit (Verteilungs-, Chancen-, Leistungsgerechtigkeit) um eine vierte Dimension: Beitragsgerechtigkeit. »Gemeint ist damit, dass jeder für seinen Beitrag zum Gemeinwohl anerkannt werden soll – wobei sich dieser Beitrag eben gerade nicht an der individuellen Produktivität oder der Kenntnis ausgefeilter Kulturtechniken bemisst. Es geht vielmehr um eine Gesellschaft, in der die Menschen letztlich aufgrund ihres Menschseins akzeptiert werden«, schreibt Mark Schieritz.

Das Argument ist hier noch nicht auf die Älteren gemünzt, aber wir können daraus ein politisches Programm für die Älteren ableiten. Wir werden sie künftig respektieren, allein weil sie da sind. Und die Gesellschaft wird in Vorleistung gehen, sie mit Angeboten und Gelegenheiten locken, zurück in die Gesellschaft, aus der sie allein aufgrund ihres Älterwerdens mit dem Renteneintritt ausgeschlossen wurden. Inwieweit die politischen Diskussionen dazu unter ökonomische Prämissen gestellt werden, ist offen. Die parallele und schon weiter fortgeschrittene Diskussion zur Care-Arbeit der Frauen in der Familie und zum Gender-Pay-Gap am Arbeitsplatz laufen hierzulande seit Jahren als zu eng gefasste Themen unter Gerechtigkeitsgesichtspunkten. Dabei steckt auch dahinter dasselbe volkswirtschaftliche Kalkül: Je mehr Frauen durch Entlastung bei der Familienarbeit zu Hause und mit besseren Gehaltsaussichten zur regulären Arbeit motiviert werden, desto besser steht es um die Ausbeutung des Erwerbspersonenpotenzials.

Um so auch über Ältere zu diskutieren, muss das Alter als das, was es ist, anerkannt werden. Ältere Menschen sind alt. Das klingt banal, ist es aber nicht, denn es gilt dann nicht nur als eine biologische, sondern auch als soziale und kulturelle Tatsache. Aus dem Alter der vielen Einzelnen ergeben sich gemeinsame Aufgaben. Der österreichische Soziologe Franz Kolland hat 2015 eine Studie vorgelegt, die sich mit den kollektiven Fragen einer »Neuen Kultur des Alterns« befasst. Sonst mit spezifischeren Forschungen der Gerontologie zum Wohnen, dem Leben im ländlichen Raum und lebenslangem Lernen befasst, schrieb der damals in Wien lehrende Kolland nun fürs Sozialministerium der österreichischen Bundesregierung und betrachtete das Panorama.[9]

Wir brauchen, schreibt Kolland, eine »Neubestimmung der Spätlebensphase«. Lediglich vom aktiven Altern zu reden reiche nicht, es gehe um das »Tätigsein« der Älteren. Bismarck habe die Alten zum politischen Programmpunkt gemacht. Die Vereinten Nationen rückten sie in die Problemecke, als nach der Jahrtausendwende begonnen wurde, von »the burden of population aging« zu sprechen. Schon Adenauer warnte 1953, dass die Alten die Abnahme der Zahl Erwerbstätiger zuerst betreffen werde. Spätestens in den sechziger Jahren begann der Wertewandel zur freien Lebensgestaltung und Individualität, mit gleichzeitiger Abwertung von Konventionalität und Traditionalität. Nun säßen die Älteren hin- und hergerissen zwischen der modernen Juvenilisierung und dem Wunsch, sich der neuen Unsicherheit und Gebrechlichkeit doch geschlagen zu geben. »Mit der Freiheit, alt zu werden, wie man will, schwindet das rettende Ufer, das Konventionen auch sein können«, schrieb die Journalistin Ariane Bemmer 2020 dazu.[10] Die Diskussion laufe derzeit aber nur in eine Richtung. Je mehr Menschen alt werden, die nicht so altern wollen, wie sie es bei den Menschen vor ihnen sahen, desto länger werden die Regalmeter mit Büchern über Erschöpfung, Überforderung und Depressionen.

Der Drang, eine konstruktive Wende zu finden, ist groß, aber manchmal über die Stränge schlagend. Einer mündet im »Death Cleaning«, das als neues Phänomen aus Schweden vorgestellt wird, als *döstädning*. Bevor es andere für einen tun, soll man selbst überlegen, was von einem bleiben soll. Alles, was der Auswahl nicht standhält, schmeißt man noch selbst auf den Müll. »Macht dich das glücklich, oder willst du es loswerden?« Die Idee beruht auf dem Buch *Frau Magnussons Kunst, die letzten Dinge des Lebens zu ordnen*. Mit einem solchen Ritt durch die eigenen Habseligkeiten gewinnt man angeblich neuen Kontakt zu seinem gegenwärtigen Leben. Margareta Magnusson schreibt aber auch: »Wenn Sie daran denken, wie groß die Zeitersparnis für Ihre Familie und Ihre Freunde sein wird, denen Sie diese Last nicht aufbürden, werden Sie das Gefühl haben, dass sich die Mühe wirklich lohnt.«[11]

Die Suche nach einem konstruktiven Auskommen mit dem Altern und den Alten führt, wie mit einem falsch eingestellten Kompass, stets in Richtung Sterben, Verfall und Einsamkeit. Gelegentlich gibt es journalistische Arbeiten, die einer Art Benchmark-Berichterstattung nachkommen. Es wird berichtet, um sich ein Vorbild nehmen zu können. Die kann beispielsweise so lauten wie in einem Text der *Zeit*: »Der Kreis Lüchow-Dannenberg hat jetzt schon eine Altersstruktur, die demnächst viele ländliche Orte in Deutschland prägen wird: 27 Prozent der Menschen hier waren laut Statistischem Landesamt bereits 2017 über 65 Jahre alt. (…) Wenn die Babyboomer (…) in Rente gehen, werden die Alten hier weit mehr als ein Drittel der Bevölkerung stellen. In Lüchow und den dazugehörigen Dörfern (…) lässt sich sehen, wie die Gesellschaft der Zukunft gelingen könnte: mit den Alten gemeinsam. Sie kümmern sich selbst um andere Senioren, um die Lokalpolitik, um Kultur, Umwelt, Bildung oder Sport.«[12]

Bei Beschreibungen dieser Art ist aber der Ton entscheidend. Im *Freitag* erschien ein thematisch gleicher Text, allerdings nicht zum Leben in Niedersachsen, sondern in Japan. Alina Saha beschrieb die Lebenswirklichkeit im Land.[13] »Landflucht trennt die Generationen«, wie in Deutschland. »Die Jungen ziehen in die Städte.« Die »aufopferungsvolle, liebenswürdige, stets lächelnde Tochter oder Schwiegertochter« fällt für die Pflege aus. Die langersehnten Roboter, die nach der Industrie die soziale Arbeit transformieren sollen, gibt es aber längst nicht, um den Familien zu helfen. Und Migranten lehnt das Land kollektiv weiterhin ab. »Die Kernphilosophie der Altenpflege in Japan ist, den Pflegebedarf zu reduzieren. Die alten Menschen sollen sich möglichst lange ihre Unabhängigkeit bewahren, geistig und körperlich aktiv und mobil bleiben«, fasst Gabriele Vogt, Japanologin der LMU München, das politische Programm in Sahas Text zusammen. Die neuen Tugenden sind aus der Not geboren. Für sie wurden beispielsweise Nachbarschaftsorganisationen *(chonaikai)* wieder aktiviert, die eigentlich als historische Hinterlassenschaft galten und in Kriegs- und Katastrophenfällen halfen. Es gibt nun Arbeitsagenturen, die sich auf die alten Klienten einrichten. Hausarbeit, Babysitting, Nachhilfe – die Care-Arbeit wird allmählich Domäne der Älteren, zur Entlastung der Jüngeren. Sieht so auch unsere Zukunft aus?

Cleveres Produktmanagement und Oma Erna

Wie man es dreht und wendet: Befasst man sich mit dem Alter und den Alten, verfängt man sich in politischen und ökonomischen Debatten, die stets darauf hinauslaufen, auf die eine oder andere Art Unheil abzuwenden. Nehmen wir daher den Faden bewusst auf und machen das Beste draus. Denn sowohl politisch als auch ökonomisch könnten uns Revolutionen bevorstehen – die womöglich schon längst begonnen haben.

Zuerst die Wirtschaft: Am ehesten suchen und finden diejenigen den positiven Dreh, die sich von ihm die höchsten Profite versprechen. Ende 2017 gab der damalige Vorstandsvorsitzende von ProSiebenSat.1, Thomas Ebeling, eine für ihn folgenreiche Gesellschaftsdiagnose ab. Er erklärte in der Bilanzpressekonferenz vor Investoren, dass er sein Unternehmen im Kampf gegen die amerikanische Streaming-Konkurrenz gut aufgestellt sehe. »Es gibt Menschen, ein bisschen fettleibig und ein bisschen arm, die immer noch gerne auf dem Sofa sitzen, sich zurücklehnen und gerne unterhalten werden wollen.« Nur wenige Wochen später verlor Ebeling wegen dieser Verunglimpfung seines Publikums seine Anstellung. Der Werbemanager Thomas Koch, der als Koryphäe in seinem Milieu gilt, nahm das zum Anlass, Ebeling beizupflichten und das Argument auszubauen. Ja, in der Medienbranche habe man es in der Vermarktung mit einem Publikum zu tun, über das man auch öffentlich ehrlich sprechen sollte. Neben der Armut und der Fitness holte Koch nun noch das Alter mit in den Blick. Die sogenannte werberelevante Zielgruppe der 14- bis 49-Jährigen sei »die zweifellos irrelevanteste Zielgruppe der Welt«.[14] Sie ist seit 2001 von 41 Millionen auf 35 Millionen Menschen geschrumpft, schreibt Koch. »Unaufhörlich bewegt sich unser Durchschnittsalter auf die 50 zu. Was die Werber jedoch nicht wissen wollen: Das ist toll! Denn die ›Greise‹ jenseits der 50 sind es, die noch die Supermärkte bevölkern. Sie versperren die Gänge mit ihren Rollatoren und sind schon lange für den Löwenanteil der Konsumkraft im Lande verantwortlich.« Schon heute würden in

Amerika mehr Neuwagen an über 70-Jährige als an Kunden unter 30 verkauft. »Branchenintern wird ›SUV‹ längst abgekürzt mit Autos für ›Senioren Und Versehrte‹.«

Es ist die Werbebranche, in der man am besten über den Zustand unserer sozialen Landkarte Bescheid weiß. Und es ist ausgerechnet die Werbebranche, die uns am liebsten über ihren wahren Zustand (bisschen arm, bisschen fett, bisschen alt) im Dunkeln lassen möchte. An dieser Stelle braucht es eigentlich keine weitere Argumentation. Mit der richtigen Fragestellung im Hinterkopf durchschaut man die derzeitigen Trends und ihre Vermarktung auf Anhieb. Fitnessuhren, moderne Autos oder sprachgesteuerte Wohnungsautomatisierung – für wen wird das eigentlich hergestellt? Klar, junge Menschen machen Sport und lassen sich ihr Training gern von moderner Technologie steuern. Sie lassen sich manchmal von ihren neuen Sprachassistenten Witze vorlesen oder stellen einen Timer per Sprachbefehl. An sie denken die Hersteller auch. Den Zukunftsmarkt bilden aber die Älteren.

Das Robert Koch-Institut informierte 2016 über Sturzunfälle in Deutschland: Insgesamt erleiden 8 Prozent der Erwachsenen in Deutschland jährlich mindestens einen nichttödlichen Unfall, der ärztlich behandelt wird. 2,6 Prozent davon sind Stürze. Die Wahrscheinlichkeit zu stürzen hängt in erheblichem Maße vom Alter ab. Obwohl die Gesamtprävalenz für Stürze bei weniger als 3 Prozent liegt, klettert sie »bei Männern ab dem 70. Lebensjahr auf über 50 Prozent, bei gleichaltrigen Frauen auf über 60 Prozent«.[15] Apple verstand es früh, die weitreichende Betroffenheit zu vermarkten. Die Uhr des Unternehmens hat eine Sturzerkennung inklusive Hilferuf. Das Gerät ermöglicht einfache Elektrokardiogramme inklusive PDF-Ausdruck für den Hausarzt. Apples Fitnessprogramm bietet Yoga und Pilates in Zehn-Minuten-Häppchen, einzelne Armbewegungen werden goutiert. High-Intensity-Workouts und Trainer, die einen anbrüllen, sind dagegen kaum zu finden. iPhones und iPads bieten Benutzeroberflächen mit optional besonders großen Buttons. Die Geräte verstehen gesprochene Sprache, sie können vorlesen. Klar, wohin die Reise geht.

2013 veröffentlichte Joana Zimmer ihr Buch *Blind Date – Die Welt mit meinen Augen sehen.* Darin beschrieb die Sängerin auch, wie sehr die neue Technologie ihr Leben und das aller blinden Menschen veränderte. Als ich sie zum Gespräch für die *F.A.Z.* traf, wurde mir das Ausmaß deutlich. Ich traf sie auf der Frankfurter Buchmesse. Ihr eigenes Buch, das normal gedruckt 160 Seiten umfasst, wiegt mit Blindenschrift fast drei Kilo.[16] Sie brauchte es bei sich auf ihrer Lesereise. Alle weiteren Bücher konsumiert sie mit ihrem Telefon. Sie war Steve Jobs, dem damaligen Apple-Chef, persönlich dankbar, ein Gerät zu entwerfen, das möglichst vielen Menschen zugänglich sein sollte. Das iPhone war nicht nur das beste Gerät, das ihr durch den Alltag half, es war auch bei den Sehenden ein Hit. »Durch ihn bekam ich nicht nur ein cooles Gerät, sondern auch das, welches alle anderen auch hatten«, sagte sie. Sie kaufte es, wie alle anderen, einfach im Laden, ohne aufwendige Bürokratie, damit die Krankenkasse zusätzliche Funktionen für Blinde mitbezahlt. Die waren nämlich alle bereits im Kaufpreis des Standardgeräts enthalten.

Dieses Ausmaß an unauffälliger Inklusion werden wir im Laufe der nächsten Jahre häufiger sehen. Das Alter und die damit einhergehende Gebrechlichkeit wird so tief in die neuen Produkte einprogrammiert, dass die Funktionsweisen selbstverständlich werden – und vielleicht irgendwann nicht mehr versteckt werden müssen. Wenn der Knoten platzt, werden sie direkt für die Älteren vermarktet. Dann stürzt in der Werbung nicht mehr der junge, fitte Radfahrer im Wald, sondern die Schwiegermutter beim morgendlichen Duschen. So oder so haben sich die Unternehmen der Endkundenelektronik schon gut auf die neuen Alten eingestellt.

Nun die Politik: Auch in der Politik gilt das Alter als unattraktives Thema. Hat man als Wahlkämpfer die Wahl, umgibt man sich auf Plakaten mit Kindern, nicht mit Senioren. Wahlkämpfer mit ihrem engen Kontakt zur Werbebranche wissen allerdings Bescheid: Die Wähler werden älter, und ältere Wähler wollen anderes als junge Wähler. Dieses Wissen lässt sich in Wahlkämpfe verpacken, ohne dass die zu erwartende Politik als Alte-Leute-Programm vermarktet werden muss. »Am Ende müssen wir so reden, als würden wir mit Oma Erna auf der Couch sitzen und ihr erklären, was wir politisch so machen«, beschreibt es Franziska Giffey.[17] Es wird noch einige Kraft und Kreativität erfordern, es so zu machen, ohne es auch so aussehen zu lassen. Bei Oma Erna am Kaffeetisch gesehen zu werden können sich heute nur Bundespräsidenten leisten, aber keine Politiker, die noch was vorhaben.

Und doch werden sich die Oma Ernas durchsetzen, lange bevor sie als politische Macht sichtbar anerkannt werden. Wir können dazu eine interessante Beobachtung und Argumentation des amerikanischen Journalisten Ronald Brownstein nutzen, der über vergangene Zeiten und von der anderen Seite der Welt berichtet. Brownstein schrieb während der Corona-Pandemie ein Buch über Los Angeles: *Rock Me on the Water: 1974 – The Year Los Angeles Transformed Movies, Music, Television, and Politics*.[18] Damals trumpften die Babyboomer zahlenmäßig auch in Amerika auf. Richtig sichtbar war das allerdings nicht. Im Fernsehen liefen Bauernhof- und Wildwestserien, während Walter Cronkite gerade erst damit begann, so etwas wie Abendnachrichten zu etablieren. Brownstein sagt es in der schönen Formulierung, dass das Medium erst lernte, dem Moment gerecht zu werden.

Unter diesem Deckmantel der hinterherhinkenden Medienrealität entfaltete allerdings die neue junge Generationen ihr ideelles und finanzielles Potenzial. Im Fernsehen regierte Richard Nixon das Land, auf der Straße aber schon die neue Jugendkultur. Sosehr sich Medien und Politik darüber wunderten und es abzuwehren versuchten: Die neuen Ideologien gingen mit der Ökonomie Hand in Hand und krempelten das Land auf links. Die große Lehre der siebziger Jahre sei, dass sich neue Mehrheitskulturen nicht aufhalten lassen, politische Debatten und Appelle fast nutzlos sind oder eingepreist eher noch als Treibstoff fungieren.

So gesehen könnten die Babyboomer nun die zweite große kulturelle Revolution lostreten. Auf ihren Aufbruch von damals folgt heute ihr gemeinsames Zur-Ruhe-Setzen. Hand in Hand mit den neuen Märkten, die sie hervorbringen, und der Kaufkraft, über die sie kollektiv verfügen, krempeln sie ein weiteres Mal die Gesellschaft um. Niemand wird sie aufhalten können. Wieder sind sie allein wegen ihrer demographischen Stärke die tonangebende Generation, und doch ist es auch eine Premiere: Das erste Mal ist es, zumindest hierzulande, nicht die junge Generation, die diese Macht besitzt und ausspielt.

Einsamkeit beginnt beim Wohnen

Hinter solchen Panoramablicken verschwinden die alltäglichen Probleme, die sich nicht so leicht mit neuer Kultur und neuen Ideen übertünchen lassen. Auf mindestens zwei Feldern ist sogar dringender Handlungsbedarf geboten: bei der Einsamkeit und bei der Rente.

Wenn die Zeit der Arbeit zu Ende geht, geht's ums Geld, aber auch um die Geselligkeit. Beides schwindet. Es häufen sich Meldungen wie diese: »Ein Autofahrer hat einen Radfahrer in Dötlingen angefahren. Schnell lag der Verdacht nah, dass er das absichtlich tat.«[19] Das Motiv des 62-jährigen Täters wurde noch am selben Tag ermittelt: »Der Autofahrer wollte mit der Attacke erreichen, dass er im Gefängnis untergebracht wird – er gab an, obdachlos zu sein.« Dieses Verhalten bei Geld- und Kontaktarmut ist sonderbar, aber nicht mehr exzeptionell. In Japan wurden dazu bereits Daten erhoben. 1990 waren rund 3 Prozent der Gefängnisinsassen über 65 Jahre alt. 2016 waren es schon 20 Prozent.[20] Die englische BBC porträtierte einige Protagonisten dieser Entwicklung. »Ich erreichte das Rentenalter, und dann ging mir das Geld aus. Da kam mir der Gedanke: Vielleicht könnte ich umsonst leben, wenn ich im Gefängnis leben würde«, sagt der 69-jährige Toshio Takata. Zuerst stahl er ein Fahrrad, radelte damit direkt zur Polizei und stellte sich als Dieb. Da in Japan auch Bagatelldiebstähle ernst genommen werden, reichte das schon für eine einjährige Haftstrafe. Damals war er 62. Von seinen folgenden acht Lebensjahren verbrachte er die Hälfte im Gefängnis. Beispielsweise ging er in einen Park und fuchtelte dort mit einem Messer herum. »Ich habe ihnen nur das Messer gezeigt und gehofft, dass einer von ihnen die Polizei rufen würde. Einer tat es.« In Südkorea ist die Lage ganz ähnlich: Rosamond Hutt vom World Economic Forum schreibt, dass die Kriminalität unter Senioren innerhalb von fünf Jahren um 50 Prozent gestiegen, während die Kriminalität in der gesamten Bevölkerung zurückgegangen sei.[21] Es seien die Älteren, die die Zahlen treiben, nicht zuletzt, weil 48,6 Prozent der Südkoreaner im Rentenalter in relativer Armut lebten.

In Deutschland sind die Hilferufe der Älteren noch sozialverträglicher. Sie werden aber zunehmend ein Fall für die Polizei. »In Kiel hat eine ältere Dame wegen eines defekten Hometrainers Hilfe bei der Polizei gesucht. Sie sei auf der Polizeistation (…) aufgetaucht und habe um Hilfe gebeten, weil ihr Trimmrad nicht mehr funktioniere, teilte die Polizeidirektion Kiel mit. Die Frau erklärte den Beamten zufolge, dass sie nicht wisse, wer ihr sonst helfen könnte – und erweichte so wohl das Herz der Polizisten: Zwei Beamte begleiteten die Frau nach Hause.«[22]

In einigen Ländern wird versucht, dieser endemischen Notlage entgegenzutreten. In Norwegen beispielsweise gibt es seit Jahren Modellprojekte, das Dienstleistungsangebot von Postboten zu erweitern. Wenn sie schon mal da sind, können sie beim Müllrausbringen helfen und schauen, ob ansonsten alles in Ordnung ist, und gegebenenfalls weitere Hilfe organisieren. Dieser Service entlastet zudem das ambulante Pflegepersonal.[23] In den Niederlanden hat eine Supermarktkette »Plauderkassen« eingerichtet. Wer sich dort anstellt, darf sich nicht beschweren, dass es nicht schneller vorwärtsgeht – aber jeder ist eingeladen mitzuquasseln.[24] In Großbritannien reichen die Ambitionen, nicht zuletzt durch die Ansiedlung des neuen Ministeriums in London, am weitesten. Der »Rural Coffee Caravan« tourt beispielsweise durch siebzig Gemeinden des Landkreises Suffolk, um Menschen mit kostenlosem Kaffeeklatsch im Wohnwagen-Café zu versorgen.[25] In England hat sich die Infrastruktur ähnlich aus dem ländlichen Raum zurückgezogen wie in Deutschland. Die

Rente wird nicht mehr bei der Post in bar abgeholt, sondern online verwaltet. Die Kreisverwaltung von Suffolk hat 23 Buslinien aus dem Programm genommen. Nun fehlen sowohl die Ziele für kleine Ausflüge und die Möglichkeiten, sie zu erreichen. Also kommt einmal im Monat das Ziel zu den Leuten aufs Land. In Landkreisen wie Suffolk sind inzwischen ein Viertel der Bewohner älter als 65. Der Bericht von Natalie Klinger und Marten Hahn endet mit den Lobpreisungen der Bewohner über den Rural Coffee Caravan: »Es ist ein Segen.« »Unser Rettungsanker.« »Ein Glücksfall.«

Aus England ist auch bekannt, dass jede fünfte Depression bei Menschen älter als 50 Jahre mit Einsamkeit im Zusammenhang steht.[26] Weshalb sich das Land seit Jahren um die Wohnsituation der Älteren kümmert. Vor mehr als zehn Jahren beauftragte die Regierung in London ein »Housing our Aging Population Panel for Innovation« mit der Abkürzung »HAPPI«. Den Politikern ging es bei der Beauftragung dieses Beraterkreises auch um den sozialen Frieden. Julia Park, Architektin und Buchautorin zum Thema Leben im Alter, sagt: »Bei der neuen Generation der über 55-Jährigen handelt es sich um die Babyboomer, die viel lautstärker sind als ihre Eltern und Großeltern.«[27] Also bindet man sie lieber frühzeitig ein und reagiert auf ihre Wünsche, denn die Babyboomer werden anders alt werden als die Kriegskindergeneration.

Die Journalistin Melanie Schröder hat im Jahr vor der Pandemie über die derzeit Ältesten in Sachsen geschrieben. An ihnen nehmen sich die Babyboomer besser kein Vorbild. »Über die Leere zu sprechen – das ist das Schwerste. Scham und Sprachlosigkeit empfinden viele Senioren, wenn es um Einsamkeit im Alter geht. Zum Beispiel Wilfriede Tschipke: ›Es braucht Vertrauen, um über seine Einsamkeit zu sprechen. Ohne das kann man sich nicht öffnen‹, sagt die 80-Jährige.«[28] Die Ursache dafür sehen die Betroffenen in ihrer Sozialisation. »Unsere Generation der Kriegskinder hat nie gelernt, darüber zu sprechen, wie es einem wirklich geht. Der Krieg hat eine Sprachlosigkeit bei unseren Eltern bewirkt, die wir übernommen haben«, sagt beispielsweise eine 77-Jährige. Die Anzahl der Babyboomer und damit das bei ihnen mögliche Gefühl, zu einer Schicksalsgemeinschaft zu gehören, könnte bedeuten, dass wir einen anderen Umgang mit den Älteren finden, weil sie ihn einfordern.

Die Dokumentarfilmerin Adama Ulrich hat sich mit dem Thema in Deutschland befasst und ihren Film entsprechend benannt: *Warum bin ich so allein?*[29] Dieser und andere Filme zum Thema umkreisen stets dasselbe Problem: Es ist das Wohnen, das die Einsamkeit im Alter verursacht. Der Film zeigt ältere Frauen, die allein in für sie häufig zu großen Wohnungen leben. Maria, 88, spielt beispielsweise gern Gesellschaftsspiele. Sie hat viel Raum für Gesellschaft, aber niemand kommt. Erst durch Initiativen gelang es, Mitspieler*innen und Spieleabende für sie zu organiseren. Es gibt Agenturen, die Zeitgeschenke vermitteln. Die Zeitschenker, die mitten im Leben stehen, besuchen die Älteren und laden so ihr eigenes Zeitkonto auf, das sie später einlösen können. Im Film ist der Spieleabend fast ein Allheilmittel. Er zeigt aber auch, wie voraussetzungsvoll gesellige Treffen sind, wenn jeder für sich sein Leben hinter verschlossenen Türen verbringt.

In Deutschland leben derzeit 45 Prozent der Senioren allein. Für Männer gilt das laut Statistischem Bundesamt nur in 20 Prozent der Fälle. Doch je älter die Menschen werden, desto häufiger leben sie allein. Für 2017 wurde ermittelt: »Fast drei Viertel (73 Prozent) der hochbetagten Frauen ab 85 Jahren lebten allein.«[30] Das NDR porträtierte einen Hamburger Senior, der durch zwei bemerkenswerte Sätze auffiel. Zum einen sagte er: »Ich denke schon, dass es gesellschaftliche Veränderungen gibt, die Einsamkeit begünstigen, zum Beispiel, dass in Städten ältere Menschen häufiger in Single-Haushalten leben.« Er sieht sich als Betroffener eines allgemeinen Problems. Über sich selbst sagt er jedoch: »Aber das hier ist eine Eigentumswohnung, die gibt man nicht so schnell auf, und ich möchte auch hierbleiben.«[31] Kurz vor der Corona-Pandemie begann Hamburg damit, Menschen, die ihren 80. Geburtstag feiern, anzuschreiben, ihnen zu gratulieren, dabei aber auch zu ermitteln, ob sie Hilfe brauchen. In der Stadtpolitik ist Einsamkeit als Thema angekommen. Die Wohnungssituation wird dabei aber häufig noch ausgeklammert.

Hilfe auf diesem Gebiet ist einfach und schwer zugleich. Einer der größten Aktivisten für altersgerechtes Wohnen ist hierzulande der ehemalige Bremer Bürgermeister Henning Scherf. Er kann aus eigenem Erleben das Leben in älterer Gemeinschaft erklären und hat mehrere Bücher darüber geschrieben, wie möglichst weitreichende soziale Räume im Alltag mit kleinen Rückzugsräumen organisiert werden können. Der Journalist und Architekturkritiker Niklas Maak informiert seit Jahrzehnten darüber, wie wir in unsere Einsamkeit hineingetrickst wurden. »Wenn wir unsere Städte heute angucken, bis hin zu unseren Wohnungen, dann sind die das Ergebnis weniger einer Planung, bei der die Gemeinschaft gesagt hat, wie sie leben möchte, sondern wir finden etwas vor, das die Gewinninteressen der Bauindustrie abbildet.«[32] Zwar gebe es von allen modernen Konsumprodukten jeweils eine unüberschaubare Auswahl. Beim Wohnen regelt jedoch allein die Angebotsseite den Markt: für Singles oder für Familien? Damit ist der Altenrepublik nicht geholfen.

Es sieht aber nicht überall düster aus. Dort, wo die Demographie zum Handeln drängt, lässt sich schon neue Politik beobachten. »Einsamkeit macht Menschen krank. Davon bin ich überzeugt«, sagte Sachsens Sozialministerin Petra Köpping (SPD) wenige Wochen vor den ersten coronapolitischen Beschränkungen im Januar 2020.[33] In Sachsen lebten heute »fast doppelt so viele Menschen in Einpersonenhaushalten wie nach der Wende«, schreibt Thilo Alexe in einem Artikel über Köppings Modellprojekt »Soziale Orte«. Nach turbulenten Jahren, in denen die sächsische Regierung durchs Land tourte, galt es nun mit Hilfe neuer Infrastruktur den gesellschaftlichen Zusammenhalt zu fördern. Der politische Vorschlag zielte explizit auf »Begegnung, Kommunikation und soziale Dienstleistung« ab, die es zu fördern galt. »Ortsvorsteher sollten künftig eher wie Quartiersmanager arbeiten.« Immer wieder betonte Köpping das zentrale Thema: »Ich habe bereits als Bürgermeisterin und Landrätin in den 1990er Jahren erlebt, wie stark das Problem Einsamkeit ausgeprägt ist.« Doch die Wohnsituation ist ein Problem, das sich nur langfristig lösen lässt.

Für alle, die an dieser Stelle einen Ausweg suchen – sei es weil sie als künftige Betroffene inspiriert werden wollen, sei es weil sie politisch entscheiden und kommendem Aufruhr und kommender Not vorbeugen möchten –, hat Deane Simpson das passende Buch geschrieben: *Young-Old – Urban Utopias of an Aging Society*. Das Buch hat so viele Seiten, wie es Illustrationen enthält – jeweils über 500 –, und es klärt darüber auf, was machbar und was denkbar ist. Der Architekt und Stadtplaner Simpson definiert darin vor allem anderen zunächst einmal das Publikum: »the Third Age«. Nachdem die Kinder aus dem Haus sind, mit rund 55 Jahren, und noch bevor die Gebrechlichkeit weitere Lebensentwürfe verhindert, mit 75, soll man aktiv werden. Er blickt dabei auch auf die amerikanischen Rentnersiedlungen, auf Sun City beispielsweise. Zum Thema liegen dadurch mindestens sechzig Jahre Erfahrung vor. Amanda Hurley, die Simpsons Buch im *Architect Magazine* besprach, beschreibt, wie weit das Denken reichen darf.[34] Klug angestellt geht es nicht um die Frage, wo und wie man seinen Lebensabend verbringt, sondern ob man nach der Arbeit nicht lieber in einen Dauerurlaub übergehen möchte. Man würde sich dann angesichts des eigenen Lebensabends fragen, wohin – aber auch, mit wem.

Der Weg dahin – also dass sich möglichst viele »Third Ager« rechtzeitig und ernsthaft diese Frage stellen (können) – ist noch weit. Wir können aber den Startpunkt markieren, von dem aus die Diskussion beginnen sollte, nämlich in der gegenwärtigen Tristesse: »Sie fühlen sich oft schutzlos, wenn sie ohne besonderen Anlass im Dorf herumlaufen. Wir werden immer wieder gefragt, ob wir nicht einen Hund verleihen könnten, damit sie sich nicht so dumm vorkommen.«[35] Dieses Zitat stammt zwar aus dem Text über den Rural Coffee Caravan im britischen Suffolk, es braucht aber keine demographische Phantasie, um sich dabei das ländliche Deutschland vorstellen zu können.

Die Frage ist, wohin wir in der Diskussion abbiegen. Den Hund als Leihgabe können wir als Mittelweg festlegen. Die Menschen bleiben auch mit dem Hund allein, aber sie werden als weniger einsam beobachtet. Die Utopie ist der unendliche gemeinsame Urlaub.

Die Dystopie ist, was sich am einfachsten vermarkten lässt: Smart-Care-verseuchte Wohnungen, wie sie einige Mobilfunk- und Technologieanbieter im Programm haben. Die Werbetexte lauten beispielsweise: »Smart Care hilft mittels Sensoren Ihren Angehörigen, selbstbestimmt zu leben, und bringt Gewissheit, dass es ihnen gut geht. Ohne zu überwachen, informiert Sie das technische Assistenzsystem via App über Notfälle, um somit schnell reagieren zu können.«[36] Die Frage, ob hier über ergänzende Technologie geschrieben wird oder darüber, möglichst viele soziale Angelegenheiten in die Automatisierung zu verlagern, um die sozialen Komponenten auf ein notwendiges Minimum zu reduzieren, ist zwar noch unbeantwortet. Wir kennen jedoch die Entwicklungen in anderen Domänen, beispielsweise vom Arbeitsplatz. Technologie 1, Menschen 0.

Deutschland hat beim Thema Pflege ein doppeltes Defizit. Nicht nur ist der Pflegenotstand durch Personalmangel hierzulande besonders hoch. Deutschland gilt auch in der Pflegeforschung als »Entwicklungsland«. Dieses Urteil fällte der Direktor des Deutschen Instituts für Pflegeforschung in Köln, Frank Weidner, 2019.[37] Weder die Personalbemessung noch die Pflegequalität werde in Deutschland hinreichend erforscht. Wenn sich an der Situation nichts ändere, würden wir »in zwanzig Jahren auch nicht viel weiter sein«, sagt Weidner. Im selben Jahr, kurz vor der Pandemie, gab es im Bundestag eine Expertenanhörung, während der zumindest das Problem beschrieben wurde, dass »robotische Pflegeanwendungen bislang noch nicht verbreitet« sind, weil »den Bedürfnissen und Problemlagen der Pflegebedürftigen im Entwicklungsprozess bisher zu wenig Beachtung geschenkt wurde«. Betont wurden insbesondere die »ethischen Aspekte«, die »bereits im Rahmen der Technikentwicklung untersucht« werden sollen. »Befürchtet wird, dass Pflegearbeit zunehmend einem mechanistischen Verständnis unterworfen wird.« Dann würde die Pflege auf »zweckbezogene Anteile verengt und die empfindungsbezogenen Aspekte entsprechend marginalisiert«.[38] So bleiben die Pflegekräfte in Deutschland ohne Unterstützung. Ihnen fehlen Technologien, Kolleg*innen und Anerkennung. In Deutschland gilt das Prinzip der ärztlichen Delegation, das eine Pflegekraft als »verlängerten Arm des Arztes« sieht.[39] In den englischsprachigen Ländern würde dagegen bereits partnerschaftlich und teamorientiert gearbeitet, nachdem die Aufgaben auch gesetzlich neu sortiert wurden. Die Altenpflege bleibt damit einer der unattraktivsten Berufe in Deutschland. Nur rund 2 Prozent der angehenden Abiturient*innen können sich vorstellen, in der Altenpflege zu arbeiten.[40] Von Pflege als Beruf zu sprechen ist ohnehin schwierig. In Deutschland werden drei Viertel aller Pflegeleistungen privat erbracht.[41] Sofern hierbei gegen Bezahlung Unterstützung in Anspruch genommen wird, handelt es sich zu rund 90 Prozent um Schwarzarbeit – erledigt von einer halben Million Menschen.[42]

Auswege aus der Notlage werden überall gesucht. Das erwähnte »HAPPI«-Panel in Großbritannien beschäftigt sich auch mit Technologien. Licht und Wärme sollen ohnehin per App fernsteuerbar werden. Toilettensitze mit Urintests, Waschbecken mit Hygiene-Monitoring und Kameras, die Bewegungsmuster auswerten, zeigen schon eher die Richtung der Entwicklung an. In Finnlands Hauptstadt Helsinki gibt es mit der Kalasatama Smart City bereits ein Modellprojekt, in dem achtzig Senioren mit aller technischen Raffinesse von außen ausspioniert zusammenleben.[43] Dazu passt, das Medizinstudium in Deutschland auch durch Lehrveranstaltungen in Sozialkompetenz zu erweitern. Schließlich ist der Kontakt zwischen Ärzt*innen und Patient*innen wichtig. Aber jeder Termin ist kurz, und daran wird sich auch nichts ändern. Laut Metaanalyse des Fachjournals BMJ Open dauert das durchschnittliche Arzt-Patienten-Gespräch in Deutschland nur sieben Minuten.[44] Mit Hilfe der Technologien lässt sich zumindest aus dieser kurzen Zeit dann das Maximale herausholen. Je weniger Ärzt*innen allerdings die Patient*innen befragen, sondern stattdessen Analysen lesen, desto weniger werden sich Patient*innen verstanden fühlen. Lebensverlängernde Medizin wird maßgeschneidert, aber die Gefahr besteht, dass überbordende Technologisierung auf Kosten persönlicher Zuwendung in vielen Fällen gleichermaßen lebens- wie leidensverlängernd wirken wird.

Einen einfachen sozialen Ausweg wird es wahrscheinlich nicht geben: Am 12. Juni 2022 warf Bundespräsident Frank-Walter Steinmeier die Idee eines Pflichtdienstes für junge Menschen auf. Der *Bild am Sonntag* sagte er: »Man kommt raus aus der eigenen Blase, trifft ganz andere Menschen, hilft Bürgern in Notlagen. Das baut Vorurteile ab und stärkt den Gemeinsinn.« Die Diskussionen wurden zügig zwischen Politikern und jungen Menschen geführt. Der Deutschlandfunk rief nur einen Tag später, Montagabend, in seiner Tageszusammenfassung vor Mitternacht bei Christel Bienstein an, der Präsidentin des deutschen Berufsverbandes für Pflegeberufe, die die eigentliche Notlage beschrieb und darauf hinwies, wie sie sich nicht mehr bewältigen lassen wird: »Ich glaube, im Augenblick darf man nicht zu sehr sehen, dass das eine Hilfe wäre für die Pflege. Wir hatten damals bei den Zivildienstleistenden eine andere personelle Situation. Da konnten diese jungen Menschen gut begleitet werden. Wir haben dann auch sehr viele von ihnen für die Pflegeausbildung gewinnen können. Und wir haben jetzt Sorge, wenn die Begleitung nicht gut geleistet werden kann, dass das ein Negativerlebnis für diese jungen Menschen ist und sich sogar gegen die pflegerische Ausbildung wendet und das auch in ihren Freundeskreisen weitergetragen wird.« Die Realität der Pflege ist so abschreckend, dass sie jungen Menschen lieber nicht zugemutet wird.

Wie wir Rente zahlen

So wenig wir über die Geselligkeit reden, so viel reden wir übers Geld. Mit Olaf Scholz als designiertem Kanzler änderte sich allerdings der Ton der sich nach der Wahl schnell formierenden neuen Bundesregierung und der an ihr beteiligten Parteien. Sie schwiegen erst einmal auf den üblichen Kanälen, veröffentlichten dann alle Pläne für die anstehende Regierungszeit in einem Rutsch und suchten neue Wege, die Öffentlichkeit zu informieren. Ende Januar 2022 sendete der SWR eine vierteilige Dokumentation, in der sich junge

Journalist*innen dabei filmen ließen, wie sie *Macht auf Zeit* während der Verhandlungen zur Regierungsbildung begleiteten.

In diesen Filmen sprach der neue Erste Parlamentarische Geschäftsführer der FDP-Fraktion Johannes Vogel mit einem Journalisten über die Rente: »Es ist ein Gedankenexperiment, aber wir machen es mal so. Was glaubst du, wie lange kriegen die Rentner in unserem Land noch Geld? Tipp mal. Morgen würde nichts mehr reinfließen, wie lange kriegen die Rentner noch Geld?« Der Journalist grübelte für einen Moment und sagte dann, fragend: »Fünf Jahre?« Woraufhin Vogel zur vorbereiteten Pointe griff: »Einen Monat. Einen (flüstert) fucking Monat. Da wird nichts angespart. Unser Rentensystem ist eine Umlage, so heißt das.«[45] Tatsächlich ist es eher eine Woche. Das Ziel der »Mindestrücklage in der Rentenversicherung« wurde zuletzt von 0,2 Monatsausgaben auf 0,3 angehoben. Die Rücklage schrumpfte zuvor vom Jahreswechsel 2020 von über 40 Milliarden auf fünf Milliarden Euro. Vogel erklärte in dem Film noch kurz das Prinzip der Umlage, das ja lediglich bedeutet, dass sich Einnahmen und Ausgaben ohne nennenswerte Puffer gegenüberstehen. Cashflow, ein ansonsten gern genutzter Grundbegriff im Milieu der liberalen Parteien, wurde beim Thema Rente ein Gespenst zum Gruseln.

In dem Film wurde für die Öffentlichkeit leicht ersichtlich auf einem Niveau kommuniziert, das der politischen Arbeit nicht gerecht wird. Auf der anderen Seite heißt es in Mark Schieritz' Buch über Olaf Scholz: »In der Rentendebatte hat Olaf Scholz nur halb im Scherz einmal gesagt, es gebe in Deutschland nur eine Handvoll Leute, die das Rentensystem wirklich verstünden. Er sei einer davon.« Mit der Erklärung von Vogel, die Rente lagere nicht in Dagobert Ducks Geldspeicher, ist eigentlich nichts erklärt. Für Schieritz' Hinweis, das Rentensystem verstünde ohnehin niemand, gilt allerdings dasselbe. Wenn wir über die Rente sprechen wollen, kommen wir nicht umhin, auch darüber zu sprechen, wie wir über die Rente sprechen. Nur so betreten wir tatsächlich die politische Arena der Rentenpolitik. Alle sind betroffen, viele haben Angst, manche reden mit, kaum jemand weiß Bescheid. Aber es gibt viel zu entscheiden.

Der Journalismus zum Thema arbeitet entsprechend. Um die aktuelle Rentendiskussion – der Koalitionsvertrag wurde geschrieben und die Kräfte des politischen Alltags walten – zu dechiffrieren, drehen wir erst eine Runde in der Arena. Ein Beispiel von 2018: »Die Regierung beschenkt die Rentner mit einem deutlichen Plus. Bezahlen muss dafür die junge Generation: Entweder steigen die Rentenbeiträge oder aber das Renteneintrittsalter. Die Rentenpläne der Bundesregierung gehen zu Lasten der heute jüngeren Erwerbstätigen«, lautet ein Texteinstieg in der *F.A.Z.*[46] Stimmt alles, auf den ersten Blick. Die Perspektive wurde Jahrzehnte geschult. Aber die Zäsuren stehen an.

Die Regierung »beschenkt« die Rentner nicht, im Gegenteil. Denn Geldtransfers der deutschen Sozialversicherungen gehen immer mit der Ausformulierung eines Leistungszusammenhangs einher. Schenkungen unterscheiden sich gerade dadurch von ihnen, dass sie beispielsweise auf Solidaritäts- und Äquivalenzprinzipien keine Rücksicht nehmen. Man schenkt aus persönlichem, partikularem Interesse. Jeder bekommt was anderes oder nichts. Schenkungen sind freiwillige Gaben. Die Rente wird dagegen nach allgemeinen Regeln gezahlt. Die können sich zwar ändern, verlieren dabei aber ihren allgemeingültigen Charakter nicht.

Allerdings werden wir uns in Deutschland bald die Frage stellen, ob wir nicht doch Geld verschenken sollten. Die von der SPD angestrebte und letztlich unter Bundeskanzlerin Merkel geschaffene Grundrente geht bereits in diese Richtung. Sie ist keine eigene Rentenart, sondern ergänzt bestehende Renten, indem sie die Auszahlung ein Stück weit von den Einzahlungen entkoppelt. Die Höhe einer Rente, mathematisch ermittelt nach der allgemeinen Rentenformel, wurde für manche Betroffene hochgesetzt, durch eine pauschale politische Entscheidung.

Wir müssen es an dieser Stelle mit den Zahlen nicht zu genau nehmen, sondern können die Prinzipien besprechen. Wir wissen, dass die Altersrentner derzeit nicht allein Geld aus der Rentenkasse erhalten, sondern dass Betriebsrenten eine Rolle spielen, private Altersvorsorge in unterschiedlichen Varianten und der Bundeshaushalt, der sich über Steuern und Schulden füllt. Für das Jahr 2020 belaufen sich die Ausgaben der Rentenversicherung laut ihrem Jahresbericht auf 338 Milliarden Euro. An Beiträgen führt die Versicherung für dasselbe Jahr 253 Milliarden Euro auf.[47] Dazwischen liegt, klar erkennbar, eine Lücke.

Wenn der Bundestag den Haushalt debattiert, heißt es im Begleittext der Debatte: »Der größte Posten ist wie immer die Rente: 107 Milliarden Euro (2020: 101,84 Milliarden Euro) entfallen auf Leistungen an die Rentenversicherung und rund 8,3 Milliarden Euro (2020: 7,9 Milliarden Euro) auf die Beteiligung des Bundes an der Grundsicherung im Alter und bei Erwerbsminderung.«[48] Die Rente, das ist eine wichtige Kritik, die den Parteien derzeit zu machen ist, ist längst ein allgemeines politisches Problem und nicht nur ein Ressortthema der Organisationen, die sie verwalten. Der Beitrag aus dem Bundeshaushalt ist so gewaltig, dass es eigentlich nicht reicht, wenn Parteien in ihre Wahlprogramme lediglich ein Kapitel zur Rente schreiben. Bislang behandeln alle Parteien die Rente jedoch nur als Spartenthema. Die Rente steht aber nicht auf eigenen Füßen und wird vom Bundeshaushalt mehr als nur gestützt. Über den Bundeshaushalt zu entscheiden ist Angelegenheit und Recht des Bundestags, der Themen zur Disposition und in Konkurrenz zueinander stellen darf. Die finanzielle Lücke im Rentensystem ist dadurch schon heute eine allgemeine gesellschaftliche Angelegenheit.

Führten wir die gegenwärtige Rentenfinanzierung einfach fort, würde spätestens 2060 mehr als die Hälfte des Bundeshaushalts in die Rente fließen. »Das würde den Bundeshaushalt sprengen«, sagt Klaus M. Schmidt.[49] Der Ökonomieprofessor führt den Wissenschaftlichen Beirat des Wirtschaftsministeriums in CDU-Hand, der im Sommer 2021 ein Gutachten für die Bundesregierung schrieb. Sollte es so kommen, stünde das System kopf, dann wäre das Rentensystem ein vom Bundeshaushalt getragenes System, das von der Rentenversicherung gestützt würde. Die Rente volkswirtschaftlich nicht länger primär als Lohnnebenkosten zu verrechnen wäre dann faktisch erzwungen – oder besser gesagt: gelungen! Das Schicksal der Älteren nicht länger an Arbeitsfleiß und Leidensfähigkeit der Jüngeren zu binden, sondern weitere Geldquellen heranzuziehen, sollte aber schon heute ein politisches Ziel sein.

Derzeit wird diese Zäsur zu langsam aus der Not heraus geboren. Klaus M. Schmidts Aufschlag mit dem Gutachten hatte ein klares politisches Ziel. Im Gutachten spielen die Autor*innen über Bande. Zuerst erklären sie, was sie zur Rettung der Rente aussparen wollen: »(…) Vorschläge wie die Einbeziehung von beamtet und selbstständig Erwerbstätigen in die gesetzliche Rentenversicherung [werden] ebenso ausgeklammert wie Vorschläge zur größeren Verbreitung von Betriebsrenten oder der Vorschlag einer aktienbasierten Zusatzrente.« Möglichkeiten, »die Demographie selbst zu beeinflussen«, sollen nicht betrachtet werden. Neue Kinder stünden erst zu spät zur Verfügung. Stattdessen wird ein kleines Rädchen zum großen Steuerruder aufgewertet: »Entscheidend für eine weitere Anhebung des Rentenalters ist somit, dass nicht nur die Lebenserwartung steigt, sondern dass auch der Gesundheitszustand der Älteren gut genug ist, sodass ihr Renteneintritt tatsächlich später erfolgen kann.«[50] Im achten Kapitel behandelt der Beirat letztlich die »Fehlvorstellungen«, die heute Rentenreformen behindern. »Ein Hindernis für die politische Akzeptanz von Rentenreformen sind überkommene Vorstellungen über die Alterung von Menschen, die Komplexität von makroökonomischen Zusammenhängen sowie irreführende Begriffe im Rentenrecht, die das Unwissen über die Funktionsweise des deutschen Rentensystems verstärken.«

Der Text zieht das Rententhema nicht ins große Gesellschaftspanorama, sondern schrumpft es zusammen auf individuelle medizinische Sachstände. Er will die politischen Debatten schlicht überspringen. Kein Wort zum Beispiel darüber, die Produktivität von Unternehmen für die Rente heranzuziehen und die Löhne entsprechend zu entlasten. Der Text behandelt stattdessen »Altersproduktivitätsprofile«, das »Klischee« einer »stetig abfallenden Arbeitsproduktivität« und die »irrige Vorstellung«, dass die »Weiterbeschäftigung älterer Menschen es jungen Menschen schwerer macht, eine Beschäftigung zu finden«. Hervorgehoben heißt es im Finale: »Der Beirat betont, dass eine Anpassung des Rentenzugangsalters an die Lebenserwartung auch nach 2031 unerlässlich ist.« Fit halten und etwas länger arbeiten ist letztlich der einzige Rat der wichtigsten Berater des Wirtschaftsministeriums. So viel zur Lösung.

Bei Axel Börsch-Supan, der von Claus Kleber im *heute Journal* als Hauptautor des Textes vorgestellt wurde, hörte sich das Problem dann allerdings ganz anders an. Beim demographischen Wandel sei es wie mit dem Klimawandel. »Auch da hat man gesagt, so schlimm wird's ja nicht werden. Mittlerweile trocknen die Seen aus. Wir haben plötzlich Stürme, die wir vorher nicht gehabt haben. Irgendwo holt uns eben die Realität ein. Ob da nun Wahlen kommen oder nicht, ist doch relativ zweitrangig.«[51] Ist das Problem tatsächlich so gewaltig, wie er im Fernsehen sagte, springt sein eigener Text viel zu kurz. Entweder haben wir ein gewaltiges Problem, das unser kollektives Schicksal prägen wird. Oder wir haben doch nur kleine Sorgen, bei denen uns individuelle Fitnessprogramme schon aus der Patsche helfen.

Als wenig später der Wahlkampf kam, mit Olaf Scholz als Kanzlerkandidat der SPD, steuerte das Thema schließlich noch einmal in eine andere Richtung, auf Kollisionskurs: »Und deshalb finde ich, muss es, auch als Sicherheitsgefühl für alle Bürgerinnen und Bürger die klare Ansage geben: Eine weitere Anhebung des Renteneintrittsalters findet nicht statt. Das werden wir nicht machen. Ich stehe jedenfalls dafür.«[52] So sagte es Olaf Scholz Wählern im direkten Gespräch, vor Millionen Zuschauern im Fernsehen. Er begegnete damit einem Trend, der sich inzwischen gut dokumentieren lässt: Die Deutschen wollen nicht später in Rente, sondern früher. Von 2017 bis 2019 hat sich laut Erhebung der Deutschen Rentenversicherung die Zahl derer verdoppelt, die freiwillig mehr in die Rentenkasse zahlen, »um früher abschlagsfrei in Rente zu gehen«.[53]

Mit dieser offenen, nicht direkt ausgetragenen Kontroverse war das Thema im Wahlkampf bereits abschließend behandelt. Die beiden Parteien, die die Kanzlerschaft unter sich ausmachten, CDU und

SPD, spielten das Thema nicht initiativ. Die Flutkatastrophe in Nordrhein-Westfalen und Rheinland-Pfalz und die niedrigen Corona-Inzidenzen zogen das Klima ins Zentrum. Die Grünen drohten früh das Kanzleramt zu erobern, also waren bei ihren Themen Stimmen zu holen. Noch am Wahlabend schrieben die Grünen auf ihrer Website: »Dieses Land braucht eine Erneuerung, einen richtigen Aufbruch und vor allem: Dieses Land braucht eine Klimaregierung.« Beim Klima gelang, was auch bei der Rente nötig ist: Es wurde vom Spartenthema zum Querschnittsthema eskaliert. Im Zuge des Kriegs in der Ukraine hat sogar die FDP die erneuerbaren Energien in ihre Parteiideologie importiert. Finanzminister Christian Lindner sprach im Bundestag von »Freiheitsenergien«.

Rente und Realität

Nun gilt Deutschland als reiches Land. Zu Recht. Aber wie schon bei den Klimafolgen rangiert Deutschland recht weit oben in der Liste der durch den demographischen Wandel gefährdeten Länder. Andererseits haben wir historische Erfahrung damit, viele zu versorgende Menschen zu haben. Vor fünfzig Jahren war die Abhängigenquote beispielsweise höher als heute, weil es durch den Babyboom viele Kinder zu versorgen gab.[54] Aus den Kindern wurden Steuerzahler, jetzt dreht die demographische Zäsur die Verhältnisse wieder um. Die Organisation für wirtschaftliche Zusammenarbeit und Entwicklung (OECD) erwartet über alle OECD-Länder hinweg einen »90-prozentigen Anstieg des demographischen Altenquotienten«, das heißt, der Anteil der Alten an der Gesamtbevölkerung der 38 Mitgliedsstaaten wird sich nahezu verdoppeln.[55] Die volkswirtschaftliche Belastung zieht entsprechend nach. In den OECD-Ländern wird der Anteil der Altersvorsorge im Verhältnis zur Wirtschaftskraft steigen, von 8,9 auf 9,5 Prozent bis 2050. Deutschland lag 2020 schon bei 10,3 Prozent. Dreißig Jahre später wird der Anteil auf 12,5 Prozent gestiegen sein. Mit diesen Kennziffern diskutieren wir seit Jahren den Wehretat und sein Zwei-Prozent-Ziel. Grob kalkulieren wir bei einem Prozent BIP mit 35 Milliarden Euro im Jahr.

Grob projizieren auch die Zahlen der OECD die gegenwärtige Demographie in die Zukunft. Sie preisen weder politische noch individuelle Entscheidungen ein, um das Rentenproblem zu lösen. Das eine Defizit ist bekannt: »Die junge Generation, die sogenannte Generation Y, investiert wenig in die eigene Altersvorsorge, obwohl sie sich der Lücken des Rentensystems bewusst ist. Zu diesem Ergebnis kommt eine Studie von TNS Infratest Sozialforschung und der Hertie School of Governance. (…) Demnach sparen 35 Prozent regelmäßig fürs Alter, drei Prozent weniger als bei der ersten Umfrage vor sechs Jahren. Aus Sicht der Forscher braucht es vor diesem Hintergrund ein Umlenken der Politik, um die junge Generation vor Altersarmut zu schützen.«[56] Die hier aufgerufene Politik hat allerdings selbst ein Wissensdefizit. »Die Bundesbank forderte die Bundesregierung dazu auf, offizielle Prognosen zur Rentenentwicklung vorzulegen. Die sollten dann bis 2060 reichen. Das stärke die ›Planungssicherheit‹ für die Bürger und gebe ›Orientierungsgrößen für den Bedarf ergänzender Vorsorge‹. Bislang reichen die Prognosen nur bis zum Jahr 2030. Eigentlich wäre es an der Zeit, die Weichen neu zu stellen.«[57] Das war 2017, doch die Sachlage hat sich in der Zwischenzeit kaum geändert. Die Zahlen des Vorsorgeatlas der Deutschen Rentenversicherung sind bedrückend: »Wie brisant die Lage für die kommenden Generationen sein kann, zeigen folgende Zahlen: Die heute 50- bis 64-Jährigen erhalten im Schnitt noch 64,1 Prozent des letzten Bruttoeinkommens aus der gesetzlichen Rentenversicherung – bei den heute 20- bis 35-Jährigen liege der Betrag nur noch bei 38,6 Prozent, so das Ergebnis der Berechnungen im Vorsorgeatlas. Sie benötigten etwa 800 Euro zusätzlich pro Monat.«[58] In dem Maße, wie der Anteil der zu versorgenden Älteren wächst, schrumpft die Versorgungserwartung der Jüngeren. Der Altersquotient steht vor einer Verdopplung, die Rentenerwartung vor einer Halbierung.

Dabei ist keiner dieser Werte, insbesondere nicht in volkswirtschaftlich vermögenden Nationen, in Stein gemeißelt. »Es ist eine

Zahl, die unglaublich klingt: Wer in den Niederlanden in Rente geht, bekommt mehr als 100 Prozent seines letzten Einkommens als Altersbezug. Seine Rente liegt also über seinem vorherigen Gehalt«, schrieb Kristina Antonia Schäfer in der *Wirtschaftswoche*.[59] Und sie fügt an: »Diese Zahlen stammen nicht von irgendwem, sondern wurden hochoffiziell von der Organisation für wirtschaftliche Zusammenarbeit und Entwicklung (OECD) errechnet.« Jeder, der von seinem 15. bis 65. Lebensjahr in den Niederlanden lebte, hat Anspruch auf eine Grundrente. Ihre Höhe ermisst sich am Mindestlohn. 2018 lag sie bei 1232 Euro.

Laut Antworten der Bundesregierung auf eine Kleine Anfrage der Linksfraktion im Frühjahr 2021 liegt die Höhe der Durchschnittsrente aller 21 Millionen Rentner in Deutschland bei 1048 Euro monatlich.[60] Die Hälfte aller Renten liegt damit lediglich im dreistelligen Bereich. Für die Niederlande referiert Schäfer, wie deutsche Rentenexperten über die niederländische Altersversorgung sprechen. Sie nutzen das Bild des Cappuccinos. Die Grundrente ist der Kaffee, die Sahne ist der Zusatz, häufig durch Betriebsrenten. Die sind in den Niederlanden verpflichtend, weshalb 90 Prozent der Angestellten über Betriebsrenten verfügen. Die private Vorsorge veredelt mit Schokostreuseln. Die Grundrente schultert rund 30 Prozent des Gesamtbedarfs, die Betriebsrente den großen Rest. Sie wird nicht umlagefinanziert, sondern in Verantwortung der Unternehmen kapitalgedeckt finanziert.

Nun betrifft diese Kalkulation heute 20-Jährige, die nach einer Anhebung des Renteneintrittsalters auf 71 Jahre (in fünfzig Jahren) in diesem Maße profitieren. Durchschnittsverdiener erhalten in dieser Rechnung dann eine Rente von 101 Prozent. Dieser zukünftige Sprung über das vorherige Lohnniveau sorgte für mediale Aufmerksamkeit, die aktuelle Realität ist von diesen Werten jedoch nicht nennenswert entfernt. Schockierend ist das Ergebnis für uns, weil in dem Modell der OECD auch die deutsche Situation durchgerechnet wurde: »Zum Vergleich: In Deutschland läge die Nettoersatzquote im selben Szenario bei 55 Prozent (Geringverdiener), 51 Prozent (Durchschnittsverdiener) und 50 Prozent (Gutverdiener).«

Die Niederlande sind nicht das einzige Land, das uns in den Schatten stellt. Während in Deutschland mehr als achtzig Millionen Menschen leben, aber weniger als sechzig Millionen am Rentensystem teilnehmen, steht das österreichische Modell auf einer breiteren Basis. Auch Beamte, Selbstständige und Politiker beispielsweise zahlen dort ins allgemeine Rentensystem ein. Die Durchschnittsrente in Deutschland liegt so hoch wie in Österreich die garantierte Mindestrente. Und die Durchschnittsrente in Österreich liegt laut OECD um 800 Euro höher als in Deutschland.

In Deutschland spielt das Vermögen von Unternehmen und ihre Produktivität für die Altersversorgung der Bevölkerung keine große Rolle. Die Rente bleibt primär an die Erwerbsarbeit gekoppelt, der Staat hilft aus. Die Aussichten, das auch künftig tatsächlich zu können, sind nicht besonders gut. Der Internationale Währungsfonds (IWF) hat 2018 die Finanzlagen einiger Länder verglichen. »Die Bilanz zeigt zwar, dass die Vermögenswerte der öffentlichen Hand weit mehr wert sind als die derzeitigen Staatsschulden von knapp zwei Billionen Euro. Allerdings sind auch die Verpflichtungen der öffentlichen Hand, die in der Zukunft fällig werden, gewaltig: etwa die Belastungen aus den Beamtenpensionen. Diese Verpflichtungen berücksichtigt der IWF in seiner Analyse.«[61] Deutschland landet in dieser Rangliste nach Solidität bei den Staatsfinanzen eher im unteren Feld, unter den letzten sieben von 31 Staaten. Allerdings mit einem wichtigen Nachsatz: »Die Verpflichtungen der allgemeinen Sozialsysteme, also der Renten-, Kranken- oder Pflegeversicherung, sind in dieser Rechnung noch nicht enthalten. Sie würden nicht formell als vertragliche Verpflichtungen gelten, heißt es beim IWF. Würden sie einbezogen, sähe das Bild für Deutschland noch weit düsterer aus.« Auch wenn die Formalitäten aus dieser Sicht eher locker gehalten sind, ist es doch deutsche Staatsräson, den Bundeshaushalt als Stütze der Alterssicherung heranzuziehen. Mit den Pensionsverpflichtungen und den Rentenversprechen steht es um die Finanzen wirklich schlecht.

Das Bild hat sich seit der OECD-Berechnung von 2018 weiter eingetrübt. Die Rekordschulden durch die Corona-Pandemie und den Krieg in der Ukraine ließen die politischen Spielräume schmelzen. 2018 war die Welt noch verhältnismäßig in Ordnung. Damals stand Deutschland in Amerika und Europa in der Kritik, nur auf die eigenen Vorteile zu achten und seiner internationalen Verantwortung nicht gerecht zu werden. Donald Trump forderte mehr Geld für die Verteidigung, weitere Länder forderten eine Reduzierung des Außenhandelsüberschusses. Der damalige Bundesbankpräsident Jens Weidmann trat beim Weltwirtschaftsforum in Davos auf und sagte: »Eine Erhöhung der öffentlichen Ausgaben, um den deutschen Leistungsbilanzüberschuss zu verringern, wäre wahrscheinlich ein aussichtsloses Unterfangen.« Deutschland müsse einen »fiskalischen Puffer aufbauen, um den Auswirkungen einer alternden Gesellschaft standzuhalten, und dass es für Berlin ›sinnlos‹ wäre, mehr auszugeben, um seinen Nachbarn zu helfen«, referierte ein Artikel von Reuters Weidmanns Gedanken.[62] Dieser Puffer wurde nun ganz ohne zusätzliche Ausgaben für die alternde Gesellschaft aufgebraucht.

Politische Pläne, das Problem aufzufangen, blitzten lediglich im Sommer 2018 kurz auf. Der *Spiegel* hatte erfahren, dass Finanzminister Olaf Scholz zur Vermeidung der Erhöhung des Renteneintrittsalters Geldquellen für den Bundeshaushalt suchte. Zur Stabilisierung des Rentenniveaus sollte Geld gesucht werden, das direkt dem Rentenzuschuss dient – also beinah als Abgabe fungieren sollte. »Im Finanzministerium kursierten dazu schon konkrete Vorschläge. So könnte der bereits beschlossene Abbau des Solidaritätszuschlags wieder rückgängig gemacht werden. Dieses Geld könnte dem Bericht zufolge ab 2025 in das Alterssicherungssystem fließen. Denkbar sei den Überlegungen zufolge auch eine höhere Mehrwertsteuer.«[63] Es blieb aber bei medialen Spekulationen. Ein Sprecher des Ministeriums fing die Diskussion noch in derselben Woche wieder ein: »Es gibt keine Berechnungen zu den Überlegungen des Ministers und auch keine Pläne, den Abbau des Solidaritätszuschlags zu kippen oder die Mehrwertsteuer zu erhöhen.« Die einzig nennenswerte politische Bewegung im Feld der Rentenpolitik blieb die Einführung der Grundrente. In der Arena der Rentenpolitik wurde sie wie zu erwarten begleitet. In dem Fall schrieb der Herausgeber des Wirtschaftsteils der *F.A.Z.*, Holger Steltzner: »Die schwarz-rote Koalition macht Politik für Rentner und Ältere – dazu gehört auch die neue Grundrente des Arbeitsministers Hubertus Heil. Wieder wird so getan, als fiele Steuergeld einfach vom Himmel.«[64]

So ergibt sich zum Eintritt in die Altenrepublik ein eindeutiges Bild. »Nur 17 Prozent der 3200 Befragten von 20 bis 65 Jahren erwarten der Umfrage zufolge über die gesetzliche Rente im Alter eine ausreichende Versorgung. 70 Prozent glauben dagegen, dass aus dieser Quelle nur eine Grundversorgung kommen wird. Und immerhin die Hälfte (54 Prozent) der Befragten erwartet sogar, dass das gesetzliche Rentensystem über kurz oder lang zusammenbrechen wird.«[65] Diese Werte hat die Deutsche Bank 2019 erhoben, in ihnen steckt auch eine subtile Motivation zur privaten Vorsorge. Dennoch dokumentieren sie den Status quo. Auch hier gibt es mediale Begleitung in der Arena der Rentenpolitik, gefühlig aufgeschrieben. »Meta Albrecht hat flüssiges Gummi gegossen, Schiffselektronik gelötet, sie war Tankwartin und Maklerin, sie hat Schnellkochtöpfe bei Karstadt verkauft und Fische importiert, sie hat alles gemacht außer Maurern und Tischlern, sagt sie, und jetzt, wo sie nicht mehr arbeiten kann, ist sie arm. Sie weiß, dass sie selbst daran Schuld trägt, weil sie nicht ans Alter dachte, als sie jung war: zu wenig eingezahlt, nichts zurückgelegt.«[66] Meta isst seit Jahren zum Frühstück Maiswaffeln und Käse, weil ihr Geld nicht für mehr reicht. Vor die Tür tritt sie nur in gebügelter Bluse, »keiner soll sehen, dass sie arm ist«. »Ihre Tage verbringt sie oft in der Wohnung, sie mag die Ruhe, sie sieht fern, hört Musik, liest.«

Es sind biographische Erzählungen wie diese, die sich in den kommenden Jahren dramatisieren werden. Die Bildungsexpansion der siebziger Jahre verzögerte die Berufseinstiege. Die Globalisierung führte zu etlichen Unterbrechungen in einzelnen Erwerbsbiographien. Ohne politische Eingriffe bleibt die Altersvorsorge indes ein individuelles Problem. »Doch selbst für Akademiker wird es schwer, wenn sie erst mit 30 im Beruf angefangen haben und einige Jahre in Teilzeit beschäftigt waren«, sagt Matthias Günther, Vorstand des Pestel-Instituts in Hannover, das zu etlichen kommunalen Themen arbeitet.[67] »Wenn Sie heute als 33-Jähriger eine Rente von 100 Euro versuchen anzusparen, dann müssen Sie jetzt im Monat 35 Euro ausgeben. Wenn Sie in fünf Jahren erst anfangen, kostet das schon 44 Euro. Und wenn Sie erst in zehn Jahren anfangen, kostet das 56 Euro.«[68] Diese simple Rechnung stammt von Maximilian Klein, der sich im Deutschlandfunk auf die Suche nach Orientierung begeben hat. »Rentenvorsorge. Das klingt wie Prostatauntersuchung. Man weiß, dass es irgendwann sein muss. Aber man drückt sich darum.« Das ist der Zeitgeist, immer noch.

Deutschland hat sich dank dieses Umgangs mit einem so fundamentalen Problem viel verbaut, beispielsweise die Aktivierung der Alten. Vor mehr als zehn Jahren gaben Silke van Dyk und Stephan Lessenich ein Buch über *Die jungen Alten* heraus.[69] Es handelt unter anderem davon, wie im angelsächsischen Raum Pensionisten an den sozialen Einsatz herangeführt werden. Es sind lediglich kurze Wege zur Zufriedenheit mit erheblichen Chancen auf Glück – und längerer guter Gesundheit. Es stelle sich grundsätzlich die Frage, ob man die Älteren als Belastung sieht, anspruchs- und hilfeheischend, oder im Gegenteil als Menschen, die zwar ihr Erwerbsleben abgeschlossen haben, aber gut versorgt nun neue Beiträge liefern können. Der sogenannte Woopie (*well-off older person*, also die wohlhabende ältere Person) ist in Deutschland eine fast undenkbare Sozialfigur. Im Band schreibt unter anderem Hans-Joachim von Kondratowitz über die Rentenreform 1957, der größte Schritt seit der Einführung der Versicherung unter Bismarck, die tatsächlich eine »neue Freiheit« begründete. Doch am Ende schlägt das Pendel um, von der Freiheit im Alter zur Klage nach Solidarität. So wie die deutsche Einheit ein Jungbrunnen für die westdeutsche Wirtschaft war, nutzte die DDR bis zu ihrem Ende die Gelegenheit und stellte Rentnern grundsätzlich Ausreiseerlaubnisse aus. Man hatte keine Verwendung für alte Menschen, also ließ man sie ziehen. Dieses deutsche Schicksal wiederholt sich nun, nur ohne Fluchtmöglichkeit.

Aktuelle Rentenpolitik

Den großen Sprung nach vorn wird es in der aktuellen Regierungszeit nicht geben, weil ihn keine Partei vorbereitet hat. In den Wahlprogrammen zur Bundestagswahl 2021 hatte zwar jede Partei ein Pflichtkapitel zur Rente geschrieben, doch weder CDU noch SPD erwähnten in nennenswerter Form den staatlichen Zuschuss zum Rentensystem. Stattdessen umspielten beide Parteien die Idee der freiwilligen Zusatzleistungen in die Rentenkasse und bedienten den vorhandenen Trend. Schwerpunkt der CDU war ein »staatlich organisiertes Standardvorsorgeprodukt« mit »möglichst niedrigen Verwaltungskosten«, gipfelnd in der Idee einer Generationenrente, die eine neue aktiengestützte »Altersvorsorge von Geburt an« ermöglichen sollte. Dieser »mit Schutz vor staatlichem Zugriff« organisierte Pensionsfonds würde tatsächlich aber kein vorhandenes Problem lösen, denn die erste Auszahlung würde erst in 65 Jahren erfolgen.

Die SPD gestaltete ihr Rentenprogramm etwas aktueller. Ein »neues standardisiertes Angebot« nach schwedischem Vorbild, »von einer öffentlichen Institution angeboten«, soll das Rentensystem erweitern. Zusätzliches Geld würde benötigt, da die Partei durch Kindererziehung Rentenansprüche generieren will. »Familienbedingte Tätigkeiten bei den Renten werden wir gerechter behandeln« heißt in Rentenmathematik übersetzt: Kindererziehung ist auf der einen Seite echte Arbeit und auf der anderen eine Investition, die entsprechend angerechnet wird. Wer ein Kind erzieht, macht dann 100 000 Euro über zwanzig Jahre geltend. Für die Rentenkasse sähe es aus, als hätte man weitere 416 Euro im Monat verdient, die in der eigenen Rentenformel berücksichtigt würden. Damit begegnete die SPD einer der merkwürdigsten Ungerechtigkeiten: dass nämlich etlichen jungen Menschen eine zusätzliche private Altersvorsorge dadurch verwehrt wird, weil sie das Geld schon heute für ihre Kinder ausgeben müssen.

Allein bei der FDP spielten demographische Überlegungen eine nennenswerte Rolle. Eine Aktienrente auf dem Niveau der staatlichen Rentenkasse sollte im System »endlich für Demographiefestigkeit« sorgen. Die Investitionen in Aktien schaffen »echtes Eigentum« für »insbesondere auch Geringverdiener«. Hier allerdings beginnt die Paradoxie. Auf der einen Seite sollte dieser Schritt der Entlastung des allgemeinen Rentensystems dienen. »Wir Freie Demokraten wollen eine ›Schuldenbremse 2.0‹ für die Sozialversicherungen. Sie soll festschreiben, dass zusätzliche versicherungsfremde Leistungen künftig vollständig aus dem Bundeshaushalt finanziert werden müssen. So kann die Schuldenbremse des Bundeshaushalts nicht mehr durch die Verlagerung von Sozialleistungen in die Versicherungen umgangen werden.« Die Partei wendete sich damit gegen Schattenhaushalte und verlangte, dass alle Leistungen des Bundeshaushalts gegenfinanziert werden: Wächst der Anteil des Zuschusses für die Rente, werden andere Ausgaben gestrichen. Auf der anderen Seite erlaubte sich die FDP an einer einzigen Stelle im Wahlprogramm das Zugeständnis neuer Staatsverschuldung: ausgerechnet bei der Aktienrente. Sie sollte einen Zehn-Milliarden-Euro-Kickstart bekommen. »Wir Freie Demokraten wollen wirksame demographische Faktoren in der Rentenanpassungsformel für einen gerechten Ausgleich zwischen den Generationen.« Dieser Satz aus dem FDP-Programm war der eindeutigste Satz zum Thema Demographie und Rente in allen Wahlprogrammen. Dennoch bleibt allein durch Lesen unklar, was die Partei genau damit meinte.

Die Linke hatte genau den Gegenentwurf in ihrem Programm. Der gegenwärtige Zustand des Rentensystems und die sozioökonomischen und demographischen Gegebenheiten spielten in ihrem Text beinahe keine Rolle. Dafür enthielt er klare Ziele. Freiwillige Beiträge sollten nur bis zu einer »bestimmten Grenze« möglich sein. Das Rentenniveau sollte auf 53 Prozent angehoben werden. Die »Solidarische Erwerbstätigenversicherung« sollte fortan für alle gelten – auch für Selbstständige, Freiberufler, Beamte und Manager. Die »Solidarische Mindestrente« sollte 1200 Euro nicht unterschreiten. Ein »steuerfreies Existenzminimum« von 14 400 Euro im Jahr sollte alle Einnahmen, auch die Rente, steuerfrei stellen. Für jedes Kind hätte man drei Rentenpunkte erhalten – addiert also 120 000 Euro virtuelles Einkommen in die eigene Rentenkalkulation. »Diese Verbesserung muss als gesamtgesellschaftliche Aufgabe vollständig aus Steuern finanziert werden«, schrieb die Partei. Das Wort Schulden traute sie sich nicht zu. Zudem konkretisierte sie die Steuer nicht. Mutlos wurde weder die Produktivität der Volkswirtschaft noch die Erbschaftssteuer genannt. Eher indirekt verwies die Partei auf eine ansonsten häufig ungenannte Geldquelle, indem sie »Rentenansprüche über dem Doppelten des Durchschnitts« abflachen wollte.

Das Rentenprogramm der Grünen war ein Sammelsurium aus vielem, was bereits aus den anderen Programmen referiert wurde. Bei »Bedarf« wären die Steuerzuschüsse zu erhöhen. Die Rentenversicherung würde zur inklusiveren »Bürger*innenversicherung«, in die auch Selbstständige und Abgeordnete einzahlten. Eine »kapitalgedeckte Altersvorsorge kann das Umlagesystem sinnvoll ergänzen«. Die Erfahrungen mit Riester und Rürup seien allerdings schlecht. Sie hätten »geringere Renditen als Omas Sparstrumpf«. »Wir wollen die Riester- und die Rürup-Rente durch einen öffentlich verwalteten Bürger*innenfonds ersetzen.« In diesen »öffentlich und politisch unabhängig verwalteten« Topf zahlten dann alle ein, »die nicht aktiv widersprechen«. Klingt irgendwie nach einer guten Idee. Für alle Programme aber gilt: Sie kommen Jahrzehnte zu spät. Ohne Vorbereitung haben die politischen Probleme der Altenrepublik gegen Pandemien, Krisen und Kriege kaum eine Chance. Die Rente bleibt ein unerledigtes Thema.

6

Das Leben der Jüngeren

Am 10. April 2022 geriet der politische Betrieb in Berlin für einen Tag ins Stocken. Rund lief es für die Bundesregierung ohnehin nicht. Die Impfpflicht war gerade im Bundestag gescheitert. Deutschland diskutierte über Waffenlieferungen an die Ukraine und galt als Zauderer in Europa. Ein neuer, düsterer IPCC-Bericht attestierte der westlichen Welt abermals desaströse Klimapolitiken. Diese politischen Brandherde waren, jeder für sich, Dauerbrenner, die ihre tatsächliche Tragweite dahinter verstecken konnten, als längst bekannt zu gelten. Wladimir Putin, das Klima, Corona, all die Themen begleiteten uns schon zwei bis zwanzig Jahre.

Im Familienministerium kämpfte an diesem Tag Anne Spiegel in einer Pressekonferenz um ihr Amt. Diese Szenerie war erschreckend – und neu. Spiegel war frisch im Amt und erstmals in bundespolitischer Position, sodass sie eigentlich niemand kannte, auch viele Journalist*innen nicht. Sie stand wegen eines mehrwöchigen Urlaubs 2021 in der Kritik. Vor der Presse in Berlin blickte sie zurück auf ihre Zeit im Landtagswahlkampf, auf ihre Arbeitsbelastung als Familien- und Umweltministerin in Personalunion vor der Wahl in Rheinland-Pfalz. Sie beschrieb die Zeit im Klimaministerium, wieder in Personalunion mit der Spitzenkandidatur für ihre Partei zur Bundestagswahl. Sie berichtete vom Schlaganfall ihres Mannes und von der schweren Zeit ihrer vier Kinder während der Corona-Beschränkungen. Man sah sie, und sie tat einem leid. Sie sprach unangenehm langsam, ihr Blick ging ins Leere, sie versuchte Haltung zu wahren, aber es gelang ihr nicht. Sie schaltete sich in einen Modus mit Autopilot, wie es viele Politiker*innen beherrschen.

Ihr Verhängnis war die Terminlage. Ihr vierwöchiger Urlaub begann zehn Tage nach der Flutkatastrophe in Nordrhein-Westfalen und Rheinland-Pfalz: »(...) [D]eshalb haben wir uns als Familie entschieden, am Sonntag, den 25. Juli, in den Urlaub zu fahren. Das war zehn Tage nach der Flutkatastrophe. Und das war ein Fehler, dass wir so lange in den Urlaub gefahren sind; und dass wir in den Urlaub gefahren sind. Ich bitte für diesen Fehler um Entschuldigung.« In »der Abwägung« habe sie entschieden, »dass ich an diesem Punkt für die Familie da sein muss«.[1] Der Journalist Theo Koll besprach den Moment am Abend in den Fernsehnachrichten: »Ich muss gestehen, ich bin seit vierzig Jahren Journalist, aber das habe ich noch nie erlebt.« Was er zuvor von Anne Spiegel gehört hatte, sei »menschlich ergreifend, muss ich sagen. Und auch die Brutalität des politischen Geschäfts sehr klarmachend, das keine Rücksicht auf private Probleme nimmt.«[2] Einen Tag später trat Spiegel zurück.

Russland im Krieg hat Theo Koll schon häufiger erlebt. Georgien, Tschetschenien, Syrien, Krim, jetzt die ganze Ukraine. So etwas ist für ihn als Journalist und damit für uns als seine Zuschauer Alltag. Die Kriege rücken sich gegenseitig neu ins Licht. Plötzlich gilt die achtjährige Praxis, über die Eroberung der Krim hinwegzusehen, als kollektiver Fauxpas. Ein Fehler, der sich korrigieren lässt – durch Waffenlieferungen in einem anderen Krieg inklusive vielfachen Ausdrucks des Bedauerns, nicht schon früher den Krieg als Realität akzeptiert und mitgekämpft zu haben. Der Krieg war, nachdem er losbrach, Politik mit anderen Mitteln. Er wurde ein Thema unter vielen.

Die Fragen allerdings, in was für Familien wir leben, wie wir arbeiten und urlauben, wie wir Liebe und Leidenschaften sortieren – tabu! Theo Koll sprach von der »Brutalität des politischen Betriebs«, der Satz gilt aber viel allgemeiner unserem gesellschaftlichen Betrieb, uns allen. Bei Anne Spiegels Pressekonferenz konnte man sehen, wie ein Lebensentwurf zerbrach. Er zerschellte an verkommenen, überholungsbedürftigen Erwartungen. Eine Familienministerin scheiterte an ihrer eigenen Familie. Wie konnte das in aller Öffentlichkeit so passieren? Und wieso geschieht das abseits der Öffentlichkeit in vielen Familien so häufig? Ohne Putins Befehl an seine Soldaten, in die Ukraine einzufallen, hätte es die politische »Zeitenwende« von Bundeskanzler Olaf Scholz nicht gegeben. Aber auch ohne Anne Spiegels Rücktritt bliebe eine gesellschaftliche Zeitwende beim Familienleben für uns alle wünschenswert und für viele eine Notwendigkeit.

Wir werden den Rest dieses Buches an diesen Fragen arbeiten: Wie arbeiten, wohnen und leben wir? Sie lassen sich kaum voneinander trennen. Punktuell haben wir bereits einige Aspekte betrachtet, die mit dem Älterwerden unserer Gesellschaft immer mehr zum Problem werden und mit jedem Tag, der tatenlos verstreicht, nur noch weiter anwachsen. Nicht zuletzt für Familien. Steigende Kosten und sinkende Verfügbarkeit von Wohnungen zwingen sie in die Stagnation. Sie dürfen sich keinesfalls verändern. Es gibt weder größere Wohnungen für mehr Kinder noch kleinere Wohnungen für getrennte Eltern. Die beruflichen Arbeitszeiten stehen den Wünschen entgegen, soziale Kreise auszubauen. Freundschaften müssen sehr aufwendig gepflegt werden. Das Familienleben wird zur dauerhaften Beziehungsarbeit, die weit über das Abgleichen von Terminkalendern hinausgeht. Das Miteinander – das den eigentlich Kern einer Gemeinschaft ausmacht – wird immer teurer und aufwendiger.

Tatsächlich ist viel davon immer wieder Thema in den Nachrichten. Von der Wohnkosteninflation wird berichtet. Wie viele Lehrkräfte für die Jüngeren und Pflegepersonal für die Älteren fehlt, ist bekannt. Es wird dauernd davon berichtet, wie Tarifparteien um Lohnerhöhungen ringen und Renditen auf Börseninvestitionen einfach so durchgehen. Allerdings wird dabei ständig ausgeblendet, was diese Nachrichtenlagen bedeuten, wie sie miteinander zusammenhängen und für wen die Meldungen einen Unterschied machen. Nimmt man all das in den Blick, kommt man nicht umhin: Der demographische Dämon ist da. Er steht mitten im Raum. Und er macht eine gesellschaftspolitische Zeitenwende notwendig.

»Im Jahr 2019 betrug die Zahl der Erwerbspersonen in Deutschland 43,6 Millionen. Von Anfang der 1990er Jahre bis Anfang der 2020er Jahre profitierte Deutschland von einer sogenannten demographischen Dividende«, informiert das Statistische Bundesamt über die Zäsur unserer Zeit.[3] »Diese entstand durch das Aufrücken der stark besetzten Jahrgänge – geboren zwischen Ende der 1950er und Ende der 1960er Jahre – in das Erwerbsalter.« Anfang 2022 sprachen viele regierende Politiker im Bundestag von einer »Friedensdividende«, die wurde, laut Bundestagsprotokollsuche, »aufgebraucht«, »verbraucht«, »gezahlt« oder gar »zerstört«. Der Frieden, an den wir uns gewöhnt hatten, sollte nun mit einem Preisschild versehen werden. Beispielsweise mittels Sondervermögen für die Bundeswehr im Grundgesetz oder durch die Anhebung des Wehretats in den Haushaltsentscheidungen.

Von einer »demographischen Dividende« – die neben den Frieden unseren Wohlstand in den Blick holt – wurde bislang noch nicht in der Politik gesprochen. Das Statistische Bundesamt ist allerdings nicht die einzige Behörde, die deutlich formuliert. Das Institut für Arbeitsmarkt- und Berufsforschung titelte 2018 über der aktuellen Prognose zum Erwerbspersonenpotenzial: »Belastbare Methoden statt Kaffeesatzleserei«. Die Gesamtbevölkerung könne sich in den kommenden Jahrzehnten »mit einer Wahrscheinlichkeit von 66 Prozent zwischen 70 und 81 Millionen bewegen«. »Relativ stärker nimmt die Bevölkerung im erwerbsfähigen Alter ab, hier definiert als die Altersgruppe von 15 bis 66 Jahren, und zwar um 10 Millionen (…) auf 45 Millionen, wobei die Untergrenze des 66-Prozent-Konfidenzintervalls bei 40 Millionen (…) liegt.«[4] Das Konfidenzintervall ist groß, dennoch sind das die genauesten verfügbaren Zahlen.

Zehn Millionen Menschen im erwerbsfähigen Alter weniger, das ist, von heute aus betrachtet, rund ein Fünftel. Wie können wir uns den Abbau von 20 Prozent der Beschäftigten vorstellen? Die Hans-Böckler-Stiftung hat ermittelt, dass das »Bruttoinlandsprodukt zwischen 1991 und 2016 real um 40 Prozent« gestiegen ist.[5] Im selben Zeitraum sei der »Wohlstand in Deutschland« aber lediglich um »6,4 Prozent gewachsen«. Wenn die demographische Dividende nun aufgebraucht ist und damit die Produktivität sinkt, was bedeutet das für den kollektiven Wohlstand in Deutschland?

Der Soziologe Oliver Nachtwey verdeutlichte diese Frage anhand einer Rolltreppe, die nach unten fährt und auf der die Beschäftigten nach oben gehen, um wenigstens ihr gegenwärtiges Niveau zu halten. Zwischen 1950 und 1980 habe sich das Pro-Kopf-Einkommen vervierfacht. Dann wurde die Produktivität von der Lohnentwicklung entkoppelt. Seit 1974 habe sich eine Lücke von bis zu 25 Prozent zwischen beiden Entwicklungen ergeben, die sogenannte Lohnquote.[6] Auf der Rolltreppe begegnet man nun also nicht mehr Kolleg*innen, sondern Konkurrent*innen. Alle, die die soziale Leiter hinunterstürzen, werden zur Mahnung. Laut Marcel Fratzscher erlebt inzwischen mehr als jede*r Dritte im Arbeitsleben einen temporären oder permanenten Rückgang des Einkommens von mehr als 20 Prozent.[7] Die Unsicherheit auf dem Arbeitsmarkt hat sich seit den achtziger Jahren verdoppelt.[8] Dieser Trend droht nun die neue Realität zu werden: ökonomische Unsicherheit, gefolgt von emotionalem Unwohlsein. Wenn wir auf die aktuellen Megatrends in unserer Gesellschaft schauen, verkennen wir noch zu sehr ihre Tragweite. Die Bewältigung des Klimawandels rettet nicht nur unsere Natur, sie soll auch unsere Kultur retten. EU-Kommissionspräsidentin Ursula von der Leyen lässt alle Programme der Europäischen Union zum Thema Klima im Programm der »nächsten Wachstumsstrategie« für Europa laufen. Die Investitionen dienen primär der ökonomischen Absicherung unserer Gesellschaft. Die Klimapolitik wird zentral organisiert. Ursula von der Leyen, die EZB-Chefin Christine Lagarde und die nationalen Regierungen tüfteln an den neuen Wegen.

Ein weiterer Megatrend, diesmal dezentral organisiert, läuft seit Jahren zum Thema Work-Life-Balance, inklusive aller spontanen und vergänglichen Moden zu Awareness oder Aufmerksamkeit. Ausgerechnet Anne Spiegel arbeitete zusammen mit dem Justizministerium an der Neuerfindung der sozialen Grundlage unserer Gesellschaft. Statt Liebe, wie sie im Buche steht, zu finden, sollen sich Menschen in allen Lebenslagen in neuen »Verantwortungsgemeinschaften« zusammenfinden können. Anstelle von Leidenschaft rücken so beispielsweise »Lebensaufgaben« ins Zentrum der Gesellschaft. Der tatsächliche Fortschritt wäre dann nicht, dass wir akzeptieren, dass eine Bundesministerin auch zu ungünstigen Zeitpunkten Urlaub nimmt, um sich um ihre Kinder zu kümmern und ihren Mann zu entlasten. Wirklich modern wäre, zu ermöglichen, dass eine noch vergleichsweise junge Frau ihre beeindruckende berufliche Karriere fortsetzt und wir offen darüber sprechen, dass es keinen Automatismus gibt, der die medizinischen Belange ihres Ehemannes zu ihrer Lebensaufgabe macht. Sie hat sich bereits selbst genügend Lebensaufgaben gestellt. Weshalb überfrachten wir Familien und Paarbeziehungen mit Aufgaben, die nicht nur ebenso gut, sondern viel besser von anderen Gemeinschaften und der Gesellschaft gelöst werden können?

Wir sind an dieser Stelle noch nicht beim Thema Familie in der Altenrepublik, dieses Kapitel folgt noch, aber wir sehen bereits die enge Verknüpfung zum Thema Arbeit. Die Work-Life-Balance war kein Thema, solange Familien aus zwei Eltern bestanden, die Erwerbs- und Care-Arbeit aufteilen konnten. Wäre die Entwicklung der Löhne an die Entwicklung der Produktivität gekoppelt geblieben, hätten wir an unserem traditionellen Familienbild wahrscheinlich nie gerüttelt. Nun zwängt die Altenrepublik die Familien aber quasi in einen Schraubstock, der gleich aus mehreren Richtungen langsam enger gedreht wird. Auf der einen Seite drückt das Anliegen der Bundesregierung, befördert durch die Analysen ihrer Behörden und Beiräte, das Erwerbspersonenpotenzial tatsächlich auszubeuten. Olaf Scholz verwies in seiner letzten Rede als Finanzminister im Bundestag auf die Frauen als Gruppe, die noch nicht gänzlich dem Arbeitsmarkt zur Verfügung steht. Auf der anderen Seite fehlt diese Arbeitszeit innerhalb der Familien, denn Care-Arbeit ist Arbeit. Sie kann nicht unerledigt bleiben.

Die Dramatik lässt sich sehr häufig mit direktem Bezug zur Bundesregierung darstellen. Anne Spiegel sprach auch über die Pandemiepolitik als Belastung für ihre vier Kinder. Die Corona-Politik wurde maßgeblich von Bundeskanzlerin Angela Merkel, Finanzminister Olaf Scholz, Gesundheitsminister Jens Spahn und Wirtschaftsminister Peter Altmaier verantwortet. Sie alle haben einerseits keine Kinder und müssen sich andererseits nie über ihr finanzielles Auskommen Sorgen machen. Sie hatten, anders als Anne Spiegel, also *no skin in the game*. Das Familienministerium spielte während der Pandemie keine nennenswerte Rolle. Das Haus ist seit Rita Süssmuth, die es ab 1985 leitete, in der Hand von Frauen und Müttern. Kristina Schröder war 2011 Familienministerin und wurde als erste Bundesministerin überhaupt im Amt schwanger. Sie beendete anschließend ihre politische Laufbahn mit Verweis auf ihre Tochter und die Zeit, die sie mit ihr verbringen wolle. Nennenswert ist auch Katarina Barley. Sie war bis März 2018 Familienministerin, sogar in Personalunion mit der kommissarischen Leitung des Arbeitsministeriums. Sie war also mittendrin, dort, wo die Geschicke der Politik auf den Kern der Gesellschaft wirken – bei den Familien, wo der Stress der gegenwärtigen Arbeitswelt verarbeitet und das Fundament des kommenden Erwerbspersonenpotenzials gelegt wird. Wenige Wochen nachdem sie aus beiden Ämtern ausschied und in der neuen Bundesregierung als Justizministerin vereidigt wurde, sagte sie in einem Podcast: »Wir haben nicht das Paradies auf Erden. Wir können nicht jedem Rentner zweieinhalbtausend Euro auszahlen und auch nicht jedem Menschen Arbeit verschaffen, von der er leben kann. Das ist wahr. Aber wir sind, wenn wir uns mit anderen Ländern vergleichen und bei dem Weg, den wir nehmen, auf einem guten Weg, finde ich. Mein Ansatz wäre auch, wenn ich damit nicht zufrieden bin (sie lacht), verdammt noch mal, dann versuche ich, es selber ein Stück weit besser zu machen. Das ist so ein bisschen aus der Mode gekommen, hab' ich den Eindruck.«[9]

In Deutschland besaßen zu dieser Zeit die 45 reichsten Haushalte genauso viel wie die ärmere Hälfte der Bevölkerung – 40 Millionen

Menschen.[10] Stefan Bach vom Deutschen Institut für Wirtschaftsforschung (DIW) wertete dafür die EZB-Vermögenserhebung aus und erweiterte sie mit eigener Forschung. Allein das »oberste Prozent der deutschen Haushalte verfügt über ein Drittel des Vermögens«. Wäre dieser Sachverhalt anders, wäre es mehr Familien möglich, das Leben zu gestalten, wie es Katarina Barley gelang und wie sie es nun von allen verlangte. Sie hatte sich von ihrem Mann getrennt, als die gemeinsamen Kinder zwei und neun Jahre alt waren.[11] Die Kinder sollten abwechselnd bei ihr und dem Vater leben. Für die meisten Familien ist solch ein Szenario eine Hürde, die sich ökonomisch nicht bewältigen lässt. Alleinerziehende – in vielen Fällen gleichbedeutend mit: zurückgelassene Frauen mit Kindern – weisen laut Bundeszentrale für politische Bildung eine Armutsgefährdungsquote von mehr als 40 Prozent auf.[12] Laut Bundesregierung liegen 52 Prozent aller Alleinerziehenden unter 70 Prozent des Medianeinkommens und damit nur knapp über der 60-Prozent-Schwelle, die in der politischen Kommunikation aus Armutsbedrohung tatsächliche Armutsbetroffenheit werden lässt.[13] Die Bundesregierung antwortete mit diesen Zahlen auf eine Kleine Anfrage, die ihr 2019 gestellt wurde. Mit Zahlen, die auf 2007 verweisen. Auch das zeigt, wie gering das Interesse an dem Sachverhalt ist und wie gering das Interesse daran ist, all das als politische Probleme zu verstehen, die sich nicht dadurch lösen lassen, dass, wie Katarina Barley sagte, wieder in Mode kommt zu versuchen, »es selber ein Stück weit besser zu machen«.

Wenn Jugend vom Joker zur Niete wird

Die demographische Dividende wird unterschiedlich verteilt. Von ihr profitiert hat die Babyboomer-Generation. Sie nimmt diesen Vorteil mit ins Rentenalter. Dazu zählt der recht frühe Berufseinstieg, der ziemlich lückenlose Weg durch die Erwerbsbiographie und nun am Ende der aus all dem resultierende Rentenanspruch. Die nun aufkommenden Probleme landen woanders an. »Als eine der größten Bedrohungen für die Zukunftsperspektiven junger Menschen nennt die Studie die oft schlechten Beschäftigungsaussichten. Dies gelte sowohl für die Industriestaaten als auch für Entwicklungsländer. Das Risiko, arbeitslos zu sein, sei für junge Menschen mindestens doppelt so groß wie für ältere Erwachsene«, schrieb Marcus Theurer zum Global Youth Development Index and Report des Commonwealth Secretariat.[14] Theurer konnte über seinem Text in der *F.A.Z.* zwar noch titeln: »Deutschland ist das beste Land, um jung zu sein«. Doch hierbei handelt es sich bereits um eine These, die geprüft werden muss.

Thomas Rhein und Heiko Stüber vom IAB stellten die Gegenthese auf: »Der Einstieg von Jugendlichen und jungen Erwachsenen in das Erwerbsleben wird zunehmend schwieriger.«[15] Als die rot-grüne Bundesregierung 1998 ins Amt kam, arbeiteten weniger als 14 Prozent der Menschen unter 30 Jahren mit befristeten Arbeitsverträgen. Zehn Jahre später, 2008, waren es schon 22 Prozent. Die Autoren gehen eine Reihe von Merkmalen durch und schlussfolgern: »Die vorgestellten Befunde sprechen dafür, dass die Erwerbseinstiegsphase für Jüngere im Untersuchungszeitraum tatsächlich schwieriger und instabiler geworden ist.« Dabei hat sich nicht der Umfang, sondern nur die Art des Beschäftigungsverhältnisses verändert – insbesondere für die Jüngeren. »Unsere Ergebnisse sind daher ein Hinweis darauf, dass eine Verlagerung oder Umverteilung von Beschäftigungsrisiken hin zu jüngeren Beschäftigten stattgefunden hat.«

Die Hans-Böckler-Stiftung hat sich die Zahl der Befristungen angesehen und festgestellt, dass mehr als 60 Prozent aller befristet Beschäftigten in Deutschland jünger als 35 Jahre alt sind.[16] Der Autor der Studie, Eric Seils, schreibt vom »Leben in der Schwebe«. Der Politiker Andrej Hunko von der Linkspartei, der für etliche Kleine Anfragen an die Bundesregierung mitverantwortlich ist, twitterte 2017 darüber, dass sich die Anzahl der Leiharbeiter seit dem Jahr 2000 verdreifacht habe.[17] 2018 twitterte die *Tagesschau*, dass fast die Hälfte (46 Prozent) der Beschäftigten unter 25 Jahren in Deutschland nur befristet angestellt sei. Weniger als die Hälfte würde nach ihren Zeitverträgen übernommen.[18] Die Zahlen waren zu diesem Zeitpunkt bereits drei Jahre bekannt.

Die OECD veröffentlichte 2015 ihre Studie zur Lage der unter 30-Jährigen im europäischen Arbeitsmarkt.[19] In Deutschland arbeiteten junge Menschen mit Abstand am häufigsten befristet. Dieser Zustand lässt sich nicht damit erklären, dass junge Menschen oft Ausbildungsverträge erhalten, die naturgemäß befristet sind. Stattdessen hat man sich in Deutschland an die Verkettung kurzfristiger Arbeitsverträge gewöhnt. Der Journalist Bernd Kramer griff in einem Text das Bild der jungen, angeblich wilden und selbstbewussten Generation Y auf, die mit ihren Ansprüchen ihren neuen Arbeitgebern auf der Nase herumtanze, und schlussfolgert: »Leider stimmt nichts an der Geschichte von der Generation Y. Schlimmer noch: Sie ist eine weitere Zumutung für junge Berufstätige, die nun nicht nur mit den Härten der Arbeitswelt, sondern auch mit dieser Legende zu kämpfen haben.«[20]

Interessant ist immer wieder die Rolle der Bundesregierung, auch bei den Befristungen. Drei Abgeordnete wollten von der Bundesregierung wissen, wie viele befristet Beschäftigte es nach Kenntnis der Bundesregierung derzeit in Deutschland und in den einzelnen Bundesländern gebe und wie sich die Zahl in den vergangenen zwanzig Jahren verändert habe. Die Antwort fiel inhaltlich knapp aus und begann mit einem Verweis auf die Arbeit des Instituts für Arbeitsmarkt- und Berufsforschung: »Die Antwort zu dieser Frage sowie zu den Fragen 2 bis 5 und 7 erfolgt aus Gründen der Konsistenz nur auf Basis des IAB-Betriebspanels. Das IAB-Betriebspanel ist eine repräsentative Arbeitgeberbefragung zu betrieblichen Bestimmungsgrößen der Beschäftigung.«[21] Das war alles in allem die Antwort.

Dabei ist das Anliegen, die sachgrundlose Befristung abzuschaffen, ein politischer Dauerbrenner, beispielsweise in den Wahlprogrammen der SPD. Bei der Arbeitnehmerkonferenz in Bielefeld 2017 hatte es der damalige Kanzlerkandidat Martin Schulz zum wiederholten

Mal versprochen. Er stand dabei vor einer Kulisse aus Baugerüsten, Schutzhelmen, Schubkarren und Betonmischern. Zwei Jahre später wurde die Große Koalition, in der die SPD mitregierte, gefragt, wie es um die befristeten Arbeitsverträge stehe. Diesmal galt das Interesse nicht nur den Bundesländern, sondern auch den Bundesministerien. Die Regierung antwortete diesmal mit Zahlen, die offenbarten, dass die Bundesministerien als Arbeitgeber selbst zehnmal mehr befristete Arbeitsverträge ausstellten, als es die Regierung im eigenen Koalitionsvertrag für den deutschen Arbeitsmarkt anstrebte. Zwischen März 2018 und März 2019 waren beispielsweise 32 Prozent der vom Landwirtschaftsministerium neu ausgestellten Arbeitsverträge befristet. Das Bundeswirtschaftsministerium und das Außenministerium kamen auf 29 Prozent. Etliche weitere Bundesministerien lagen oberhalb von 20 Prozent. Obwohl im Koalitionsvertrag das Ziel verbrieft worden war, sachgrundlose Befristungen grundsätzlich auf 2,5 Prozent zu begrenzen.[22]

Die Wirtschaftswissenschaftler Elena Casquel und Antoni Cunyat der Universität Valencia arbeiteten bereits zehn Jahre zuvor zur Frage, ob Befristungen »Brücken in den Arbeitsmarkt« seien. Ihre Datengrundlage waren abermals offizielle Zahlen der OECD. Und ja, befristete Arbeitsverträge sind solche Brücken – für gut ausgebildete Menschen. Für die meisten tatsächlich Betroffenen begründet die Befristung allerdings ein Berufsleben ohne Perspektiven. Für schlecht ausgebildete Menschen rückt durch Befristung und Leiharbeit der reguläre Arbeitsmarkt und damit die Möglichkeit, die eigene Biographie planen und gestalten zu können, in unerreichbare Ferne.[23] Das Robert Koch-Institut wiederum hat Forschungen zum Leben im Prekariat angestellt. »Arbeitslose und prekär Beschäftigte haben mehr gesundheitliche Beschwerden. (…) Die psychische Gesundheit wird durch Arbeitslosigkeit und prekäre Beschäftigung besonders beeinträchtigt.«[24] Prekariat ist in dieser Forschung Chiffre für Perspektivlosigkeit. Dass diese Arbeitsverhältnisse häufig mit eher ungeregelter Arbeitszeit und weniger Gehalt einhergehen, sind noch zusätzliche Probleme – die wiederum einen Rattenschwanz an weiteren Problemen mit sich bringt und Jugend zu einem strukturellen Handicap macht.

Die hohe Prekariatsquote bei den Jüngeren verweist darauf, wie der Umbau der Arbeitswelt verteilt wird. Die Lasten sind insbesondere von den Jüngeren zu tragen, die jetzt und in jüngerer Vergangenheit ihre Arbeitsverträge unterschrieben haben. Forschende der Universität Bielefeld haben für die AOK ausgewertet, was prekäres, perspektivloses Arbeiten für die Beschäftigten bedeutet. 93 Prozent gaben an, dass ihnen wichtig ist, beruflich etwas Sinnvolles zu tun. Bleibt diese Verknüpfung von Lebensgestaltung und Arbeit auf der Strecke, verdoppeln sich die krankheitsbedingten Fehltage von unter zehn auf 19,6 im Jahr.[25]

Eine Frage der Freiheit?

Am eindrücklichsten hat bisher David Graeber über die neuen Beschäftigungsverhältnisse geschrieben, die über das Prekariat – in Deutschland via Befristung, in England mittels *Zero-Hour-Contracts* oder in Amerika mit Gig- und Crowdworking – allmählich die Arbeitswelt kolonialisieren. Sein Buch *Bullshit Jobs* handelt vom »großen blinden Fleck« der modernen Arbeitswelt: ihrer Sinnhaftigkeit für die Beschäftigten.[26] Die neue Arbeit wird nicht nur als sinnlos von denen angesehen, die sie ausführen. Sie wird häufig auch schlecht bezahlt. Die Unternehmen nutzen so die Möglichkeit, sich von ihren alten Pflichten möglichst weitgehend zu entbinden. Mittels Werk- und Leiharbeitsverträgen werden Beschäftigte lediglich als Sachleistung abgerechnet. Personalakten werden gar nicht erst angelegt. Die eigene Arbeitszeit wird mit den vermittelnden Agenturen besprochen statt mit den eigentlichen Auftraggebern, für die man tätig ist. Die Beschäftigten werden in zwei Lager aufgeteilt. Die einen haben Weisungsbefugnis, ein gutes Auskommen und Perspektiven. Den anderen fehlt nicht nur all das, in ihnen wird auch Neid geschürt.

»Eine Person, die ihren Impact in der Welt nicht erlebt, hört auf zu existieren«, schreibt Graeber über die schwindende Selbstwirksamkeit. Die Arbeit werde in Tasks zerlegt, in To-dos organisiert. Arbeitgeber kaufen weder Expertise noch Persönlichkeit, sondern lediglich Lebenszeit. Die neue Arbeitswelt sei »spirituelle Gewalt« gegen das Menschsein, das sich durch den Wunsch auszeichne, einen Unterschied zu machen und etwas beitragen zu können. Graeber schließt sein Buch mit einer utopischen Frage: Haben wir Angst vor einem bedingungslosen Grundeinkommen, weil dann jeder nur noch eigensinnig, gesellschaftlich nutzlos arbeiten würde? Graeber würde es drauf ankommen lassen. Dümmer als jetzt ließe sich die Arbeitswelt laut ihm eigentlich nicht organisieren. Die Frage nach der Arbeit ist bei ihm, alles in allem, die »Frage der Freiheit«.

Hier ließe sich in der Tat einwerfen, dass wir die aktuelle Arbeitswelt bereits rund um Freiheit organisieren. Die Unternehmen erhalten, mit weitreichender politischer Legitimation, die Freiheit, ihre Risiken auf die Beschäftigten zu verlagern. Begründet hat diesen Trend IBM mit dem »Liquid Challenge Program« ab 2012. Das Programm zerpflückte die alte Struktur des Unternehmens und organisierte die Belegschaft in Projektarbeit neu. An die Stelle der starren Hierarchie trat ein Bewertungssystem, das Reputation verteilt, je nachdem, wie die Projekte abgeschlossen werden und sich die einzelnen Mitarbeitenden in ihnen bewähren. Zuerst wurden diejenigen aus der Festanstellung entlassen, die in die Gruppe der unteren 50 Prozent in der Performance fielen. Bewertet wurde dies mit einer globalen Datenbank anhand von zwölf Kategorien mit jeweils vier Ausprägungen.[27] Die Mitarbeiter*innen erhalten zum Beispiel »Liquid Points« für ihre »Teilnahme am Wettbewerb« um die Projekte und »Blue Points« für ihre Projektarbeit. Die Qualität und Geschwindigkeit der erbrachten Leistung ist maßgeblich. Über die »digitale Reputation« wird mit Hilfe von »Cognos« gewacht. »Cognos ist eine Familie von Werkzeugen zur Business Analyse«, die die Zusammenarbeit von 400 000 Menschen steuert, wobei die Bedeutung, ob es sich um Festangestellte oder Freelancer handelt, stetig schwindet.[28]

Das ist nun ein allgemeiner Trend. Zwischen 2008 und 2018 wuchs die Zahl der Beschäftigten mit geringfügig entlohnten Nebenjobs in Deutschland von 1,81 auf 2,83 Millionen.[29] Das Arbeitsministerium interessierte sich 2016 dafür, wie die Krisenjahre bewältigt wurden. Laut der Studie »Wertewelten Arbeiten 4.0«, die das Ministerium in Auftrag gegeben hatte, entsprach »nur für knapp ein Fünftel der Befragten (…) die eigene Arbeitssituation in etwa dem persönlichen Idealbild von Arbeit. (…) In den Augen der Befragten hatte sich seit den neunziger Jahren die reale Arbeitswelt immer weiter vom Ideal des Wünschenswerten entfernt.«[30] Zwar gebe es Menschen, die die »hohe Individualisierung schätzten«, die mit der »stark pluralisierten Arbeitswelt« einhergehe. Vermisst würden allerdings Kolleg*innen und Zusammenhalt.

Die beiden Wirtschaftswissenschaftler Hannes Schwandt von der Northwestern University und Till von Wachter von der University of California untersuchten, was der Umbau der Wirtschaft in Krisenzeiten insbesondere für Berufseinsteiger bedeutet. Sie publizierten ihre Arbeit am 28. Januar 2020, zu Beginn der damals noch ungeahnt umfangreichen Verwerfungen durch die Corona-Pandemie. Ihr Beobachtungszeitraum beginnt in den achtziger Jahren: »Wir stellen fest, dass Kohorten, die während der tiefen Rezession der frühen 1980er Jahre volljährig wurden, einen Anstieg der Sterblichkeit erleiden, der in ihren späten 30ern auftritt und sich bis zum Alter von 50 Jahren weiter verstärkt. (…) Gleichzeitig verdienen die unglücklichen Arbeitsmarkteinsteiger im mittleren Alter weniger und arbeiten mehr, während sie weniger Sozialhilfe erhalten. Außerdem sind sie seltener verheiratet, häufiger geschieden und haben eine höhere Kinderlosenquote. Unsere Ergebnisse zeigen, dass vorübergehende Benachteiligungen auf dem Arbeitsmarkt im jungen Erwachsenenalter erhebliche Auswirkungen auf die Lebenserfolge haben können, die sich auf das Leben und den Tod im mittleren Alter auswirken können und über die vorübergehenden anfänglichen Karriereeffekte hinausgehen, die normalerweise untersucht werden.«[31]

Zwei Jahre später informierte das Familienministerium: »Um

Kinder und Jugendliche auf dem Weg zurück in ein unbeschwertes Aufwachsen zu begleiten und sie beim Aufholen von Lernrückständen zu unterstützen, investiert die Bundesregierung zwei Milliarden Euro.«[32] Diese zwei Milliarden Euro sind weniger als ein Prozent des Geldes, mit dem sich die Bundesregierung allein im ersten Halbjahr 2020 wegen Corona zusätzlich verschuldete (217,8 Milliarden Euro). Zugleich sind diese zwei Milliarden Euro der Gesamtbetrag, der während der gesamten Pandemie direkt in die Förderung des kommenden Erwerbspotenzials floss – rechnerisch rund 150 Euro pro Kind.

»Mit der Ungewissheit groß zu werden, dass völlig offen ist, ob man nach Schule und Ausbildung wirklich einen passablen Job findet, wird zu einer Grunderfahrung«, schrieben Klaus Hurrelmann und Erik Albrecht in *Die heimlichen Revolutionäre* über die Generation Y.[33] Dieses neue Lebensgefühl gelte allerdings schon für die Berufseinsteiger nach den Terroranschlägen des 11. September, ebenso für die Berufseinsteiger der Krisen ab 2008. Und so wird es auch für die Berufseinsteiger nach der Corona-Pandemie gelten. Selbst die bereits in ihre Berufe Eingestiegenen trifft es härter. Als der Frankfurter Flughafen im Oktober 2020 entschied, sich von einem Viertel der 8000-köpfigen Stammbelegschaft zu trennen, galt für einige »besonderer Schutz«, weil sie über fünfzehn Jahre im Betrieb oder älter als vierzig Jahre waren.[34]

Eine der größten Leiharbeitsfirmen der Welt, die ManpowerGroup, hat ihren Kunden 2018 die Millennials vorgestellt. Die Studie »Millennials im Karriere-Marathon: So gewinnen Unternehmen weltweit die bald größte Generation« befragte 19 000 Probanden in 25 Ländern und vermittelte das Bild einer zuversichtlichen Generation. Etwa zwei Drittel glaubten, immer eine gute Arbeit zu finden. Hierbei seien sie allerdings auch getrieben: 73 Prozent der Befragten arbeiteten mehr als 40 Stunden pro Woche, ein Viertel sogar länger als 50 Stunden. Damit führten die Millennials die Statistik beim Arbeitsumfang an. Berufliche Sicherheit bedeutete für mehr als ein Viertel ein »langfristig sicherer Arbeitsplatz«, wo man, auch dieser Wert lag bei 27 Prozent, mit seinen »Fähigkeiten und Qualifikationen, die den Marktansprüchen genügen« unterkomme. Dann könnte man sich den Rest seines Lebens der Arbeit widmen. 33 Prozent glaubten, sie könnten sich erst ab 70 Jahren den eigenen Ruhestand erlauben. Weitere 11 Prozent entschieden sich für 75 Jahre. Und noch einmal 16 Prozent wählten ein noch höheres Alter. 12 Prozent gaben sogar an, wohl bis an ihr Lebensende zu arbeiten.[35] Solche Einstellungen sind für die immer noch größte Gruppe in der Arbeitswelt, die Babyboomer, undenkbar.

Fast wirkt es, als hätten sich die auf die Babyboomer folgenden Generationen bereits mit einem Schicksal abgefunden, das zwar droht, über das aber noch lange nicht entschieden wurde. Ursache dafür ist auch die Kommunikation, die die Politik begleitet. Als Angela Merkel ihren letzten Koalitionsvertrag unterzeichnete, lagen die Probleme alle schon auf dem Tisch. Michael Hüther, Direktor des Instituts der deutschen Wirtschaft, kommentierte 2018: »Keiner der Beteiligten war sich offenbar bewusst, dass die deutschen Unternehmen in einem scharfen internationalen Wettbewerb stehen und dass die digitale Transformation uns weiter unter Druck setzen wird. Wir sehen jetzt erst die Anfänge.« Christoph M. Schmidt, der Vorsitzende des Sachverständigenrats zur Begutachtung der gesamtwirtschaftlichen Entwicklung, der sogenannten Wirtschaftsweisen, sagte damals: »Denn ohne eine deutliche Steigerung der gesamtwirtschaftlichen Produktivität wird es kaum möglich sein, Wohlstand und Zusammenhalt unserer alternden Bevölkerung wie angestrebt zu sichern.«[36] Dokumentiert wurden die Zitate von Tobias Kaiser in der *Welt*. Er fügte ihnen noch an: »Ökonom Hüther bemängelt, dass die neue Bundesregierung die Wettbewerbsfähigkeit der Unternehmen sogar zusätzlich beschränke: Beim Produktionsfaktor Arbeit werde die Flexibilität der Unternehmen Schritt um Schritt reduziert. ›Erst wurde die Zeitarbeit eingeschränkt, jetzt ist die sachgrundlose Befristung dran. Jede dieser Maßnahmen ist für sich nicht gravierend, aber in der Summe schränken sie die Spielräume der Unternehmen zunehmend ein‹, sagt Hüther. ›Die Koalitionäre gehen offenbar davon aus, dass der Aufschwung ewig weitergeht. Aber das ist nicht so;

irgendwann ist die Luft raus. Und dann werden wir sehen, welchen Schaden die Regierungen Merkel in Summe angerichtet haben.‹«

Dieser Druck auf die Politik, den Unternehmen möglichst große Spielräume zu geben, wird durchgereicht bis zu den jüngeren Mitarbeitern als schwächsten Gliedern am Ende der Kette. Die Befristungen blieben. Die Forderung nach Produktivität, die vom allgemeinen Wohlstand entkoppelt ist, ist weiterhin aktuell. Adair Turner, der Chef des New Yorker Institute for New Economic Thinking, findet nur noch bei 12 Prozent der aktuellen Jobs überhaupt eine Förderung des volkswirtschaftlichen Vermögens.[37] 2 Prozent davon entfallen auf die Landwirtschaft, die restlichen 10 Prozent auf die Produktion. Alles Weitere seien »Nullsummenaktivitäten«, die jedem Betroffenen den Verstand rauben, kaum Sinnhaftigkeit stiften und – das ist ein zentrales Argument – kollektiver Zufriedenheit im Weg stehen. »Bullshit-Jobs« treiben nicht nur dem beruflichen Fortkommen die Perspektive aus, sondern dem Leben selbst.

Eine Aussicht auf Sicherheit?

Über das eigentliche Problem des Prekariats – nicht durch Armut definiert, sondern mit fehlender Perspektive und Sinnstiftung – hat der französische Soziologe Pierre Bourdieu bereits 1998 geschrieben, als es hierzulande durch die rot-grüne Politik mit der »Agenda 2010« gerade politisch begründet wurde: »Prekarität hat bei dem, der sie erleidet, tiefgreifende Auswirkungen. Indem sie die Zukunft überhaupt im Ungewissen lässt, verwehrt sie den Betroffenen gleichzeitig jede rationale Vorwegnahme der Zukunft und vor allem jenes Mindestmaß an Hoffnung und Glauben an die Zukunft, das für eine vor allem kollektive Auflehnung gegen eine noch so unerträgliche Gegenwart notwendig ist.«[38] Prekariat bedeutet individuelle Perspektivlosigkeit, aber auch kollektive Ausweglosigkeit.

Deloitte, eines der größten Wirtschaftsprüfungsunternehmen weltweit mit mehr als 300 000 Mitarbeitern und 50 Milliarden Dollar Umsatz im Jahr, hat sich 2017 mit einer eigenen Studie für die jüngeren Generationen im Arbeitsmarkt interessiert. Zwei Drittel der befragten Millennials gaben an, ihren gegenwärtigen Job in den nächsten fünf Jahren aufgeben zu wollen. Hauptgrund dafür sei, dass sie glaubten, er würde sie nicht genug fördern.[39] Im Jahr zuvor befragte das Beratungsunternehmen EY, was jungen Menschen am Arbeitsmarkt am wichtigsten sei. Das Ergebnis war: Sicherheit. Die jungen Frauen wünschten sich am häufigsten den Staat als Arbeitgeber. Die jungen Männer wollten am liebsten in der Automobilbranche arbeiten.[40] Als die Ergebnisse veröffentlicht wurden, stand insbesondere die deutsche Automobilindustrie gerade wegen des Dieselskandals im Kreuzfeuer. Seitdem werden die E-Mobilität, das Verhältnis zu China und das Klima diskutiert, wodurch auch die Automobilindustrie nicht mehr als sicherer Hafen für ein ganzes Berufsleben gelten kann.

Der politische Handlungsbedarf sollte hier ansetzen, bei den Perspektiven. Dass in Deutschland Millionen Selbstständige keinen Rentenanspruch erwerben, obwohl sie mit ihren Steuern die Renten mitbezahlen, ist ein Problem. Sascha Lobo beschrieb die Betroffenen bereits 2016 zu Recht als »doppelt bestraft«.[41] Sie zahlen ins Rentensystem ein und werden später nicht nur keine Rente erhalten, sondern auch noch stigmatisiert, sich nicht rechtzeitig selbst gekümmert zu haben. Der Rentenanspruch, als Chiffre für eine würdige Erwerbsbiographie mit Perspektive auf ein Leben nach der Arbeit, ist dringend von der Lohnarbeit zu entkoppeln. In Deutschland ließe sich allein über das Abschöpfen beim Erbe und den Wohnkosten genug Geld auftreiben, um die Altersrenten zu bezahlen. Das Grundgesetz kennt die Formulierung, dass Eigentum verpflichtet – ein Recht auf Rendite gibt es dagegen nicht. Schon vor mehr als zehn Jahren hat Ulrike Herrmann darauf hingewiesen, dass in Deutschland zu viele »Billionen aus der Statistik verschwinden«, beispielsweise weil das Statistische Bundesamt »keine Einkommen über 18 000 Euro im Monat« erfasst.[42] Umso mehr geraten die Ärmeren in den Blick, mit denen sich viele nicht solidarisieren, von denen sie sich stattdessen abgrenzen wollen. »Aus dieser Verachtung für die Unterschicht entsteht eine fatale Allianz: Die Mittelschicht wähnt sich an der Seite der Elite, weil sie meint, dass man gemeinsam von perfiden Armen ausgebeutet werde«, schreibt Herrmann.

In *Working Class* lässt sich Julia Friedrichs von Markus Grabka vom DIW ein interessantes Bild beschreiben. Würden wir den deutschen Reichtum als Papierstapel verstehen und einen Zentimeter Papier mit 50 000 Euro gleichsetzen, befänden sich fast alle in Deutschland in Bodennähe. Manche allerdings würden in mehreren Kilometern Höhe leben.[43] Wir würden sie nicht sehen. Und das entspricht durchaus der Realität: Für die Politik sind die Vermögenden unerreichbar. Es gibt keine Politik, die diese Höhenunterschiede einfängt. Deutschland hat keine Staatsfonds. Es gibt kein Erbe für alle und keine staatlichen Baudarlehen, um beispielsweise das Fehlen von Eigenkapital auszugleichen. Richard Sennett schrieb in *Der flexible Mensch – Die Kultur des neuen Kapitalismus* darüber, wie das Zerbrechen der Zusammenhänge die Menschen den Glauben an die Welt verlieren lässt. Seit den achtziger Jahren seien diese »gesellschaftlichen Frakturen« in Deutschland zu sehen, sagt der Soziologe Steffen Mau.

Es waren die vergangenen dreißig bis vierzig Jahre Reaganomics und Thatcherism, die die Gesellschaft ins Wanken brachten. Julia Friedrichs beschreibt die Entkopplung von Produktivität und Wohlstand, die Erfindung der Leiharbeit und die Schwächung der Gewerkschaften. Zur Entlastung des Staates von seinen Versprechen – schon heute gibt es rund doppelt so viele Beamt*innen in Pension wie arbeitende – referiert Friedrichs den ehemaligen Fernsehmoderator Sven Kuntze, Jahrgang 1942, der über seine Altersgenossen als *Die schamlose Generation* schreibt. Sein Vorschlag: Wir deckeln alle Altersbezüge bei 3500 Euro im Monat. Das so übrig bleibende Geld wird fortan in einen Rentenfonds für die kommenden Rentner eingezahlt. Kinderlosigkeit wird nachträglich negativ angerechnet. Diese Vorschläge sind radikal und juristisch kaum durchzuhalten. Was ihnen zudem fehlt, ist eine konstruktive Beigabe für die Betroffenen.

Würde sich der Staat in dem Maße, in dem er nachträglich Gelder kürzt, fortan um den Aufbau neuer Geselligkeit bemühen, könnte er für die Akzeptanz selbst sorgen. Julia Friedrichs belässt es im Finale ihres hervorragenden Buches bei einem doch eher schwachen Plädoyer für Solidarität. Dabei kann der Staat mit Geselligkeit der Altenrepublik ein wirkliches Angebot machen, indem er jedem, der seinen Pflichten im erwerbsfähigen Lebensabschnitt nachkam, einen anschließenden Dauerurlaub bis zum Lebensende verspricht.

Die Realität ist eine andere. Die Lebenszeit, die wir mit Erwerbsarbeit verbringen, wird umklammert. Am Anfang steht ein Mangel an Geld, am Ende ein Mangel an Geselligkeit. Bevor wir im Alter einsam sind, sind wir in jungen Jahren arm. Marcel Fratzscher formulierte es 2018 in einem Tweet so: »Wer geringes Einkommen hat, kann kaum sparen. Der Anteil des Bruttoeinkommens der unteren 50 Prozent am Volkseinkommen hat sich seit den 1960ern halbiert, von 33 Prozent auf 17 Prozent.«[44] Der Tweet ist naturgemäß kurz und dennoch aussagekräftig. Er handelt vom Schicksal der Hälfte aller Menschen in Deutschland und überspannt mehrere Jahrzehnte. Was er jedoch nicht vermitteln kann, ist ein generelles Manko: Wir wissen nicht nur über den Reichtum in Deutschland wenig, sondern auch über die Armut.

Das Institut für Arbeitsmarkt- und Berufsforschung kam bereits 2013 in einem Gutachten zu dem Ergebnis, dass zwischen 34 und 44 Prozent der Anspruchsberechtigten ihre Sozialleistungen liegen lassen. Fünf Jahre später, im Juni 2018, wies der Ökonomieprofessor Tom Krebs darauf hin, dass aufgrund dieser Zahlen die Hartz-IV-Bezüge grundsätzlich neu zu berechnen seien.[45] Die Berechnung des Existenzminimums wird in Deutschland mit Hilfe der Einkommens- und Verbrauchsstichprobe durch das Statistische Bundesamt durchgeführt. Seit sechzig Jahren werden dafür alle fünf Jahre rund 60 000 Haushalte in Deutschland in den Blick genommen. Ausschlaggebend für die Berechnung sind die 15 Prozent der ärmsten Haushalte, die »gerade noch so viel verdienen, dass sie nicht ausschließlich von Sozialleistungen leben müssen. In der Praxis werden aber die 15 ärmsten Prozent betrachtet, die faktisch keine Sozialleistungen beziehen – ob sie nun Anspruch darauf haben oder nicht.«[46]

Die Haushalte, die Anspruch auf Sozialleistungen haben, sie aber nicht in Anspruch nehmen, müssten eigentlich aus der Betrachtung herausgenommen werden. Der Sozialwissenschaftler Stefan Sell ergänzte in der Diskussion, dass auch die Ermittlung der Einkommenssteuer davon betroffen sei. Mit einer akkuraten Berechnung des Existenzminimums würde nämlich auch der Grundfreibetrag steigen, was eine faktische Steuersenkung zur Folge hätte. Zusätzlich müsste durch das Lohnabstandsgebot der Mindestlohn kräftiger steigen. Diese Vorgabe regelt, dass Erwerbsarbeit finanziell attraktiver sein soll als der Bezug von Sozialleistungen. Springen wir allerdings weitere vier Jahre in die Zukunft, haben sich heute zwar der Mindestlohn deutlich und die Berechnung des Regelbedarfs ein wenig verändert. Das grundsätzliche Problem der statistischen Auswertung des Ist-Zustands bleibt allerdings bestehen. Im Sommer 2021 schilderte Valentin Persau von der Arbeiterwohlfahrt in einer Ausschusssitzung zum Armuts- und Reichtumsbericht der Bundesregierung, wie sich das Problem von der Arbeitswelt in die Alterssicherung hineinschleppt: »Aus Sicht der AWO ist der Grundsicherungsbezug nicht aussagekräftig, um Altersarmut anzuzeigen. Insbesondere haben wir eine hohe Nichtinanspruchnahme der Grundsicherung im Alter und damit ein hohes Maß an verdeckter und verschämter Altersarmut. Viele Menschen nehmen aus Unwissenheit, Scham oder bürokratischen Hürden ihnen zustehende Leistungen nicht in Anspruch.«[47]

Mit der Entkopplung von Produktivität und Lohnentwicklung entkoppelt sich auch das Verhältnis von Arbeit und Armut. Der stets kritische Politikwissenschaftler Christoph Butterwegge schrieb bereits 2017 zu den Wahlkampfideen der regierenden Parteien: »Selbst wenn CDU und CSU im Falle eines Wahlerfolgs wie versprochen ›bis spätestens 2025‹ für Vollbeschäftigung sorgen würden – das heißt für eine Quote der offiziell registrierten Arbeitslosigkeit unter 3 Prozent –, wäre damit keineswegs soziale Gerechtigkeit erreicht. Denn die Armut in Deutschland wächst, obwohl die Arbeitslosigkeit seit

Jahren abnimmt.«[48] Dass die Arbeitslosigkeit in Deutschland fast automatisch abnehmen wird, ist demographisch bereits programmiert. Der angenommene Automatismus, dass sich die neue Konkurrenz um Arbeitskräfte für diese auszahlen würde, scheint allerdings schon ausgeschaltet. Die Beratungsliteratur der Zukunftsforscher kennt bereits das »Recruiting-Dilemma«. Der Autor Sven Gábor Jánszky zum Beispiel ging von fünf Millionen offenen Stellen im Jahr 2025 aus.[49] Nur kann das auch bedeuten, dass künftig einer die Arbeit für zwei erledigen muss.

Der Ausbildungsreport des Deutschen Gewerkschaftsbundes stellte die Belastungen für Berufseinsteiger schon 2016 in den Mittelpunkt. Die Legende der nicht sehr belastbaren jungen Generation gilt auch hier ausdrücklich nicht. »Trotzdem kommen fast 60 Prozent (59,6 Prozent) der ›hoch belasteten‹ Auszubildenden auch dann regelmäßig zur Arbeit, wenn sie sich krank oder unwohl fühlen, 10 Prozent mehr als von den ›gering belasteten‹ (49,2 Prozent). In der Folge haben ›hoch belastete‹ Auszubildende deutlich häufiger große Probleme, sich auf ihre Ausbildung zu konzentrieren (30,9 Prozent) als ›gering belastete‹.«[50]

Diese Zahlen beziehen sich auf den noch relativ gut geregelten Berufseinstieg durch Ausbildung. Seit Jahren häufen sich daneben Berichte vom Start-up-Hopping. »Seit wir in Berlin sind, sind mein Freund und ich zehn Mal umgezogen. Ohne einen Arbeitsvertrag findet man keine Wohnung in Berlin. Jeden Abend nach der Arbeit habe ich mich schrecklich gefühlt, dachte, ich würde meine Arbeit nicht gut machen und bekäme deshalb nur so wenig Geld«, schildert eine Betroffene ihr Schicksal gegenüber *Zeit Campus*.[51] Sie arbeitete jahrelang ohne Vertragsgrundlage – und damit ohne jegliche Sozialversicherung und Perspektive – für rund 1300 Euro im Monat. An die Stelle der formalen Regeln tritt immer häufiger ein neues berufliches Familienbild. Die jungen Berufseinsteiger sollen Unterschlupf finden in einer beinah intim organisierten Arbeitsatmosphäre. Die Berichte sind selten, aber das Problem ist riesig. Je mehr familiäre Atmosphäre, desto unnötiger sollen Betriebsräte erscheinen oder der Feierabend.

Nur kann sich die Arbeitswelt nicht verstecken. »Je versteckter Hierarchien sind, desto nachdrücklicher werden sie mit kleinen Gesten und Privilegien ausgedrückt«, beschrieb der Publizist und Berater Marius Hasenheit das Paradox, nachdem er es studiert hatte.[52] Livia Ryl und Martina Rabenberg wiesen in ihrem bereits erwähnten Gutachten des Robert Koch-Instituts schon vor zehn Jahren darauf hin, wie prekäre Beschäftigung die Gesundheit beeinträchtigt. »Nach Berücksichtigung von Altersunterschieden geben prekär beschäftigte Frauen 35 Prozent mehr Tage mit körperlichen Beschwerden an als sicher beschäftigte Frauen. Bei arbeitslosen Frauen, die weniger als ein Jahr arbeitslos sind, ist die Anzahl um 63 Prozent und bei Langzeitarbeitslosen sogar um 105 Prozent erhöht.« Diese Arbeitswelt macht ihre Beschäftigten krank.

Leistung vs. Moral vs. Erben

Wie tiefgreifend die Zusammenhänge zwischen ökonomischer Ungleichheit und persönlicher Unzufriedenheit heute sind, lässt sich kaum übertreiben. Gleiches gilt für den Zusammenhang von Meritokratie und Moralsystem. Meritokratie ist das Codewort für unsere moderne Leistungsgesellschaft mit all ihren Regeln, nach denen wir Aufmerksamkeit, Reputation und Geld verteilen. Die Moral ist der Katalog an Regeln, nach denen wir uns mit Achtung oder Missachtung begegnen. Das eine Buch, das all das behandelt und das für die Altenrepublik von besonderer Wichtigkeit ist, auch weil es lange auf Olaf Scholz' Nachttisch lag und dem Kanzler vor seiner Wahl kaum ein Gesprächspartner wichtiger war als dessen Autor, heißt *Vom Ende des Gemeinwohls.*[53] Der bereits kurz angesprochene Harvard-Philosoph Michael J. Sandel beschreibt darin die ideologische Falle, in der wir heute sitzen. Sie wurde lange vor unserer Zeit aufgestellt, als die Menschen tatsächlich noch der Natur ausgeliefert waren und Religionen nicht dem Lifestyle dienten, sondern dem Überleben.

Sandel verortet den Ursprung des Liberalismus im fünften Jahrhundert bei Pelagius, dem ersten Verfechter des freien Willens. Der Mönch aus der römischen Provinz Britannia, dem heutigen Großbritannien, begründete die Zweifel an der Allmacht Gottes. Davon unberührt blieb jedoch die Idee der Erlösung. Der unabhängige, frei entscheidende Mensch sollte aus eigener Kraft Erlösung erlangen. An die Stelle der Demut vor Gott trat folglich der Stolz auf sich selbst. Die letzten Rettungsversuche, von Martin Luther und Johannes Calvin, führten nicht zurück auf Gottes Pfade, sondern allenfalls in ideologische Konflikte. Die Spannungen zwischen Gottes Gnade und eigener Leistung wurden nie aufgelöst. Stattdessen wurde der Calvinismus in eine neue, vulgäre Ideologie verdreht: »Lebenslange disziplinierte Arbeit in seiner Berufung ist kein Weg zur Erlösung – sie ermöglicht einem vielmehr zu erfahren, ob man (bereits) zu den Auserwählten gehört. Sie ist ein Zeichen der Erlösung, nicht ihr Ursprung.« Die Arbeit wurde ins Zentrum des Lebens gerückt und die Ökonomie ins Zentrum der Gesellschaft. »Die Erfolgreichen schaffen es aus eigener Kraft, doch ihr Erfolg bescheinigt ihre Tugend. Diese Denkungsart erhöht die moralischen Einsätze des ökonomischen Wettbewerbs. Sie heiligt die Gewinner und verunglimpft die Verlierer.« Zufälle und Glück, Herkunft und Erbe werden in dieser Ideologie eingehegt. Die Logik unserer modernen Leben lautete fortan: Geht es mir gut, gehöre ich zu den Guten. Mit dem Prinzip des Gewinnens wurde das Prinzip des Verlierens und damit viele Verlierer geschaffen.

Laut Mark Schieritz sei bereits in Olaf Scholz' Wahlkampf der Versuch erkennbar gewesen, als Politiker nicht länger Aufstiegsversprechen zu geben und Förderung zu organisieren, sondern dem damit einhergehenden Verliererprinzip zu begegnen. Schieritz schreibt beispielsweise in einem schlussfolgernden Satz: »Scholz lehnt deshalb auch den auf Brandt zurückgehenden Slogan ›Aufstieg durch Bildung‹ ab.« Schon in der Kanzlerkandidatur schlummerten demnach Zeitenwenden. Denn ähnlich wie mit Brandts Bildungsversprechen ging Olaf Scholz auch mit Gerhard Schröders Agendapolitik um.

Sandels Aufarbeitung von eineinhalbtausend Jahren Ideologiegeschichte führt uns von der Arbeit direkt zur größten Baustelle der Altenrepublik. Die zentrale und hoffnungsstiftende Aussage, Deutschland habe es geschafft, reich zu werden, bevor es alt wurde, ist wenig wert, wenn wir diesen Wohlstand unangetastet lassen oder gar über ihn schweigen. Ulrike Herrmann schrieb in ihrem Text über die verschwindende Mittelschicht 2010: »Im Kampf um die eigene Karriere entgeht der Mittelschicht, wie unerreichbar die Eliten sind, die ihren Status nicht etwa durch Leistung erwerben, sondern von Generation zu Generation vererben: Die obersten 10 Prozent besitzen bereits 61 Prozent des gesamten Volksvermögens und kassieren 36 Prozent aller Einkünfte.« Bei der Betrachtung der Zahlen liegen immer wieder Verweise auf Michael J. Sandel nahe. So alt wie die Ideologie von der Leistungsgesellschaft sind auch die Vermögen, die mit ihr verteidigt werden.

2016 verglichen die italienischen Wirtschaftswissenschaftler Guglielmo Barone und Sauro Mocetti, wer in den Jahren 1427 und 2011 die größten Steuerzahler in Florenz waren. »Die Spitzenverdiener unter den heutigen Steuerzahlern standen bereits vor sechs Jahrhunderten an der Spitze der sozioökonomischen Leiter«, schrieben beide Autoren.[54] »Auch wenn es wenig überraschend ist, dass Familien ihren Wohlstand an ihre Kinder weitergeben, ist es doch bemerkenswert, dass diese Familien ihren Wohlstand über mehrere Belagerungen von Florenz, Napoleons Feldzug in Italien, Benito Mussolinis Diktatur und zwei Weltkriege hinweg erhalten konnten«, fasste Aamna Mohdin die Erkenntnisse der Studie zusammen. Ein Jahr bevor Julia Friedrichs 2016 ihr Buch über die deutsche Erbenrepublik schrieb, veröffentlichte sie einen umfassenden Artikel in der *Zeit*, der in eine ganz ähnliche Richtung ging. So wie Italien über gut dokumentierte alte Vermögen verfügt, finden sich solche auch in Frankreich oder Deutschland. Wie bei Renditen auf Vermögen, insbesondere Mietzahlungen, rätseln die Wirtschaftswissenschaften allerdings bis heute über ihre volkswirtschaftliche Bedeutung: »Der Juniorprofessor Timm Bönke und Charlotte Bartels, Forschungsassistentin, beide am Fachbereich Öffentliche Finanzen an der Freien Universität Berlin, suchen eine Antwort. Bönke sagt, er könne natürlich nicht prophezeien, welche Wirkung das Erben im Einzelfall habe. Aber wie es das Land verändere, dazu habe er Theorien. Der volkswirtschaftliche Grundgedanke ist: Wer Vermögen von seinen Eltern hat, kümmert sich in erster Linie darum, wie er es erhalten kann. Und nicht darum, wie er damit produktiv tätig wird. Schon jetzt, sagt Bönke, sei die Hälfte des Vermögens der 40- bis 45-Jährigen ererbt. Und diese Quote werde in den nächsten Jahren rasant steigen. ›Lesen Sie das‹, sagt Charlotte Bartels und drückt mir ein Skript in die Hand: einen Aufsatz von Thomas Piketty. In dem Text geht es um die langfristige Entwicklung von Erbschaften in Frankreich seit dem Jahr 1820. Früher, in vormodernen Gesellschaften, sei jedem klar gewesen, dass der, der reich sein will, erben oder vermögend heiraten muss. Und heute? Sei es wieder so, sagt Piketty.«[55]

2018 schrieb Stefan Bach vom DIW: »Die Erbschaftswelle rollt.«[56] Das reichste Prozent der Deutschen verfügt über ein Drittel des Gesamtvermögens. Die reichsten 10 Prozent besitzen zwei Drittel. 41 000 Familien haben durchschnittlich 40 Millionen Euro auf der hohen Kante. Die *Bild* publizierte vor einigen Jahren eine Liste ähnlich der berühmten Liste des *Forbes*-Magazins. Sie nannte die jeweils zehn reichsten Personen und Familien in Deutschland und addierte: »Auf 900 Milliarden Euro summiert sich das Vermögen der erstmals ermittelten 1000 reichsten Deutschen.«[57] Die Redaktion ergänzte noch: »Das Vermögen der 500 reichsten Deutschen hat sich im vergangenen Jahr um 10,2 Prozent auf 797,20 (Vorjahr: 723,25) Milliarden Euro erhöht.« Dies ist noch eine vergleichsweise geringe, aber dennoch beeindruckende Rendite.

2020 gab Marcel Fratzscher einen kleinen Überblick. Mehr als die Hälfte des Vermögens ist bei dessen neuen Besitzern bereits durch Erbschaft angekommen. Die jährlichen Erbschaften erreichen insgesamt einen Anteil von 10 Prozent des Bruttoinlandsprodukts. Sie liegen damit in einer vergleichbaren Größenordnung wie die ausgezahlten Altersbezüge der Deutschen. Außerdem schrieb Fratzscher: »Ein oft gehörtes Argument ist, dass die Weitergabe des Unternehmens an die Kinder den Fortbestand des Unternehmens sicherstellt. Dies ist jedoch kein glaubwürdiges Argument: Ein großer Teil der Unternehmensnachlässe geht an minderjährige Kinder, viele sind jünger als 14 Jahre.« Und: »Deutsche, die mehr als 20 Millionen Euro erben, zahlen im Durchschnitt 1,8 Prozent Erbschaftssteuer. Deutsche, die weniger als 500 000 € erben, zahlen im Durchschnitt 12 Prozent Erbschaftssteuer.«[58] Ähnliche Zahlen nennt auch Julia Friedrichs in ihrem Text von 2015: »Die Finanzämter nahmen im Jahr 2014 rund 5,5 Milliarden Euro Erbschaftsteuer ein. Das mag nach viel Geld klingen – aber wenn tatsächlich 250 Milliarden Euro pro Jahr vererbt werden, entspricht das einer Steuerquote von zwei Prozent.« Mit einem Erbe verhält es sich fast wie mit einem Lottogewinn. Beide sind steuerfrei.

In Deutschland gilt dabei noch deutlicher, was der Journalist Gernot Kramper über die angelsächsischen Erben schreibt: »Bisher war die Generation der Erbenden zahlenmäßig immer stärker als die der Erblasser. Bei den Millennials und den Babyboomern verhält es sich andersrum. Der gleiche Reichtum wird unter weniger Menschen verteilt.«[59] Die Erbschaften vergrößern die Ungleichheit also immer weiter. Diese Nuss bleibt wahrscheinlich ungeknackt. Einem der wichtigsten Argumente der Erben – dass nämlich höhere Erbschaftssteuern den Wirtschaftsstandort gefährdeten, weil Unternehmen liquidiert zu werden drohten, um der Steuerbelastung nachzukommen – wurde schon vor mehr als zehn Jahren widersprochen, ohne dass sich daran bisher etwas änderte. Henriette Houben und Ralf Maiterth, Wirtschaftswissenschaftler der HU Berlin, untersuchten die Steuerprivilegien deutscher Unternehmer. »Die Ergebnisse zeigen, dass das frühere deutsche Erbschaftsteuerrecht die Übertragung von Unternehmen nicht gefährdet hat. Für das enorme Steuerprivileg für Unternehmen im aktuellen deutschen Erbschaftsteuerrecht besteht daher kein Bedarf.«[60] Auch Marcel Fratzscher entschärfte die Sorgen mit Verweisen darauf, mehr Möglichkeiten zu schaffen, Steuerlasten auf mehrere Jahre verteilen zu können. Julia Friedrichs verwies mit einem vergleichenden Blick nach Japan darauf, dass die Sicht auf den Begriff »Familienunternehmen« in die Irre führt. Nur selten sei eine reiche Familie im Besitz eines großen Unternehmens. Im Normalfall besitzen stattdessen Familien eine Vielzahl von Unternehmensanteilen, die mit organisatorischer Hilfe sogenannter Family-Offices möglichst breit im Markt verstreut sind.

Beim Thema Erben bleibt also die bereits gestellte Frage unbeantwortet: Wie haben wir es geschafft, politische Dynastien zu überwinden und Demokratien zu begründen, in denen jede Vererbung von Macht als illegal gilt, während wir gleichzeitig dasselbe Prinzip bei der wirtschaftlichen Macht unangetastet ließen? Wir erinnern uns, dass Julia Friedrichs vorschlug, nicht länger von reichen Familien zu sprechen, sondern von Clans. Das ist auch im Sinne dieses Buchs, weil wir den Begriff der Familie zum einen schützen, in weiten Teilen aber auch modernisieren müssen.

7

Die Familie in der Altenrepublik

Die Familienpolitik ist das wichtigste Politikfeld der Altenrepublik. Erinnern wir uns an Gerhard Schröder. Ihm rutschte die Formulierung von »Familie und das ganze Gedöns« nach der gewonnenen Bundestagswahl 1998 heraus. Er bereute die Wortwahl später und erklärte, sie nicht abfällig gemeint zu haben. Stattdessen fiel ihm schlicht der Name des Ministeriums in voller Länge nicht ein. Er kürzte ihn aus Verlegenheit ab. Mehr als zwanzig Jahre später sprach Joe Biden über die Familien als politische Speerspitze im Systemstreit mit China, ich habe es oben zitiert. Ihm rutschte kein unbedachtes Wort heraus. Stattdessen berief er die beiden amerikanischen Parlamente, die Kongressabgeordneten und die Senatoren, zu einer extra für seine Worte anberaumten Rede zusammen. Er wollte nicht bis zur ersten Rede zur Lage der Nation warten, sondern wählte den hundertsten Tag im Amt als Termin. Zwischen Gerhard Schröders Fauxpas und der Neuausrichtung der amerikanischen Politik liegen zwei Jahrzehnte politische Ideengeschichte mit klarer Tendenz. Sie zeigt uns die Bandbreite, in der auch wir neu über Familie und das elementare Zusammenleben sowie die Rolle der Politik dabei nachdenken können.

Familie ist, wo Kinder sind. In ihnen wird das kommende Erwerbspersonenpotenzial auf seine gesellschaftliche Aufgabe vorbereitet. Familie ist, wo Frauen noch immer die Hauptlast der Care-Arbeit schultern. Familie ist, wo es sich Männer etwas zu bequem machen. In Familien werden die Aufgaben erfüllt, die der Markt nicht erledigen kann. Wir werden in den kommenden Jahren noch einige Formulierungshilfen ausprobieren, um uns die Tragweite des Problems zu verdeutlichen. Insbesondere die »weichen« Kriterien, auf die sich Gerhard Schröder damals bezog, die wir als Selbstverständlichkeiten bislang vernachlässigen konnten, werden künftig harte, nämlich essenzielle Aspekte unseres Zusammenlebens ausmachen. Das Nebensächliche, das Unsichtbare wird folgenreich und von unüberschaubarer politischer Wichtigkeit. Der Balanceakt der Altenrepublik wird sein, individuelle Kinderwünsche, die moderne Suche nach Selbstverwirklichung und ökonomische Flexibilitätserwartungen auszugleichen. Gelingt das nicht, werden wir entweder ohne Kinder unglücklich und einsam oder mit Kindern arm und gestresst. Gelingt es, können wir endlich zu den glücklichen Ländern aufschließen, unsere Innovationsfähigkeit wieder ausbauen und mehr Risiko wagen, um unseren Wohlstand zu erhalten.

Es gibt in der westlichen Welt einen »parenting happiness gap«.[1] Menschen mit Kindern sind signifikant unglücklicher als Menschen ohne Kinder. Jennifer Glass von der University of Texas untersuchte in 22 Ländern den Zusammenhang aus individueller Zufriedenheit und Familienpolitik. Menschen ohne Kinder finden sich beinah überall auf einem recht ähnlichen Zufriedenheitslevel, unabhängig davon, wie die Politik ihres Landes aussieht. Für die Zufriedenheitswerte der Menschen mit Kindern gilt jedoch das Gegenteil. Sie sind in erheblichem Maße davon abhängig, wie die Politik um sie herum gestaltet ist. Fehlt es an elementarer Familienpolitik, wie es, um ein extremes Beispiel zu wählen, lange in den USA der Fall war, ohne Elternzeit, Krankheitstagen für Kinder oder Elterngeld, beträgt der Zufriedenheitsgap zwischen Menschen mit und ohne Kindern bis zu 13 Prozent zugunsten der Kinderlosen. Der zweite große Befund ist, dass einzelne Maßnahmen diese Lücke kaum schließen können. Erst wenn die einzelnen Maßnahmen ein gesamtheitliches, familienfreundliches Klima schaffen, lassen sich Effekte erfolgreicher Familienpolitik beobachten. Die Studie greift Schweden als Beispiel heraus, wo Menschen mit Kindern höhere Zufriedenheitswerte erreichen als Menschen ohne Kinder.

Die wichtige Beobachtung ist, dass die Familien es nicht aus eigener Kraft schaffen, ein für sie zufriedenstellendes Leben zu gestalten, wenn die Politik sie dabei nicht unterstützt.

Anders als Unternehmen können Familien keine Büros unterhalten, die Schlupflöcher im Steuersystem für sie finden. Anders als Organisationen allgemein können Familien nicht einfach neue Mitglieder anwerben, sich spontan umstrukturieren oder ihre Zwecke neu ausrichten. Familien sind, wie sie sind, und die Politik begegnet ihnen entweder wohlwollend oder nicht. Familien sind der Politik ausgeliefert. Gleichzeitig ist die Politik in erheblichem Maße vom Erfolg des Familienlebens abhängig. Die Zivilgesellschaft braucht Kinder, die ihre Grenzen kennen, Männer, die sich nicht allein aufgrund von Einsamkeit politisch radikalisieren, und Frauen, die zur Bewältigung von Lohn- und Care-Arbeit noch Ausgleich finden. Damit diese Aufgabenstellungen im Zusammenspiel gelingen, wiederholt sich die Abhängigkeit der Familien von der Politik innerhalb der Familien. Familien sind sozusagen noch einmal große Gesellschaft, aber im Kleinen. Die britische Kinderarmutsforscherin Gill Main wies im Rahmen ihrer Arbeit 2018 darauf hin, dass wir bislang nur wenig darüber wissen, wie Familien ihre Ressourcen nutzen.[2] Dabei gilt das Erlernen der Aushandlungsprozesse, von der Erwartungsbildung bis zum konkreten Verhalten, als Kern der Sozialisation. Wie verteilen wir Geld und Geselligkeit? Auch die Schule kann hier nur thematisch vermitteln, was in Familien gelebte Praxis ist. Es ist also elementar wichtig, dass es überhaupt etwas zu verhandeln gibt, dass Eltern Entscheidungsspielräume haben und sich Kinderwünsche auch tatsächlich bilden und erfüllt werden können. Eltern, die weder Geld noch Zeit für ihre Kinder haben, stürzen die Gesellschaft ins Verderben.

In Deutschland klaffen der Anspruch der Familienpolitik und ihre Wirklichkeit teilweise grotesk auseinander. Die »Children's World+«-Studie der Bertelsmann Stiftung von Sabine Andresen und Renate

Möller zeigte 2019, was sich intuitiv leicht nachvollziehen lässt. Kinder, die »nie in Sorge über Finanzen« der Familie sind, fühlen sich zu 68 Prozent »überall sicher«. Kinder, die »immer in Sorge über Finanzen« der Familie sind, kamen lediglich auf einen Wert von knapp 42 Prozent. Diese Erhebung fand wenige Monate vor der Corona-Pandemie statt. Wie sehr sich das Bild dramatisierte, zeigten die Jugendforscher Simon Schnetzer und Klaus Hurrelmann in der Studie »Jugend in Deutschland – Sommer 2022«. »Junge Menschen wollen Spaß, Sinn und Sicherheit. Der Dreiklang war in den letzten Jahren wirklich stabil. Spaß stand an der Spitze«, sagte Simon Schnetzer bei der Vorstellung der Studie. Der Spaß sei nun aber bei den 14- bis 29-Jährigen erstmals in den Hintergrund getreten. Genauer: Er sei noch genauso wichtig wie vor Corona, aber »Geld hat sich darüber gelegt«.[3]

Eine der zentralen politischen Maßnahmen, Familien finanziell zu fördern, ist das Ehegattensplitting. Seit Jahren hat eine Mehrheit der von ihm profitierenden Ehepaare allerdings keine Kinder im Haushalt.[4] Es profitieren also etliche Ehepaare ohne Kinder davon, Alleinerziehende aber nicht. Die jüngste Verfassungsbeschwerde, das zu ändern, wurde 2018 nicht einmal zur Entscheidung in Karlsruhe angenommen. Solche politischen Rahmenbedingungen schwächen die Resilienz der Familien in Deutschland. Nachdem die Corona-Pandemie begann und die Familien durch Homeschooling und Homeoffice besonders strapaziert wurden, überschrieb das Kinderhilfswerk UNICEF eine Studie mit »Kindeswohl auch in reichen Ländern in Gefahr«.[5] Die Aussage war insbesondere auf Deutschland gemünzt. »Die Lebenszufriedenheit deutscher Kinder ist einer UNICEF-Studie zufolge geringer als in anderen Industrieländern«, schrieb die *Tagesschau.* »Wenn die Erwachsenen wenig Zuversicht vermitteln, spiegelt sich das in den Einstellungen der Kinder«, sagte Gunilla Olsson, Direktorin des UNICEF Office of Research-Innocenti.[6]

Bevor die Pandemie das öffentliche Familienleben in Deutschland lahmlegte, stellte sich Anna Kröning in der *Welt* die Frage: »Woher kommt die deutsche Feindseligkeit gegenüber Kindern?« Dieser Text hat eine interessante Publikationsgeschichte. Denn zuvor trug er die Überschrift »Warum Kinder die deutsche Seele stören«. Der Verweis auf den kollektiven Gemütszustand ist treffend. Inzwischen trägt der Text die finale Überschrift »Liebe Eltern, nicht die Kinder stressen euch«.[7] Die drei Titelvarianten lassen den Tenor des Textes erahnen: Unsere Gesellschaft ist von Kindern entwöhnt. Eltern werden über Bande gestresst, vom Stress, den andere Menschen zeigen, wenn sie auf fremde Kinder treffen. In der Öffentlichkeit wünschen wir uns Kinder wieder als kleine Erwachsene zurück, die wie vor der Erfindung der Kindheit in der Neuzeit nur als Amüsement beliebt waren, bei Stress aber aus dem Blickfeld der guten Gesellschaft genommen wurden.

In der Postmoderne liest man von Hotels auf Rügen, deren Inhaber entschieden, dass Kinder unter vierzehn Jahren nach 17 Uhr in den Restaurants nicht mehr erwünscht sind.[8] Roland Ballner, der Eigentümer eines Hotels am Wolfgangsee, das Kinder unter zwölf nicht aufnimmt, ließ sich international von anderen Häusern mit »No Children Policy« inspirieren. Das ist zum einen anekdotisch. So wie es kinderfreie Hotels gibt, gibt es auch Familienhotels, in denen die Gästepolitik genau entgegengesetzt organisiert ist. Aber der Ton der Berichte ist interessant. Ballner berichtet, seine Hauspolitik gegen Kinder »ist eigentlich kein Thema mehr«, sie würde von 80 Prozent der Kunden positiv gesehen. »Ich bin ja auch kein Kinderhasser, sondern biete lediglich ein Produkt an, für das es eine Nachfrage gibt.« Hotels sind private Unternehmen, es gilt das Hausrecht der Eigentümer. Und dennoch ist interessant, dass der Zugang zu Hotelzimmern ansonsten allein über den Preis geregelt wird. Die Keine-Kinder-Politik im Hausrecht lässt sich also in zwei Richtungen deuten. Entweder haben die Eigentümer lieber keine Kinder im Haus, auch wenn dadurch lukrative Buchungen nicht zustande kommen. Oder es zahlt sich in der Gesamtbilanz doch aus, ein Haus zu betreiben, von dem viele Gäste wissen, dass sie in ihnen Ruhe vor Kindern finden und entsprechend bevorzugt buchen.

Ähnlich kalkuliert inzwischen auch die öffentliche Hand. Die Stadt

Werder in Brandenburg entschied sich im Rahmen der Daseinsvorsorge für eine Premium Spa Therme. Öffentlicher Protest legte die Details des Bauvorhabens offen. Knapp 30 Millionen Euro veranschlagte die Kommune für ihr neues Bad. Drei Viertel des Geldes wurden in die Therme investiert, ein Viertel in ein familientaugliches Sportbad. Dass das eine eher den »Bedürfnissen vor allem älterer Menschen« entspräche, Kita- und Schulplätze, bezahlbares Wohnen und Radwege dagegen auf der Strecke blieben, kritisierten die Initiatoren einer Bürgerinitiative.[9] Es ist ein Beispiel von unzähligen.

In Deutschland können Familien heute am Wochenende baden gehen. Aber unter der Woche fehlt es an vielem, was das Sicherheitsgefühl in Familien stärkt. Schon seit beinah zehn Jahren fehlen rund tausend feste Grundschulleitungen.[10] Der Verband Bildung und Erziehung errechnete Anfang 2022 allein wegen der Umstellungen auf Ganztagsschulen, der verstärkten Förderung von Kindern in sogenannten Brennpunktschulen und für das Fortschreiten auf dem Weg zur inklusiven Schule einen »Zusatzbedarf von etwa 73 000 Lehrkräften« in Deutschland. Insgesamt wird kritisiert, dass die Kultusministerkonferenz für das Jahr 2035 nur von 24 000 fehlenden Lehrkräften spricht, während sie selbst einen »Lehrkräftemangel von etwa 127 000« errechneten. Je nach Reformvariante, die die Politik forciert, wird sogar von bis zu 158 000 fehlenden Lehrkräften gesprochen.[11] Diese fehlenden Lehrkräfte sind fehlende Key-Account-Manager zwischen Familien und der Gesellschaft. Vor zehn Jahren habe ich in der *F.A.Z.* über eine Frankfurter Grundschule geschrieben, in der Schulanfänger »zehn Wechsel ihrer Lehrer erlebten und erlitten«, allein im ersten Schuljahr.[12] Die Bildungspolitik blieb seitdem, zumindest bei Wählern mit Kindern, politisches Top-Thema. Insbesondere in den urbanen Zentren. Frankfurt ist allein in den Jahren 2010 bis 2020 um die Größe einer Großstadt gewachsen, und damit auch die Anzahl der Schulkinder. In Hessen bekommen Schulklassen keine Lehrer*innen zugewiesen, sondern Stunden. Erste Klassen gehen mit 22,5 Stunden in die Gleichung ein, die Lehrkräfte mit 29 Stunden. Die Schulverwaltung muss die Zeiten dann passgenau sortieren. Damit es klappt, wurde ihnen eine Reserve von 0,25 Prozent zugebilligt. In Frankfurt sind jedoch 400 der 1250 Grundschullehrkräfte weiblich und jünger als 40 Jahre, sie fallen damit, statistisch planbar, nicht nur wenige Tage wegen Krankheit aus, sondern bei Kinderwunsch etliche Monate. Nüchtern betrachtet ist es lediglich eine Frage der Mathematik. Die Lehrerausbildung dauert in Deutschland genauso lange wie von der Geburt eines Kindes bis zur Einschulung. Dennoch fällt der Schulfrieden ständig aus dem Handlungsvermögen der Politik heraus. Auch in Frankfurt, einer der reichsten Kommunen Europas in einem wirtschaftlich starken Bundesland, fehlt es nicht an Geld, sondern an einer politischen Entscheidung, es entsprechend zu verteilen. Letztlich fehlt Eltern dann ihr Ansprechpartner für das Schicksal ihres Kindes. Nicht einmal die Zeugnisse am Jahresende sind in dieser Hinsicht aussagekräftig. Alternativen gibt es wegen der Schulpflicht kaum. Allenfalls Privatschulen können einen teilweise kostspieligen Ausweg bieten. In manchen Städten, beispielsweise Rostock, wird inzwischen jedes zweite Abitur an einer Privatschule geschrieben. Die soziale Spaltung hat dort im wahrsten Sinne des Wortes Schule gemacht.

Noch bevor die Schulzeit beginnt, quälen sich in Deutschland Eltern durch die Betreuung ihrer Kinder im Vorschulalter. »Wir machen unseren Job sehr gerne und mit gutem Gewissen, aber die Umstände machen die Arbeit einfach untragbar.« Dieser Satz stammt aus einer Mail, die die Leitung einer Kindertagesstätte in Frankfurt schrieb. Sechs Autor*innen der *Zeit* setzten sich daran, die Hintergründe aufzubereiten.[13] Der Text handelt beispielsweise von einer Kita-Chefin, die mittags einfach aufgibt, nach Hause geht und dort die Missstände an ihrer eigenen Arbeitsstelle aufschreibt. Erzieherinnen schreien Kinder an und zerren sie am Arm durchs Zimmer. Kinder werden zu spät gewickelt. Kinder werden allein im dunklen Strafraum zurückgelassen. Die Kita-Chefin beschreibt die »Notsituation« dem Träger, der Diakonie. Letztlich legte das Stadtschulamt Frankfurt eine Fallsammlung der »trostlosen Zustände« an. Die Kitaleitung, der Träger, die Aufsichtsbehörden, sogar der Kinderschutzbund waren letztlich eingeweiht. Die Eltern allerdings nicht. Die Kinder waren noch nicht in der Lage, von ihrem Alltag zu berichten, die Einrichtungen wollten nicht.

Dass das Thema Kitaqualität auch im Bundeskanzleramt Tagesordnungspunkt ist, wurde in dem *Zeit*-Artikel ebenfalls deutlich. »Alle Länderchefs sind sich einig, ›dass es keiner bundesweiten Standards bedarf‹«, zitieren die Autor*innen die damalige Beschlusslage der Ministerpräsident*innen. Und sie fügten in ihrer journalistischen Aufarbeitung an: »Ihr Beschluss, von dem niemand erfahren soll, fällt am 11. Dezember 2014 im Bundeskanzleramt.« Bis heute fehlt ein Gesetz mit bundeseinheitlichen Regelungen zum Betreuungsschlüssel, Anforderungen an Mitarbeiter*innen oder zur Weiterbildung.

Frankfurt ist eines der urbanen Zentren, die in den vergangenen zehn Jahren enorm gewachsen sind. Der Personalmangel hat sich in dieser Zeit, in der die Anzahl der Einrichtungen für Vorschulkinder auf über 700 wuchs, verschärft. Um der Personalnot in den Grundschulen zu begegnen, wurden Anwerbekonzepte für Seiteneinsteiger geschaffen. Ehemalige Lehrer*innen arbeiten auf Stundenbasis, junge Studierende verdienen sich Prüfungsleistungen, wenn sie als Lehrkräfte einspringen. Auch fachfremde Menschen erhalten Zugang, selbst dann, wenn sie der deutschen Sprache nicht ausreichend mächtig sind. Ähnlich verläuft es in den Kindertagesstätten. In der Kita meiner eigenen Kinder wurde während der Corona-Pandemie eine junge, als Erzieherin fertig ausgebildete Spanierin eingestellt, die erst nach ihrem Berufseinstieg in Deutschland Deutsch lernte. Das war für alle Beteiligten eine interessante Erfahrung. Wir Eltern wurden darüber informiert, auch mit dem Hinweis, dass ohne ihre Hilfe die Kita nicht zu ihrem Regelbetrieb zurückkehren könne.

Haben es die Eltern in Deutschland durch die Kindertagesstätte und die Grundschule geschafft, wartet die große Herausforderung weiterführende Schule und Berufsausbildung oder Studium. Anders als es die mediale Berichterstattung nahelegt, sind die Verwirrungen um G8 und G9 ebenso wenig überwunden wie die Umstellung der universitären Ausbildung – Stichwort Bologna-Reform. Über die

Ausstattung der Berufsschulen in Deutschland ließen sich eigene Bücher schreiben, die den Stolz auf das duale System hierzulande erheblich relativieren würden.

Das Paradox erfolgreicher Familienpolitik

Wir können die bis hierhin in den Blick genommenen Probleme auf die Spitze treiben. Wir kennen aus der Forschung das interessante Paradox beziehungsweise den Widerspruch zwischen politischem Wunsch und der Wirklichkeit, dass die ökonomische Besserstellung von Frauen, die ihnen mehr Möglichkeiten einräumt, dazu führt, dass sie weniger Kinder bekommen und die eigene Biographie mehr gestalten. Der Demographieforscher Reiner Klingholz sprach in seinem eingangs erwähnten Vortrag in Hamburg 2014 über die Situation in Iran. Allein der wirtschaftliche Fortschritt, der Frauen eine Perspektive für ihr eigenes Leben gab, senkte die Kinderzahl pro Frau von über sieben auf unter drei. John Ibbitson und Jay Darrell Bricker berichten in *Empty Planet*, dass in Schweden schon 1845 das Erbrecht, das Töchter benachteiligte, abgeschafft wurde. Ab 1921 gab es dort das allgemeine Wahlrecht, das Frauen politisch auf Augenhöhe mit den Männern holte. Die Fertilität halbierte sich. Schon 1930 lagen Geburten- und Todeszahlen gleichauf. Wollten wir in Deutschland familienfreundlicher werden, um die demographische Entwicklung langfristig bei 1,8 Kindern pro Frau einpendeln zu lassen (siehe Kapitel 1), müssten wir dieses Paradox auflösen. In der deutschen Debatte stehen sich die Lösungsansätze aber bislang unversöhnlich gegenüber. Ich greife zwei extreme Beispiele heraus.

Beim Bundesparteitag der CDU 2018 hielt Eugen Abler, damals als Ortsvorsitzender und Delegierter, eine bemerkenswerte Rede. Es war im Jahr der Neuausrichtung der CDU, in dem allein Jens Spahn in die Zukunft blickte, eine der wenigen Reden, die sich explizit mit demographischen Herausforderungen befasste. Abler sagte: »Wir töten täglich potenzielle Ärzte, Facharbeiter, Pflegekräfte, Lehrer, Priester und so weiter und steuern damit in die demographische Katastrophe. Ohne die Tötung von sieben bis acht Millionen Kindern seit 1975 hätten wir keinen Fachkräftemangel und bräuchten keine Einwanderung.«[14] Diese acht Millionen Kinder waren aus Ablers Sicht der »absichtlichen Tötung« durch Abtreibung zum Opfer gefallen. Dies ist eine politisch extreme Meinung, die auch in Deutschland in der Abtreibungsdebatte schlummert. In den USA wird sie von den staatlichen Institutionen offen geführt und bewusst entgrenzt: Im Frühjahr 2022 brachte beispielsweise der Gouverneur von Mississippi ein staatliches Verbot von Verhütungsmitteln ins Spiel. Nach dem spektakulären Supreme-Court-Urteil vom 24. Juni 2022 gegen die Jahrzehnte währenden Abtreibungsgesetze liegen dem Gericht tatsächlich auch Anträge zu einem neuen Umgang mit Verhütung vor. Diese Herangehensweise an die »demographische Katastrophe«, wie Abler sie meinte, ist aber nicht nur inhaltlich problematisch, sondern dysfunktional und kontraproduktiv. Sie würde der Herausforderung nicht begegnen, weil sie das Problem nicht adäquat erfasst.

Die politische Perspektive muss einmal gewendet werden. Sodass nicht länger der oft betonte »Schutz des ungeborenen Lebens« in den Blick gerät – dieser kann als politische Domäne heute ohnehin entfallen –, sondern allein der Schutz des geborenen Lebens. Eindringlich, auch aus persönlicher Perspektive, plädierte dafür Jenna Behrends in ihrem Buch *Rabenvater Staat*.[15] Sie selbst wurde mit 23 Jahren Mutter und beschreibt sich als »getrennt erziehend«. Damit fielen sie und der Vater des Kindes aus dem Standardformat der in Deutschland steuerlich geförderten Ehe. Diese Form der Elternschaft bildet neben Ablers Sicht das andere politische Extrem, zumindest im Diskurs. In der gelebten Praxis ist es längst Normalität.

Die Formulierung »getrennt erziehend« sagt allein etwas über die Beziehung der Eltern zueinander aus. Dass Kinder glückliche Eltern brauchen, ist richtig oder zumindest wünschenswert. Es gibt aber keine Notwendigkeit mehr dafür, dass dieses Glück der Eltern ein gemeinsames sein muss. Die Geschichte der Emanzipation befreite in den vergangenen Jahrzehnten das Prinzip der Paarbeziehung davon, ökonomische Schicksalsgemeinschaft sein zu müssen. Dass Frauen Erwerbsarbeit aufnehmen, ist zudem heute politisch gewünscht. Die ökonomische Wirklichkeit bremste nun beides wieder aus: Wenn früher ein Lohnarbeiter in der Familie ausreichte, das Haushaltseinkommen zu erarbeiten, sind heute dafür häufig zwei Personen nötig. Die unterschiedliche Entwicklung der Löhne und Wohnkosten steht Familienwünschen im Weg. Die wichtigste politische Maßnahme im Feld der Familienpolitik ist somit, entweder den Begriff der Familienpolitik zu erweitern oder ihn auszutauschen. Anne Spiegel sprach beispielsweise von »Bonuseltern«, um Bezugspersonen jenseits der biologischen Verbindung ins Bild zu holen. Die Politik könnte sich auch namentlich direkt in den Dienst der Kinder stellen, also Kinderpolitik machen. Prinzipien wie die »Verantwortungsgemeinschaft«, die die Liebe aus der Beziehung der Erwachsenen herausstreicht, die sich um Kinder kümmern, ist ein gewaltiger Sprung nach vorn. Noch handelt es sich allerdings nur um politische Planung.

Gender-Pay-Gap und Child-Penalty

In Deutschland leben 2,4 Millionen Kinder, die von einem Elternteil allein erzogen werden. Laut statistischem Bundesamt ist das jedes fünfte Kind.[16] Dass die Zahl stetig steigt und dass neun von zehn Alleinerziehenden Frauen sind, bestätigt Georg Thiel, Präsident des Statistischen Bundesamtes. Auf die Frage nach dem Warum kann er allerdings nicht antworten. Das monatliche Pro-Kopf-Einkommen in den betroffenen Haushalten liegt, inklusive aller staatlichen Transferleistungen, unter 1000 Euro im Monat. Es ist keine Frage, dass diese Menschen nicht zufällig auf die gleiche Weise biographisch gescheitert sind. Stattdessen sind sie Opfer einer falschen Politik.

In der angelsächsischen Diskussion spricht man seit Jahren von *child penalty*, der Bestrafung durch ein Leben mit Kindern.[17] Die Diskussion ist insbesondere für Deutschland von Bedeutung. Wir diskutieren hierzulande häufig über den Gender-Pay-Gap. Die Lücke in den Gehältern zwischen Männern und Frauen liegt aktuell bei 18 Prozent. Überträgt man den Wert als Anteil eines Arbeitsjahres, arbeiteten Frauen aktuell bis zum 7. März ohne Gehalt, im Vergleich zu den Männern, die durchgehend bezahlt werden. Erst einen Tag später, zum Weltfrauentag am 8. März, werden Frauen demnach für ihre Arbeit entlohnt. In einer Studie zeigten aber Henrik Kleven von der Princeton University, Camille Landais von der London School of Economics und Jakob Søgaard vom dänischen Finanzministerium, dass der Gender-Pay-Gap das eigentliche Problem nicht beschreibt.[18] Sie schauten sich die Entwicklung in Dänemark ab 1980 an und stellten fest, dass die Lücke im Gehalt zwischen Männern und Frauen ab 2013 über einen einzigen Faktor erklärt werden kann: Mutterschaft. Der *Economist*, der über die Studie berichtete, fasste sich in seinem Urteil kurz: »Bevor sie Mütter werden, hält das Einkommen der Frauen mehr oder weniger mit dem der Männer Schritt. Erst wenn sie Kinder haben, beginnt ihr wirtschaftlicher Werdegang hinterherzuhinken.«

Die radikale politische Haltung, Frauen Abtreibungen verbieten zu wollen, steht in großem Kontrast zum politischen Unwillen, Kinderwünsche politisch zu goutieren. Die Shell-Jugendstudie von 2015 zeigte, in welchem Ausmaß die Politik die Einstellungen junger Frauen bereits prägt. »Bei den einheimischen deutschen Jugendlichen ohne Migrationshintergrund ist die Zustimmung zur Aussage, dass man eigene Kinder braucht, um glücklich zu sein, am geringsten (38 Prozent). Auffällig ist aber: Bei den deutschen Jugendlichen mit Migrationshintergrund (44 Prozent) fallen die Werte gegenüber 2010 (49 Prozent) stark ab und nähern sich denen der Jugendlichen ohne Migrationshintergrund an – möglicherweise ein Zeichen dafür, dass sich bei den Angehörigen der ›zweiten Generation‹ von Einwanderern die Einstellungen und Lebensstile allgemein und eben auch besonders bei der Familienperspektive an die der Einheimischen annähern.«[19] Die Unlust, die eigene Biographie mit Kindern zu planen, ist in Deutschland ansteckend. So wie der Gender-Pay-Gap liegt auch der Kinderwunsch-Gap zwischen deutschen und nichtdeutschen Jugendlichen und jungen Frauen bei statistisch auffälligen 18 Prozent. »Bei den ausländischen Jugendlichen (55 Prozent) zeigen sich hingegen kaum Veränderungen, was auf eine starke Prägung durch Herkunftsfamilien aus Kulturen mit traditionellen Strukturen und großer Kinderzahl hindeuten kann.«

In Deutschland müssen sich Frauen noch immer entscheiden, ob sie ihre eigene Biographie gestalten wollen oder Kinder bekommen möchten. Unter deutschsprachigen Wissenschaftlerinnen in Deutschland und Österreich liegt die »durchschnittliche Fertilität bei 0,9 Kindern, wobei 44 Prozent kinderlos« sind.[20] Diese extremen Werte hängen mit dem Aufwand in der Ausbildung zusammen. Auf der anderen Seite des Spektrums sind Frauen mit niedriger Ausbildung nur zu 16 Prozent kinderlos. Ihre Fertilität liegt bei 1,8 Kindern pro Frau, also doppelt so hoch wie bei den Akademikerinnen. Befragt nach ihrem Kinderwunsch, geben allerdings nur 10 Prozent der Frauen in der Wissenschaft an, kinderlos bleiben zu wollen. Wenn sie ihren Kinderwunsch dann realisieren, sind sie laut einer Studie des Rheinisch-Westfälischen Instituts für Wirtschaftsforschung beim ersten Kind im Schnitt dreißig Jahre alt.[21] Letztlich bleiben laut Zahlen des Statistischen Bundesamts 27 Prozent der Akademikerinnen tatsächlich kinderlos.[22]

Éva Beaujouan und Caroline Berghammer befragten mehr als 10 000 Europäerinnen nach ihrem Kinderwunsch. Bei der Familiengröße waren die deutschen besonders zurückhaltend. Während die Wunschkinderzahl in den meisten der zwanzig Länder, in denen sie ihre Frage stellten, über zwei liegt, hat Deutschland den niedrigsten Wert mit knapp über 1,8 Wunschkindern pro Frau.[23] Wollte Deutschland politisch auf den optimalen Schrumpfungspfad von 1,8 Kindern einschwenken, wie es Dänemark vormacht, müsste die Politik einen Weg finden, jeden einzelnen Kinderwunsch zu unterstützen. Dann fiele nicht nur der Kinderarmut unter Akademikerinnen eine besondere Rolle zu, sondern auch den finanziell schwach aufgestellten Großfamilien. Es geht also abermals um Geldverteilung und Geselligkeit.

Dabei darf ein Paradox der Familienpolitik nicht aus dem Blick geraten. Nachdem in Spanien auch Männern Elternzeit zugestanden wurde, veränderte sich die Einstellung der Väter. Bei denjenigen, die anspruchsberechtigt waren, sank die Wahrscheinlichkeit, ein weiteres Kind zu bekommen, um bis zu 15 Prozent.[24] Die Wissenschaftlerinnen, die die Daten erhoben, Lídia Farré von der Universität Barcelona und Libertad González von der Universität Pompeu Fabra, vermuten einen Wertewandel bei den Männern. Statt sich zwischen Beruf und Familie zu entscheiden, legten sie mehr Wert auf die Lebensqualität mit wenigen Kindern. Bei den Frauen beobachteten die Forscher einen leichten Anstieg der Kinderwunschzahl durch die Elternzeit für Väter. Ihre Mutmaßung ist, dass sich Frauen wünschen, ihre Männer würden die Möglichkeiten für mehr Care-Arbeit zu Hause nutzen.

Im Jahr 2018 benutzte die Autorin Patricia Cammarata beim Female Future Force Day dafür den Begriff »Mental Load«. Sie fragte damals in ihrem Vortrag, warum die Gleichberechtigung so häufig mit der Geburt des ersten Kinds ende. Die Reaktionen von Frauen im Publikum waren beeindruckend. Katja Bigalke dokumentierte eine für Deutschlandfunk Kultur: »Die haben mich wirklich überrumpelt. Eine Freundin hat gesagt, ich bin aus dem Vortrag rausgegangen, weil ich weinen musste. Da war ich wirklich vor den Kopf gestoßen, bis ich verstanden habe, dass viele für dieses Phänomen kein Wort haben. Also, warum das auch eine Aufgabe ist, die mir einfach Energie abzieht.«[25] Lässt sich der Politik vorwerfen, ein Problem zu ignorieren, das nicht einmal die Betroffenen in Worte fassen können? Ja, durchaus. Tatsächlich ist dies das eigentliche Problem der Familienpolitik. Familien sind in ihrem Alltag geradezu gefangen. Sie verfügen über keine wissenschaftlichen Dienste, keine geregelte Arbeitsteilung und über keine besonderen Budgets. Familien sind gelebte Praxis, ohne standardisiertes Benchmarking, ohne ehrliche Vergleichsmöglichkeiten. Elterntrainings oder Gruppentherapien werden empfohlen, nachdem das Kind schon in den Brunnen gefallen ist. So wie die Bildungsministerien Lernstandserhebungen durchführen oder Finanzämter Außenprüfungen, ließen sich auch

Familien direkter betreuen. Es wäre lediglich darauf zu achten, dass die Angebote streng freiwillig bleiben. Wichtig ist allein, dass sie niederschwellig sind. Bigalke berichtet von einigen Müttern, die sich auf der Arbeit entspannen, ihr Zuhause aber als zunehmend belastend empfinden. Eine, die als kaufmännische Angestellte arbeitet, fühlt sich bei der Ankunft zu Hause, als würde ein Sack Kartoffeln auf sie fallen. Im Schnitt kommen Mütter täglich auf fünfeinhalb Stunden Arbeit im Haushalt. Für Väter sind es nur rund drei Stunden.[26]

Wie es im Kleinen geschieht, passiert es auch im Großen: Der nur noch gedämpft glückliche Gemütszustand beim Gedanken an die eigene Familie, der sich bei etlichen Eltern über die Jahre einschlich, entwickelte sich auch zu einer heimlichen Staatsräson in Deutschland. In der »Generation What?«-Umfrage von 2017, für die mehr als eine Million junge Menschen unter 35 Jahren in Europa befragt wurden, antwortete eine Mehrheit von 52 Prozent mit »Ja« auf die Frage, ob man auch ohne Kinder glücklich werden könne.[27] Erwachsensein sei für 68 Prozent, »sich reif und verantwortungsvoll zu verhalten«. Nur 7 Prozent bevorzugten die Antwort »heiraten und Kinder haben«. Ein »erfolgreiches Leben« bestehe darin, glücklich zu sein, darin waren sich dreimal mehr junge Erwachsene einig als bei der Aussage, eine eigene Familie zu haben. Lediglich 19 Prozent sagten, ihren eigenen Kindern werde es einmal besser gehen als ihnen selbst. Dieser Tenor lässt sich bereits in der Shell-Studie von 2015 finden: »Während drei Viertel der Jugendlichen aus der oberen Schicht angaben, sich Kinder zu wünschen, waren es aus der Unterschicht nur etwas mehr als die Hälfte. Dies deutet darauf hin, dass insbesondere junge Menschen aus den unteren Schichten starke Zweifel hegen, angesichts unsicherer Chancen auf dem Arbeitsmarkt sowohl eine gute Kindererziehung als auch eine sichere Berufslaufbahn verwirklichen zu können.«[28]

In der erlebten Unvereinbarkeit von privatem und beruflichem Leben gab es zudem eine interessante Verschiebung: Noch 2006 war der Kinderwunsch bei Jugendlichen, die auf dem Land leben, am deutlichsten ausgeprägt. Zehn Jahre später hatte die »emotionale Bedeutung von Kindern« in den ländlichen Regionen mit 35 Prozent die geringste Zustimmung. Sie wurden nun abgehängt von den urbanen Zentren. »Dies könnte ein Hinweis darauf sein, wie wichtig den Jugendlichen die Vereinbarkeit von Familie und Beruf heute ist und wie schwierig sie diese Vereinbarkeit empfinden, als wie problematisch sie aber auch deren Verwirklichung ansehen, vor allem im Blick auf den vergleichsweise geringen Ausbau von guten und zeitlich flexiblen Kinderbetreuungsmöglichkeiten«, heißt es in der Shell-Studie. Dieser Wechsel im Denken fand trotz der bekannten Entwicklung der Wohnkosten in den dicht besiedelten Regionen statt. Wohnkosteninflation, Lohnentwicklung, Sozialstaat – fast wirkt es, als hätte sich das Prinzip Familie dem Dämon Demographie sehenden Auges entgegengestellt. Schon 2017 attestierte die Europäische Kommission Deutschland in ihrem Länderbericht große Versäumnisse: »Im Zeitraum 2008–2014 hat die deutsche Politik in hohem Maße zur Vergrößerung der Armut beigetragen, was auf die Tatsache zurückzuführen ist, dass die bedarfsabhängigen Leistungen real und im Verhältnis zur Einkommensentwicklung gesunken sind.«[29] Dieses Urteil ist insbesondere bemerkenswert, weil in Deutschland die Lohnpolitik streng von der Sozialpolitik unterschieden wird. Löhne finden sich an den Märkten, der Staat greift weder in die Preisfindung ein noch ist er Partei in der Tarifpolitik, die zwischen Arbeitgeberverbänden und Gewerkschaften verhandelt wird. Spricht die Europäische Kommission von »bedarfsabhängigen Leistungen«, meint sie allein die Sozialpolitik, die sich im Auftrag sieht, zu niedrige Löhne aufzustocken und hohe abzuschöpfen. Nur geschah genau das in den vergangenen Jahrzehnten unzureichend. In der Regierungszeit von Angela Merkel hat sich die Zahl der Millionäre in Deutschland verdoppelt, ebenso die Zahl der Rentenaufstocker.

Das vergangene Jahr war in mehrerlei Hinsicht ein Jahr der Rekorde. Selten waren wir mehr zu Hause, selten wurden mehr Kinder geboren. Das Statistische Bundesamt weist für 2021 mit 796 000 so viele Geburten aus wie seit 25 Jahren nicht mehr. Zuletzt hatte sich das Bundesamt 2014 über »mehr Geburten und weniger Sterbefälle«

gefreut, die Anzahl der Kinder pro Frau verharrte beim Wert von 1,47.[30] 2016 übersprang die Zahl der Geburten die Marke von 700 000. Damals wurde auch in der allgemeinen Berichterstattung ein wenig gefeiert und von einem »Mini-Boom« gesprochen. Selbst wenn 2021 die Marke von 800 000 überschritten worden wäre, bliebe es aber bei der generellen Diagnose: Ja, es sterben jedes Jahr mehr Menschen in Deutschland, als geboren werden – aber es gehen auch wie jedes Jahr mehrere Hunderttausend Menschen mehr in Rente, als aus den jüngeren Jahrgängen in den Arbeitsmarkt hineinwachsen. Das Erwerbspersonenpotenzial bleibt das Zauberwort für den deutschen Wohlstand. Dass 2021 ein Jahr der Rekorde, durch die Pandemie aber auch ein außergewöhnliches war, zeigt eine weitere Zahl: »2021 haben rund 357 800 Paare geheiratet. Weniger Eheschließungen wurden in Deutschland lediglich während des Ersten Weltkriegs in den Jahren 1915 bis 1918 registriert.«[31]

Trotz aller Tristesse in den Zahlen liegt hier auch die Chance, die Altenrepublik von 2023 bis 2045 zu gestalten. Denn unabhängig davon, dass wir es mit dem Babyboom – und nun mit den vielen Mitgliedern dieser Generation im Rentenalter – mit einer historischen Ausnahmesituation zu tun haben, bleibt das allgemeine Gesetz währenddessen und danach gültig, dass die entwickelten Länder volkswirtschaftlich, sozial- und klimapolitisch am besten mit 1,8 Kindern pro Frau fahren. Diese Zahl kann und sollte als politisches Ziel formuliert und verankert werden, wie beispielsweise das Zwei-Grad-Ziel in der Klimapolitik. Die Trends, gegen die anzukämpfen ist, liegen ebenfalls in Zahlenform vor: 2017 gab es laut Statistischem Bundesamt in Deutschland 8,2 Millionen Familien. Das waren 1,2 Millionen weniger als zwanzig Jahre zuvor. In derselben Zeit ist die Zahl der Alleinerziehenden von 200 000 auf rund 1,5 Millionen gewachsen.[32] So wie das Wirtschaftsministerium Unternehmen fördert, muss das Familienministerium das Leben mit Kindern fördern. Alleinerziehenden, die sich eine Haushaltsfusion mit Schicksalsgenoss*innen wünschen, sollte das aktiv ermöglicht werden. Familien, die eine weitere Betreuungsperson benötigen, sollten sie beantragen können und gefördert bekommen, statt auf dem grauen und schwarzen Markt nach minderjährigen Babysittern zu suchen, die bis Mitternacht arbeiten, oder für 1000 Euro im Monat Menschen aus den östlichen Nachbarstaaten zu holen. Diese wünschenswerte neue Politik ist unter dem bislang als weiche Kategorie angenommenen Schlagwort Geselligkeit zu verstehen. Tatsächlich ist sie politisch einzupreisen und mit Programmen auszustatten, wie wir es beim Geld selbstverständlich tun.

Forschende der Yale University haben 2018 junge Frauen gefragt, weshalb sie an Programmen teilnahmen, ihre Eizellen einzufrieren. »Tatsächlich war die Karriereplanung das am wenigsten verbreitete Motiv für das Einfrieren von Eizellen in dieser Studie.«[33] 85 Prozent der Frauen in der Studie waren alleinstehend. Die Entscheidung für die Prozedur trafen sie spät, gegen Ende ihrer Dreißiger. Sie schieben die ökonomische Entscheidung auf, so lange es geht, weil sie in der privaten Welt der Liebe eigentlich nichts verloren hat. Und doch hängen beide Sphären – die private Liebe und das Schicksal einer Gesellschaft – heute eng miteinander zusammen. Niemand klärt darüber so klug auf wie die israelische Soziologin Eva Illouz. »Wissen Sie, Familie ist die einzige Art von Beziehung, die durch den Kapitalismus noch nicht transformiert wurde. Alles im Leben kann man sich aussuchen, aber nicht die Familie. Die wählt man nicht, die hat man. Dadurch nimmt sie in der Gesellschaft einen ganz besonderen Platz ein.«[34] In Deutschland rutscht die Entscheidung für Kinder bereits hinter alle, mit denen man sich ökonomisch abzusichern versucht. Zuerst wird ein Ausbildungs- oder Arbeitsvertrag unterschrieben. Dann ein Miet- oder Kaufvertrag fürs Wohnen. Die Ehe verliert an Bedeutung, weil ihr kaum noch eine ökonomische Funktion zugeschrieben wird. Erst nach der möglichst weitgehenden wirtschaftlichen Absicherung der eigenen Biographie fällt die Entscheidung für – oder gegen – Nachwuchs.

Eine der Thesen Illouz' ist, dass die Reproduktionsmedizin zunehmen wird – und damit die Ökonomisierung der Fortpflanzung. Das sehen wir schon in Dänemark, wo inzwischen jedes zehnte Kind infolge von assistierter Reproduktionstechnologie gezeugt wird. Nirgendwo anders in Europa ist ihr Anteil so hoch. Wie der Anteil der Ökonomie in der Nachwuchsplanung steigt, kann auch der Staat eine wichtigere Rolle spielen. Wir stoßen immer wieder auf Paradoxien. Katja Bigalke zitierte beispielsweise die Münchner Professorin für Gender Studies, Paula-Irene Villa Braslavsky, die Dänemark einen historischen Fall erfolgreicher Familienpolitik nannte. Sie formulierte über Bande, wie die Gleichberechtigung der Geschlechter und eine höhere Kinderzahl gelingen können: »Es ist ja eher so, dass alles, was nach Ganztagsbetreuung klingt, was nach sogenannter Fremdbetreuung klingt, in Westdeutschland ganz stark nach DDR und damit nach Kommunismus, Sozialismus, Entfremdung der Kinder aus der Familie, also Totalitarismus klingt.«[35] In der ehemaligen DDR folgte die Familienpolitik einer sozialistischen Leitlinie, die berufstätige Menschen benötigte, egal welchen Geschlechts. Noch dreißig Jahre später zahlte sich diese Politik demographisch aus. »Starke Verbindung zwischen Kinderlosigkeit und (Un)Gleichstellung von Frauen – im Osten ist Erwerbstätigkeit von Frauen höher, Gender Pay Gap geringer UND Kinderlosigkeit niedriger. Im Vergleich ist der Westen dagegen rückständig, was Gleichstellung betrifft«, schrieb Marcel Fratzscher 2018 auf Twitter.[36] Er verwies dabei auf Daten des Statistischen Bundesamts über die »deutlichen regionalen Unterschiede im Kinderlosigkeitsniveau«. In den westlichen Bundesländern lag die Quote der Frauen ohne Kinder in keinem Bundesland unter 19 Prozent. In den neuen Ländern hatte kein Bundesland eine Quote höher als 13 Prozent. In Sachsen, Sachsen-Anhalt und Brandenburg hatten 11 Prozent der 42-jährigen Frauen keine Kinder. Hamburg lag an der Spitze mit 31 Prozent. Der Politik der DDR sollten wir nicht nacheifern. Manche der bis heute wirkenden politischen Prinzipien zeigen jedoch, dass die demographiepolitischen Herausforderungen bewältigt werden können.

Dafür muss lediglich formuliert werden, was Demographiepolitik überhaupt ist. Der kürzeste Weg führt über das Ausformulieren der Ziele: Die Altenrepublik rückt die Alten allein wegen ihrer Anzahl ins politische Blickfeld. Wir werden sie nicht auf dieselbe Weise übersehen können wie die Nachkriegsgeneration im hohen Alter. Und wir dürfen die Jüngeren nicht übersehen, obwohl die Gefahr besteht, allein wegen ihrer kleinen Zahl.

Nachwort

Der Ausweg aus der Altenrepublik

Wir starten ohne nennenswerte Reserven in die Altenrepublik. Bei dem Wort denken wir zuerst an die Finanzen. Doch ums Geld allein wird es nicht gehen, wie wir gesehen haben. Wir brauchen auch neue Ideen, neue Räume, in denen sie entstehen können, und Gelegenheiten, sie zu erproben. Im April 2021 erklärte das Bundesverfassungsgericht Teile des Klimaschutzgesetzes der Merkel-Regierung für verfassungswidrig, weil es die Zukunft nicht hinreichend im Blick hatte. Die politischen Programme endeten beim Jahr 2030, die Zielvorgabe reichte aber bis 2045. Von den »künftigen Emissionsminderungspflichten ist praktisch jegliche Freiheit potenziell betroffen, weil noch nahezu alle Bereiche menschlichen Lebens mit der Emission von Treibhausgasen verbunden und damit nach 2030 von drastischen Einschränkungen bedroht sind«, begründete das Gericht seine Entscheidung.

Für die Demographie gilt dasselbe. 2030 erreichen 1,4 Millionen Menschen ihr Rentenalter, nur knapp halb so viel Nachwuchs rückt von unten nach. Wir werden es in allen Bereichen unseres Lebens spüren. Wirklich durchgerechnet haben wir es aber noch nicht. Wir haben für die Demographie noch nicht einmal eine ausgearbeitete Diskussionsgrundlage, wie sie der Weltklimarat der Vereinten Nationen für die Klimapolitik regelmäßig aktualisiert. Es fehlt zudem das juristische Engagement, die spärlichen Wissensgrundlagen für den Rechtsweg aufzubereiten. Insbesondere aber fehlen politische

Entscheidungen, die sich als demographiepolitisch identifizieren, vielleicht sogar als Gesetzespaket verstehen lassen. In der Klimapolitik konnte das Verfassungsgericht die Politik auffordern, »Vorkehrungen zur Gewährleistung eines freiheitsschonenden Übergangs in die Klimaneutralität« zu schaffen. Solche Vorkehrungen brauchen wir nun auch für den demographischen Übergang ins und durchs Schrumpfen.

Es ist wichtig, einen Startpunkt zu finden und sich von der Langfristigkeit der Herausforderung nicht entmutigen zu lassen. Auch deshalb brauchen wir nicht nur Vorkehrungen, sondern auch ein demographiepolitisches Ziel. Mit Hilfe der aktuellen wissenschaftlichen Erkenntnisse und politischen Erfahrungen könnten wir politische Programme entwerfen. Deutschland sollte sich ein 1,8-Kinder-pro-Frau-Ziel setzen. Vorbildhaft für die Zahl sind Frankreich und Dänemark. Frankreich zeigt uns, dass dieses Niveau möglich ist. Dänemark zeigt uns, dass es sich lohnt, den Wert zu erreichen. Japan ist dagegen das abschreckende Beispiel.

Auf der einen Seite geht es um den demographischen Wert an sich. Das Schaffen und Bewahren von Wohlstand ist und bleibt eng mit der Verfügbarkeit von Arbeitskräften verkoppelt. So wenig wie die Automatisierung in der Pflege absehbar helfen wird, gilt es auch für die Wirtschaft allgemein. Die großen Automatisierungswellen liegen bereits hinter uns. Für unser gegenwärtiges Wirtschaften brauchen wir entweder ausreichend Beschäftigte – oder wir müssen uns auf Abstriche gefasst machen. Das kann bis hin zu gesellschaftlichen Verwerfungen führen, womöglich gar unser bisheriges Demokratiemodell zum Kippen bringen. Auf der anderen Seite kann das 1,8-Kinder-Ziel wie ein Wohlfühl-Upgrade für die Gesellschaft wirken. Die demographische Absicherung des Wohlstands ist ein wirtschaftliches Ziel, das sich nicht allein wirtschaftlich oder wirtschaftspolitisch erreichen lässt. Die individuelle Entscheidung für Kinder liegt weit hinten in einer Kette von Lebensentscheidungen, die durchgehend gestärkt werden muss. Wir trauen uns nur mehr Kinder zu, wenn das Zufriedenheitslevel tatsächlich steigt. Es gibt keine Shortcuts.

Eltern, die zu Beginn weder eine Hebamme noch einen Kitaplatz finden, dann feststellen, dass es in der Grundschule kein Mittagessen gibt, und später merken, dass es ihren Kinder nicht guttut, Unterricht bis in den Nachmittag zu haben, wodurch kein Ausgleich im Vereinsleben mehr bleibt, leiden. Ab dann geht es für ihren Nachwuchs alleine weiter. Der Anteil der Studierenden mit diagnostizierten Depressionen liegt in Deutschland seit Langem im zweistelligen Prozentbereich. Die psychischen Auffälligkeiten wandern durch die Jahrgänge zu immer jüngeren Patienten. Die Eltern allein können ihnen kaum helfen, sie haben genug mit ihrem Erwerbsleben zu tun. Die Großeltern wohnen weit weg und/oder ohnehin in anderen Welten.

Einige Ideen, die für Entspannung sorgen können, werden heute schon häufig genannt, aber bislang noch nicht zusammenhängend diskutiert. Beispielsweise das Erbe für alle, Vier-Tage-Arbeitswochen, genossenschaftliches Wohnen und Arbeiten, Verantwortungsgemeinschaften oder das bedingungslose Grundeinkommen. Das Glossar einer demographiepolitischen Programmatik muss zügig aufgefüllt werden, auch um die Themen, die im Schatten liegen: Jugendhilfe, Vereinsleben, Breitensport, die Kommunalpolitik in Gänze und vieles weiteres. Inhaltlich ist all das Aufgabe der Politik. Der Beitrag der Bevölkerung ist allerdings, diese Politik einzufordern, sich nach Möglichkeit zu engagieren, aufzustehen und sichtbar zu werden. Die Fridays-for-Future-Bewegung hatte recht damit, ihr Projekt nicht zu einem Generationenkonflikt zu eskalieren. Die Konfliktlinien beim Klima verlaufen zwischen den Opfern und Profiteuren der Klimazerstörung. Es wäre ein wahres, wünschenswertes Kunststück, könnte diese Form der Diskussion bei der Demographie gelingen. Die Strapazierung von Generationenfragen, das Fordern neuer Politik ohne die Verteilung von Schuld entlang der Generationen. Auch hier ähneln sich der Klima- und der demographische Wandel: Es geht um Verteilungsfragen. So wie die fossile Energieindustrie jährlich Profite in Billionenhöhe einfährt und privatisiert und ein Interesse daran hat, dass sich daran nicht alles auf einmal ändert, steckt auch in der Bewältigung des demographischen Wandels absichtliche Trägheit, weil – wie bei jedem Umbruch – Menschen Angst davor haben, hinterher schlechter dazustehen als davor. Das politische In-Angriff-Nehmen des demographischen Wandels ist damit auch ein Angriff auf die Profiteure hoher Mietpreise, niedriger Erbschaftssteuern und Verkäufer allerlei technologischer Spielereien. Doch es geht nicht nur ums Geld, sondern in erster Linie darum, mit Geld überhaupt noch Gesellschaft organisieren zu können. Knappheit werden wir bald in Arbeitskraft und Produktivität bemessen. Wenn die Demographie die Demokratie und die Geldverteilung die Geselligkeit schachmatt gesetzt haben, sind die Kipppunkte überschritten. Wir sollten die Altenrepublik *jetzt* politisch in Angriff nehmen.

Dank

Dieses Buch hätte es nicht rechtzeitig gegeben ohne die Arbeit von Thomas Schmidt-Wölke, Erik Riemenschneider, Steffen Geier und Stefanie Endres, die das Buch mit planten, verlegten, lektorierten und vermarkteten. Auf sie konnte ich mich dankbar verlassen und durfte allein Autor sein. Mein besonderer Dank gilt all den Hörer*innen meiner Podcasts, die mithalfen, den Dämon Demographie analytisch zu bezwingen, ohne sich in der Politik der Themen zu verzetteln. Ich wünsche uns, dass wir die jüngeren und älteren Leser*innen für die Turbulenzen der Altenrepublik interessieren können. Und ich hoffe, es ist auch für Euch einiges Originelles und Neues im Text. Die Verantwortung für ihn übernehme allein ich.

Anmerkungen

1 Willkommen in der Altenrepublik

1 Spahn 2018a.
2 Spahn 2020.
3 Scheele 2022.
4 Drosten 2020.
5 Robine et al. 2003.
6 Krolewski 2019.
7 The Economist 2018a.
8 Schulz 2012b.
9 Fuchs et al. 2021.
10 Statistisches Bundesamt 2017.
11 Statistisches Bundesamt 2021a.
12 Diekmann 2019a.
13 Büeler 2020.
14 Bundesinstitut für Bevölkerungsforschung 2021.
15 Eckstein et al. 2019.
16 Miosga 2022.
17 Schulz 2014a.
18 Jones 2020.
19 Turner 2019.
20 Bricker und Ibbitson 2019.
21 Weltbank 2021.
22 Heck 1988.
23 Thiel 2018.
24 Bricker und Ibbitson 2019.

25 The Economist 2019.

26 Gallagher 2018.

27 Scholz 2021.

28 Bernau 2018.

29 Vereinte Nationen 2000.

2 Angst und Oxytocin

1 Wüllenkemper 2018.

2 Köcher 2017.

3 Sievers 2021.

4 dpa 2017.

5 Wohnungsboerse 2021.

6 Statistisches Bundesamt 2021b.

7 Book et al. 2021.

8 Rosenbrock 2018.

9 George 2005.

10 Friedrichs 2015b.

11 Heinsohn und Steiger 2004.

12 McWilliams 2021.

13 Baldenius et al. 2019.

14 Fratzscher 2018a.

15 DIW Berlin 2021.

16 Avanessian 2018.

17 Müller 2016.

18 Twenge 2017.

19 Thadden 2018.

20 Wikipedia 2021.

21 BBC 2011.

22 Schulz 2011.

23 Spitzer 2012.

24 Gesellschaft für deutsche Sprache 2021.

25 Wall Street Journal 2021.

26 Decker 2022.

27 Faller 2018.

28 Baumgartner et al. 2008.

29 Kosfeld et al. 2005.

30 Gassmann und Egloff 2011.

31 Luhmann 1968.
32 Hildebrand et al. 2021.
33 tagesschau.de 2018.
34 Kaden 2021.
35 Spitzer 2018.
36 Krüger 2018.
37 Laurenz 2018.
38 Nymoen und Schmitt 2021.
39 Diekmann 2019b.
40 Cunningham und Stanovich 1998.
41 Ostermaier 2016.
42 Govrin 2018.
43 Freizeitmonitor 2019.
44 Weßling 2018.

3 Woran es beim Geld (nicht) mangelt

1 Rock 2021.
2 Strengmann-Kuhn 2021.
3 Bundesbank 2021.
4 Tooze 2021.
5 Siedenbiedel 2021.
6 Schneider 2021.
7 Grytz 2022.
8 Kittlitz 2016.
9 Barr und Malik 2016.
10 Roßbach 2018.
11 Niehues und Stockhausen 2020.
12 EZB 2020.
13 F.A.Z. 2018.
14 Pfaller 2012.
15 Menkens 2012.
16 Kurz et al. 2018.
17 Schröder und Pieper 2022.
18 Lobrecht 2022.
19 Kindler 2022.
20 Schwandt und Wachter 2018.
21 Willetts 2010.

22 Kittlitz 2016.
23 Roberts 2018.
24 Stiglitz 2016.
25 Thompson 2018.
26 Ewald 2018.
27 Maas 2018.

4 Die Aufgabe der Politik

1 Specht 2017.
2 EY 2016.
3 Mangold 2022.
4 MDR 2021.
5 Infratest dimap 2021b.
6 Hertz 2016.
7 Jacobs 2022.
8 Gierke 2019.
9 Stokes 2018.
10 Reuter 2019.
11 RND 2021.
12 Bremmer 2018.
13 Stefan und Mounk 2017.
14 McWilliams 2022.
15 Commonwealth Secretariat 2016.
16 Riley-Smith 2016.
17 Paxman 2016.
18 Kellner 2018.
19 Müller von Blumencron 2016.
20 Gründinger 2016.
21 Peat 2019.
22 Hipp 2020.
23 Der Landeswahlleiter, Statistisches Landesamt des Freistaates Sachsen 2021.
24 Kochskämper 2018.
25 Straßner 2019.
26 Müller von Blumencron 2016.
27 Hofmann 2018.
28 Thunberg 2018.

29 Türk 2020.
30 Maizière 2021a.
31 Maizière 2021b.
32 Balzer et al. 2018.
33 Alexander 2021.
34 SPD-Bundestagsfraktion 2021.
35 Infratest dimap 2021a.
36 Röttgen 2020.
37 Spahn 2016.
38 Neubacher 2020.
39 Spahn 2018b.
40 Seidl 2022.
41 Lemke 2022.
42 Lang 2022a.
43 Lang 2022b.
44 Kretschmann 2022.
45 Lucke 2019.
46 Schieritz 2022.
47 Andresen und Möller 2019.
48 Bonoli und Häusermann 2009.
49 Stiglitz 2016.
50 Generationen Stiftung 2019.
51 El Damerdash 2018.
52 Obama 2016.
53 Stiftung für die Rechte zukünftiger Generationen 2016.
54 Gründinger 2016.
55 Reckwitz 2017.
56 Savage 2008.
57 Reckwitz 2017.
58 Matei und Adrienne 2019.
59 Bernstein 2017.
60 Joop 2019.
61 Kämmerlings 2018.
62 Fegert 2016.
63 BMFSFJ 2022.
64 Biden 2021.
65 The White House 2021.

5 Das Leben der Älteren

1 Kontis et al. 2017.
2 Schröder 2019a.
3 Raffelhüschen 2017.
4 Schieritz 2022.
5 Nahles 2018.
6 Luhmann 2008.
7 Deutsche Versicherer 2018.
8 Schreiber 2022.
9 Kolland 2015.
10 Bemmer 2020.
11 Opitz 2020.
12 Sadigh 2019.
13 Saha 2021.
14 Koch 2017.
15 RKI 2016.
16 Schulz 2013.
17 Holzinger 2018.
18 Brownstein 2021.
19 HAZ 2019.
20 BBC 2019.
21 Hutt 2019.
22 dpa 2019b.
23 Rønning 2019.
24 Kazmierczak 2019.
25 Hahn und Klinger 2019.
26 Fischer 2020.
27 Grahame 2018.
28 Schröder 2019b.
29 Ulrich 2019.
30 Statistisches Bundesamt 2018c.
31 NDR 2019.
32 Maak 2020.
33 Alexe 2020.
34 Hurley 2015.
35 Hahn und Klinger 2019.
36 Gigaset 2019.

37 Weidner 2019.
38 TAB 2019.
39 Woratschka 2019.
40 Stiftung ZQP 2019.
41 Hallermann 2019.
42 dpa 2019a.
43 Gov.uk 2018.
44 Stoldt 2019.
45 Vogel 2021.
46 Beeger 2018.
47 Deutsche Rentenversicherung Bund 2020.
48 Hausding 2020.
49 Creutzburg 2021.
50 Wissenschaftlicher Beirat beim Bundesministerium für Wirtschaft und Energie 2021.
51 Börsch-Supan 2021.
52 Olaf Scholz 2021.
53 Deutsche Rentenversicherung Bund 2020.
54 Wagenknecht 2012.
55 OECD 2018.
56 Zeit Online 2016.
57 Zydra 2017.
58 Zydra 2017.
59 Schäfer 2018.
60 Focus 2021.
61 Kaiser 2018b.
62 Canepa und Shalal 2018.
63 AFP 2018.
64 Steltzner 2019.
65 dpa 2019c.
66 Gritti et al. 2018.
67 Oberhuber 2019.
68 Klein 2018.
69 van Dyk und Lessenich 2009.

6 Das Leben der Jüngeren

1 Spiegel 2022.
2 Koll 2022.
3 Statistisches Bundesamt 2020.
4 IAB-Forum 2018.
5 tagesschau 2018a.
6 Nachtwey 2017.
7 Fratzscher 2018d.
8 Krebs 2018a.
9 Barley et al. 2018.
10 Diekmann 2018b.
11 Das ist die SPD-Spitzenkandidatin: Katarina Barley: Ehemann, Kinder und Privates 2022.
12 bpb 2013.
13 Bundesregierung 2019.
14 Theurer 2016.
15 Rhein und Stüber 2014.
16 Seils 2016.
17 Hunko 2017.
18 tagesschau 2018b.
19 OECD 2015.
20 Kramer 2015.
21 Bundesregierung 2015.
22 Bundestag 2019.
23 Casquel und Cunyat 2008.
24 Rabenberg und Ryl 2012.
25 Boes 2018.
26 Graeber 2020.
27 Schulz 2014b.
28 Kawalec und Menz 2013.
29 Bundesagentur für Arbeit 2018.
30 dpa 2016b.
31 Schwandt und Wachter 2020.
32 BMFSFJ 2022.
33 Hurrelmann und Albrecht 2014.
34 Rippegather 2020.
35 ManpowerGroup 2018.

36 Kaiser 2018a.
37 Turner 2018.
38 Bourdieu 1998.
39 Deloitte 2017.
40 EY 2016.
41 Lobo 2016.
42 Herrmann 2010.
43 Friedrichs 2021.
44 Fratzscher 2018b.
45 Krebs 2018b.
46 Diekmann 2018a.
47 Persau 2021.
48 Europäische Kommission 2017.
49 Jánszky und Abicht 2013.
50 Haggemiller 2016.
51 Bordel 2016.
52 Hasenheit 2018.
53 Sandel 2020.
54 Mohdin 2016.
55 Friedrichs 2015a.
56 Bach 2018.
57 bild.de 2017.
58 Fratzscher 2020.
59 Kramper 2018.
60 Houben und Maiterth 2011.

7 Die Familie in der Altenrepublik

1 Anderson 2016.
2 Andresen und Möller 2019.
3 Unterberg 2022.
4 Cichy 2019.
5 UNICEF 2020.
6 tagesschau.de 2020.
7 Kröning 2019.
8 Witte 2018.
9 Blickpunkt 2018.
10 dpa 2016a.

11 Verband Bildung und Erziehung 2022.
12 Schulz 2012a.
13 Biermann et al. 2016.
14 Abler 2018.
15 Behrends 2019.
16 Funk und Starzmann 2019.
17 The Economist 2018b.
18 Kleven et al. 2019.
19 Shell 2015.
20 Baierl 2016.
21 Siems 2019.
22 Statistisches Bundesamt 2018b.
23 Beaujouan und Berghammer 2019.
24 Purtill und Kopf 2019.
25 Bigalke 2018.
26 Brummerloh 2018.
27 Bayerischer Rundfunk 2017.
28 Albert et al. 2015.
29 Europäische Kommission 2017.
30 Statistisches Bundesamt 2015.
31 Statistisches Bundesamt 2022.
32 Statistisches Bundesamt 2018a.
33 Inhorn et al. 2018.
34 Reich 2019.
35 Bigalke 2018.
36 Fratzscher 2018c.

Literaturverzeichnis

Abler, Eugen (2018): *Rede*. CDU Bundesparteitag, 07.12.2018.

AFP (2018): *»Spiegel«: Scholz will Beiträge und Steuern für stabile Renten erhöhen*. Online verfügbar unter https://www.welt.de/newsticker/news1/article181293886/Rente-Spiegel-Scholz-will-Beitraege-und-Steuern-fuer-stabile-Renten-erhoehen.html, 24.08.2018.

Alexander, Robin (2021): *Tweet*. Twitter. Online verfügbar unter https://twitter.com/robinalexander_/status/1442421055591645188, 27.09.2021.

Alexe, Thilo (2020): *Wie eine Ministerin die Einsamkeit bekämpfen will*. Sächsische.de. Online verfügbar unter https://www.saechsische.de/plus/sachsen-ministerin-koepping-einsamkeit-5162223.html, 17.01.2020.

Anderson, Jenny (2016): *The »parenting happiness gap« is real, new research confirms*. QZ.com. Online verfügbar unter https://qz.com/708438/the-parenting-happiness-gap-is-real-new-research-confirms/, 16.06.2016.

Andresen, Sabine; Möller, Renate (2019): *Children's Worlds+. Eine Studie zu Bedarfen von Kindern und Jugendlichen in Deutschland*. Bertelsmann Stiftung. Online verfügbar unter https://www.bertelsmann-stiftung.de/fileadmin/files/Projekte/Familie_und_Bildung/Studie_WB_Children_s_Worlds__Gesamtauswertung_2019.pdf, 01.07.2019.

Avanessian, Armen (2018): *Armen Avanessian: »Wir haben keinen positiven Zukunftsbegriff mehr.«* brand eins. Online verfügbar unter https://www.brandeins.de/magazine/brand-eins-wirtschaftsmagazin/2018/geduld/armen-avanessian-interview-wir-haben-keinen-positiven-zukunftsbegriff-mehr, 10.11.2018.

Bach, Stefan (2018): *Die Erbschaftsteuer ist die beste »Reichensteuer«: Kommentar von Stefan Bach.* DIW Berlin. Online verfügbar unter https://www.diw.de/sixcms/detail.php?id=diw_01.c.609994.de, 05.12.2018.

Baierl, Andreas (2016): *Working Paper 86, Neue Wissenschaftskarrieren.* Österreichisches Institut für Familienforschung. Online verfügbar unter https://ucris.univie.ac.at/portal/de/publications/neue-wissenschaftskarrieren(42a2bf76-b3ce-42bc-8355-b6cc963280c7).html, 01.06.2016.

Baldenius, Till; Kohl, Sebastian; Schularick, Moritz (2019): *Die neue Wohnungsfrage – Gewinner und Verlierer des deutschen Immobilienbooms.* Macrofinance Lab Universität Bonn. Online verfügbar unter http://www.macrohistory.net/wp-content/uploads/2019/06/Die-neue-Wohnungsfrage.pdf, 01.06.2019.

Balzer, Imre; Knuth, Hannah; Lüdke, Steffen; Nezik, Ann-Kathrin (2018): *Die schreckliche Wucht der Babyboomer.* Der Spiegel, 06.02.2018. Online verfügbar unter https://www.spiegel.de/spiegel/diesealten-leute-volksparteien-bremsen-junge-politiker-aus-a-1191506.html, 06.02.2018.

Barley, Katarina; Wegner, Jochen; Amend, Christoph (2018): *Podcast: Katarina Barley, wer sind Sie und wenn ja, wie viele?* Zeit Online. Online verfügbar unter https://www.zeit.de/gesellschaft/2018-05/katarina-barley-interviewpodcast-alles-gesagt, 01.06.2018.

Barr, Caelainn; Malik, Shiv (2016): *Revealed: the 30-year economic betrayal dragging down Generation Y's income.* The Guardian. Online verfügbar unter https://www.theguardian.com/world/2016/mar/07/revealed-30-year-economic-betrayal-dragging-down-generation-y-income, 07.03.2016.

Baumgartner, Thomas; Heinrichs, Markus; Vonlanthen, Aline; Fischbacher, Urs; Fehr, Ernst (2008): *Oxytocin Shapes the Neural Circuitry of Trust and Trust Adaptation in Humans.* Cell Press. Online verfügbar unter https://www.econ.uzh.ch/dam/jcr:ffffffff-9758-127f-0000-0000149cf359/BaumgartnerNEURONOxy.pdf.

Bayerischer Rundfunk (2017): *Generation What? – Die Umfrage über die 18-34-Jährigen in Europa.* Bayerischer Rundfunk. Online verfügbar unter http://www.generation-what.de, 30.04.2017.

BBC (2011): *Secrets of the Superbrands.* BBC Three. Online verfügbar unter https://www.bbc.co.uk/programmes/b011fjbp, 20.07.2011.

BBC (2019): *Why some Japanese pensioners want to go to jail*. BBC. Online verfügbar unter https://www.bbc.com/news/stories-47033704, 12.02.2019.

Beaujouan, Éva; Berghammer, Caroline (2019): *The Gap Between Lifetime Fertility Intentions and Completed Fertility in Europe and the United States: A Cohort Approach*. In: *Population research and policy review*, S. 1–29. DOI: 10.1007/s11113-019-09516-3.

Beeger, Britta (2018): *Rentendebatte: Rentenpläne belasten die Jungen*. Frankfurter Allgemeine Zeitung. Online verfügbar unter http://www.faz.net/aktuell/wirtschaft/was-wird-aus-der-rente/plaene-fuer-rente-gehen-auf-kosten-der-jungen-generation-14200685.html, 31.01.2018.

Behrends, Jenna (2019): *Rabenvater Staat. Warum unsere Familienpolitik einen Neustart braucht*. München: dtv.

Bemmer, Ariane (2020): *Die alternde Gesellschaft: Wenn die »beigen Rentner« aussterben*. Tagesspiegel. Online verfügbar unter https://www.tagesspiegel.de/gesellschaft/panorama/die-alternde-gesellschaft-wenn-die-beigen-rentner-aussterben/25525152.html, 16.02.2020.

Bernau, Patrick (2018): *Offene Stellen: Ohne Polen und Rumänen hätten wir ein Problem*. Frankfurter Allgemeine Zeitung. Online verfügbar unter https://www.faz.net/aktuell/wirtschaft/neue-arbeitsplaetze-ohne-polen-und-rumaenen-haetten-wir-ein-problem-15824572.html, 07.10.2018.

Bernstein, Sara Tatyana (2017): *Dressing Older Is About Wealth*. Racked. Online verfügbar unter https://www.racked.com/2017/10/18/16453412/menocore-wealth-age-eileen-fisher, 18.10.2019.

Biden, Joe (2021): *Remarks by President Biden in Address to a Joint Session of Congress*. The White House. Online verfügbar unter https://www.whitehouse.gov/briefing-room/speeches-remarks/2021/04/29/remarks-by-president-biden-in-address-to-a-joint-session-of-congress/?utm_source=pocket_mylist, 29.04.2021

Biermann, Kai; Faigle, Philip; Geisler, Astrid; Polke-Majewski, Karsten; Steffen, Tilman; Venohr, Sascha (2016): *Was macht ihr da mit unseren Kindern?* Zeit Online. Online verfügbar unter http://www.zeit.de/gesellschaft/familie/2016-06/kita-qualitaet-mitarbeiter-fehlverhalten-umfrage/komplettansicht, 30.06.2016.

Bigalke, Katja (2018): *Das Rollenbild der Mutter – »Das wird immer so toll dargestellt«*. Deutschlandfunk Kultur. Online verfügbar unter https://www.deutschlandfunkkultur.de/das-rollenbild-der-mutter-das-wird-immer-so-toll-dargestellt.976.de.html?dram:article_id=436547, 20.12.2018.

bild.de (2017): *182 Milliardäre – Die 1000 reichsten Deutschen*. bild.de. Online verfügbar unter https://www.bild.de/geld/mein-geld/milliardaer/tausend-reichste-deutsche-52984166.bild.html, 24.08.2017.

Blickpunkt (2018): *Gegen Luxus-Therme: Mehr als zweieinhalb Tausend Unterschriften*. Blickpunkt. Online verfügbar unter https://www.blickpunkt-brandenburg.de/nachrichten/archiv/artikel/64872/, 27.07.2018.

BMFSFJ (2022): *BMFSFJ – Aktionsprogramm »Aufholen nach Corona für Kinder und Jugendliche«*. Bundesministerium für Familie, Senioren, Frauen und Jugend. Online verfügbar unter https://www.bmfsfj.de/bmfsfj/themen/corona-pandemie/aufholen-nach-corona, 02.03.2022.

Boes, Stefan (2018): *Fehlzeiten-Report: Arbeit ohne Sinn macht krank*. Zeit Online. Online verfügbar unter https://www.zeit.de/arbeit/2018-09/fehlzeiten-report-arbeit-zufriedenheit-gesundheit, 04.09.2018.

Bonoli, Giuliano; Häusermann, Silja (2009): *Who wants what from the welfare state?* In: *European Societies* 11 (2), S. 211–232. DOI: 10.1080/14616690801942116.

Book, Simon; Heber, Max; Jauernig, Henning; Kurt, Chris; Riedmann, Bernhard (2021): *Interaktive Karten: Hier können Sie sich noch ein Haus leisten*. Der Spiegel. Online verfügbar unter https://www.spiegel.de/wirtschaft/service/immobilien-hier-koennen-sie-sich-noch-ein-haus-leisten-a-d19b9bf9-11f7-4548-9d66-b603d3a802c1, 16.05.2021.

Bordel, Anna (2016): *Praktikum: »Niemand hatte einen Vertrag«*. Zeit Online. Online verfügbar unter https://www.zeit.de/campus/2016-10/praktikum-start-up-berlin-gehalt-vertrag, 10.10.2016.

Börsch-Supan, Axel (2021): *heute Journal vom 08. 06. 2021*. ZDF.

Bourdieu, Pierre (1998): *Prekariat ist überall*. Gegenfeuer. Wortmeldungen im Dienste des Widerstands gegen die neoliberale Invasion. Online verfügbar unter http://www.forschungsnetzwerk.at/downloadpub/bourdieu%20-%20prekaritaet.pdf, 13.12.1998.

bpb (2013): *Armutsgefährdungsquoten von Familien | bpb*. Bundeszentrale für politische Bildung. Online verfügbar unter https://www.bpb.de/nachschlagen/zahlen-und-fakten/soziale-situation-in-deutschland/61791/armut-von-familien, 23.04.2013.

Bremmer, Ian (2018): *Is democracy essential? Millennials increasingly aren't sure – and that should concern us all.* NBC News. Online verfügbar unter https://www.nbcnews.com/think/amp/ncna847476, 13. 02. 2018

Bricker, Darrell Jay; Ibbitson, John (2019): *Empty planet. The shock of global population decline.* New York: Crown.

Brownstein, Ronald (2021): *Rock me on the water. 1974: the year Los Angeles transformed movies, music, television, and politics.* First edition. New York: HarperCollins.

Brummerloh, Dorothea (2018): *Haushaltsnahe Dienstleistungen – »Man hat wieder Personal«.* Deutschlandfunk Kultur. Online verfügbar unter https://www.deutschlandfunkkultur.de/haushaltsnahe-dienstleistungen-man-hat-wieder-personal.976.de.html?dram%3Aarticle_id=434903, 03. 12. 2018.

Büeler, Benno (2020): *Klima: Unaufhaltsame Zunahme des CO_2-Ausstosses in Afrika.* Infosperber.ch. Online verfügbar unter https://www.infosperber.ch/umwelt/luft-klima/klima-unaufhaltsame-zunahme-des-co2-ausstosses-in-afrika, 20. 01. 2020.

Bundesagentur für Arbeit (2018): *Beschäftigtenstatistik 2018.* Bundesagentur für Arbeit. Online verfügbar unter https://statistik.arbeitsagentur.de/Navigation/Statistik/Statistik-nach-Themen/Beschaeftigung/Beschaeftigung-Nav.html, 07. 09. 2018.

Bundesbank (2021): *Geldmengenentwicklung im Euro-Währungsgebiet Dezember 2021.* Bundesbank. Online verfügbar unter https://www.bundesbank.de/resource/blob/883084/4221fe9edb4c88c7b47a4d1ae5c1c495/mL/2021-12-29-geldmengenentwicklung-download.pdf, 29. 12. 2001.

Bundesinstitut für Bevölkerungsforschung (2021): *Fakten – Bevölkerungszahl und ihr Wachstum, Afrika (1950–2020).* Bundesinstitut für Bevölkerungsforschung. Online verfügbar unter https://www.bib.bund.de/DE/Fakten/Fakt/W24-Bevoelkerungszahl-Wachstum-Afrika-ab-1950.html, 09. 09. 2021.

Bundesregierung (2015): *Aktuelle Daten zu befristeter Beschäftigung (Antwort der Bundesregierung auf die Kleine Anfrage der Abgeordneten Jutta Krellmann, Klaus Ernst, Susanna Karawanskij, weiterer Abgeordneter und der Fraktion DIE LINKE. Drucksache 18/11761).* Deutscher Bundestag, 18. Wahlperiode, 20. 08. 2015.

Bundesregierung (2019): *Kleine Anfrage: Drucksache 19/10561.* Bundesregierung. Online verfügbar unter https://dip21.bundestag.de/dip21/btd/19/105/1910561.pdf, 03. 06. 2019.

Bundestag (2019): *Kleine Anfrage, Drucksache 19/9061*. Bundestag, 13.06.2019.

Canepa, Francesco; Shalal, Andrea (2018): *Big trade surpluses help fuel protectionism, IMF boss tells Germany*. Reuters. Online verfügbar unter https://www.reuters.com/article/us-germany-current-account-imf/big-trade-surpluses-help-fuel-protectionism-imf-boss-tells-germany-idUSKBN1F72U6?il=0, 18.01.2018.

Casquel, Elena; Cunyat, Antoni (2008): *Temporary contracts, employment protection and skill. A simple model*. In: *Economics Letters* 100 (3), S. 333–336. DOI: 10.1016/j.econlet.2008.02.023.

Cichy, Christiane (2019): *Ehegattensplitting: Warum Alleinerziehende vors Bundesverfassungsgericht ziehen. ARD Plusminus*.

Commonwealth Secretariat (2016): *Global youth development index and report 2016*. London: The Commonwealth.

Creutzburg, Dietrich (2021): *Die Rente sprengt den Haushalt*. Frankfurter Allgemeine Zeitung. Online verfügbar unter https://www.faz.net/aktuell/wirtschaft/rente-sprengt-den-bundeshaushalt-mehrere-reform ansaetze-17375564.html, 07.06.2021.

Cunningham, Anne; Stanovich, Keith (1998): *What reading does for the mind*. American Educator 22.

Das ist die SPD-Spitzenkandidatin: Katarina Barley: Ehemann, Kinder und Privates (2022). Online verfügbar unter https://www.merkur.de/politik/katarina-barley-spd-ehemann-kinder-und-privatleben-spitzenkandidatin-zr-12048958.html, 14.04.2022.

Decker, Markus (2022): *Corona: »Querdenker« – Bewegung der Corona-Leugner ist radikal einsam*. RND RedaktionsNetzwerk Deutschland. Online verfügbar unter https://www.rnd.de/politik/corona-querdenker-bewegung-der-corona-leugner-ist-radikal-einsam-XRH6GLOKLZEBZFTIPHDG3KEJCM.html?utm_source=pocket_mylist, 30.01.2022.

Deloitte (2017): *Millennial Survey 2017*. Deloitte. Online verfügbar unter https://www2.deloitte.com/global/en/pages/about-deloitte/articles/millennialsurvey.html, 2017.

Der Landeswahlleiter, Statistisches Landesamt des Freistaates Sachsen (2021): *Bundestagswahl 2021 – Wahlen*. Online verfügbar unter https://wahlen.sachsen.de/bundestagswahl-2021-rws-repraesen tative-wahlstatistik.html?_cp=%7B%22accordion-content-8121%22%3A%7B%220%22%3Atrue%7D%2C%22previousOpen%22%3A%7B%

22group%22%3A%22accordion-content-8121%22%2C%22idx%22%3A0%7D%7D, 2021.

Deutsche Rentenversicherung Bund (2020): *2020 Jahresbericht*. Deutsche Rentenversicherung Bund. Online verfügbar unter https://www.deutsche-rentenversicherung.de/SharedDocs/Downloads/DE/Statistiken-und-Berichte/Berichte/jahresbericht_download.pdf?__blob=publicationFile&v=29, 2020.

Deutsche Versicherer (2018): *7 Jahre länger leben*. Deutsche Versicherer. Online verfügbar unter https://www.7jahrelaenger.de/, 08. 08. 2018.

Diekmann, Florian (2018a): *Tafel-Streit: Wieso Hartz IV tatsächlich zu wenig zum Leben ist*. Spiegel Online. Online verfügbar unter https://www.spiegel.de/wirtschaft/soziales/tafel-streit-wieso-hartz-iv-tatsaechlich-zu-wenig-zum-leben-ist-a-1197012.html, 08. 03. 2018.

Diekmann, Florian (2018b): *Deutschland: 45 Superreiche besitzen so viel wie die halbe Bevölkerung*. Spiegel Online. Online verfügbar unter http://www.spiegel.de/wirtschaft/soziales/vermoegen-45-superreiche-besitzen-so-viel-wie-die-halbe-deutsche-bevoelkerung-a-1189111-amp.html, 23. 01. 2018.

Diekmann, Florian (2019a): *Bevölkerungsentwicklung: Wo Deutschland am schnellsten altert*. Spiegel Online. Online verfügbar unter http://www.spiegel.de/wirtschaft/soziales/deutschland-so-schnell-altert-die-bevoelkerung-in-ihrem-heimatkreis-a-1255659.html, 04. 03. 2019.

Diekmann, Nicole (2019b): *Tweet*. Twitter. Online verfügbar unter https://twitter.com/nicolediekmann/status/1139619338380611586, 14. 06. 2019.

DIW Berlin (2021): *DIW Berlin: In Deutschland werden zwischen 2012 und 2027 bis zu 400 Milliarden Euro pro Jahr verschenkt und vererbt werden, gut ein Viertel mehr als bisher angenommen*. Deutsches Institut für Wirtschaftsforschung Berlin. Online verfügbar unter https://www.diw.de/de/diw_01.c.560993.de/in_deutschland_werden_zwischen_2012_und_2027_bis_zu_400_milliarden_euro_pro_jahr_verschenkt_und_vererbt_werden_gut_ein_viertel_mehr_als_bisher_angenommen.html, 20. 09. 2021.

dpa (2016a): *Viele Grundschulen in Deutschland müssen ohne Rektor auskommen*. Welt Online. Online verfügbar unter https://www.welt.de/newsticker/dpa_nt/infoline_nt/schlaglichter_nt/article156340707/Viele-Grundschulen-in-Deutschland-muessen-ohne-Rektor-auskommen.html, 19. 06. 2016.

dpa (2016b): *Arbeitswelt: Mehr Druck oder mehr Freiheit?* Frankfurter Allgemeine Zeitung. Online verfügbar unter http://www.faz.net/aktuell/beruf-chance/beruf/arbeitswelt-mehr-druck-oder-mehr-freiheit-14125695.html, 15.03.2016.

dpa (2017): *Prognose für 2018: Mieten sollen um fünf Prozent steigen.* Spiegel Online. Online verfügbar unter http://www.spiegel.de/wirtschaft/soziales/immobilien-mieten-in-deutschland-sollen-2018-um-fuenf-prozent-steigen-a-1184873.html, 24.12.2017.

dpa (2019a): *Schwarzarbeit und Personalnot: In der Pflege droht der Kollaps.* Frankfurter Allgemeine Zeitung. Online verfügbar unter https://www.faz.net/aktuell/wirtschaft/fachkraefte-experten-warnen-vor-notstand-in-der-pflege-16035569.html, 11.02.2019.

dpa (2019b): *Ungewöhnliche Hilfe: 99-Jährige geht wegen kaputten Trimmrads zur Polizei.* Spiegel Online. Online verfügbar unter http://www.spiegel.de/panorama/gesellschaft/kiel-99-jaehrige-geht-wegen-kaputten-trimmrads-zur-polizei-a-1252935.html, 12.02.2019.

dpa (2019c): *Deutsche-Bank-Studie: Deutsche machen sich große Sorgen um Altersarmut.* Zeit Online. Online verfügbar unter https://www.zeit.de/wirtschaft/2019-12/deutsche-bank-studie-altersarmut-angst-vorsorge, 04.12.2019.

Drosten, Christian (2020): *(58) Coronavirus-Update: Das Gedächtnis der Zellen.* NDR. Online verfügbar unter https://www.ndr.de/nachrichten/info/58-Coronavirus-Update-Das-Gedaechtnis-der-Zellen,podcastcoronavirus246.html, 30.09.2020.

Eckstein, David; Künzel, Vera; Schäfer, Laura; Winges, Maik (2019): *Globaler Klima-Risiko-Index 2020.* Germanwatch. Online verfügbar unter https://germanwatch.org/de/17307, 04.12.2019.

El Damerdash, Sara (2018): *Aufstand der Jugend.* ZDF *heute plus.* Online verfügbar unter https://twitter.com/heuteplus/status/1039603233583509505, 11.09.2018.

Europäische Kommission (2017): *Länderbericht Deutschland 2017.* Europäische Kommission. Online verfügbar unter https://ec.europa.eu/info/sites/info/files/2017-european-semester-country-report-germany-de_1.pdf, 01.08.2017.

Ewald, Marcus (2018): *Liebe Babyboomer, wir zahlen eure Rente nicht!* Welt Online. Online verfügbar unter https://www.welt.de/debatte/kommentare/plus174549671/Jugend-Liebe-Babyboomer-wir-zahlen-eure-Rente-nicht.html, 10.11.2018.

EY (2016): *EY Studentenstudie 2016: In welche Branchen zieht es Studenten in Deutschland?* EY.

EZB (2020): *Median net wealth of households, by age class, 2017*. Online verfügbar unter https://ec.europa.eu/eurostat/statistics-explained/index.php?title=File:Median_net_wealth_of_households,_by_age_class,_2017_(households_based_on_age_of_reference_person,_relative_to_median_for_all_households_%3D_100)_AE2020.png.

F.A.Z. (2018): *Armut in Deutschland: Jeden Dritten werfen ungeplante Ausgaben von 1000 Euro aus der Bahn*. Frankfurter Allgemeine Zeitung. Online verfügbar unter https://www.faz.net/aktuell/wirtschaft/mehr-wirtschaft/armut-in-deutschland-jeder-dritte-hat-nicht-mal-1000-euro-15553142.html, 10.11.2020.

Faller, Heike (2018): *Nachbarschaft: Das Dorf-Prinzip*. Zeit Magazin. Online verfügbar unter https://www.zeit.de/zeit-magazin/2018/05/nachbarschaft-deutschland-plattform-start-up, 28.01.2018.

Fegert, Jörg (2016): *Jugendpsychiater über Selbstverletzungen – Jeder fünfte Schüler ritzt sich (Interview)*. Deutschlandfunk. Online verfügbar unter http://www.deutschlandfunk.de/jugendpsychiater-ueber-selbst verletzungen-jeder-fuenfte.709.de.html?dram:article_id=358578, 28.06.2016.

Fischer, Lars (2020): *Psychische Gesundheit: Alt, einsam, depressiv*. Spektrum.de. Online verfügbar unter https://www.spektrum.de/news/psyche-zusammenhang-zwischen-einsamkeit-und-depression-im-alter/1792100#Echobox=1605107493, 11.11.2020.

Focus (2021): *Nicht mal Hälfte der Rentner kriegt 1000 Euro: Bundesbeamte kassieren Mehrfaches*. Online verfügbar unter https://www.focus.de/finanzen/altersvorsorge/rente/rente-vs-pension-haelfte-aller-renten-liegt-unter-1000-euro-im-monat_id_12349032.html, 28.01.2021.

Fratzscher, Marcel (2018a): *Tweet*. Twitter. Online verfügbar unter https://twitter.com/mfratzscher/status/955349720901222400, 22.01.2018.

Fratzscher, Marcel (2018b): *Tweet*. Twitter, 24.01.2018.

Fratzscher, Marcel (2018c): *Tweet*. Twitter. Online verfügbar unter https://twitter.com/MFratzscher/status/971729819447758850, 08.03.2018.

Fratzscher, Marcel (2018d): *Tweet*. Twitter. Online verfügbar unter https://twitter.com/MFratzscher/status/1036540472104235008, 03.09.2018.

Fratzscher, Marcel (2020): *Twitter-Thread*. Twitter. Online verfügbar unter https://twitter.com/MFratzscher/status/1288731281057087488, 30.07.2020.

Freizeitmonitor (2019): *Hobbys in Deutschland – Beliebteste Freizeitaktivitäten 2019*. Stiftung für Zukunftsfragen. Online verfügbar unter http://www.freizeitmonitor.de/, 19.09.2019.

Friedrichs, Julia (2015a): *Erben: Eine Klasse für sich*. Zeit Online. Online verfügbar unter https://www.zeit.de/zeit-magazin/2015/11/erben-erbschaftssteuer-demokratie-gerechtigkeit, 12.03.2015

Friedrichs, Julia (2015b): *Wir Erben. Was Geld mit Menschen macht*. Berlin: Berlin Verlag.

Friedrichs, Julia (2021): *Working Class. Warum wir Arbeit brauchen, von der wir leben können*. Berlin: Berlin Verlag.

Fuchs, Johannes; Söhnlein, Doris; Weber, Brigitte (2021): *IAB-Kurzbericht 25. 2021*. Institut für Arbeitsmarkt- und Berufsforschung. Online verfügbar unter https://doku.iab.de/kurzber/2021/kb2021-25.pdf, 23.11.2021.

Funk, Albert; Starzmann, Paul (2019): *Überdurchschnittlich armutsgefährdet*. Tagesspiegel. Online verfügbar unter https://www.tagesspiegel.de/politik/alleinerziehend-in-deutschland-ueberdurchschnittlich-armutsgefaehrdet/22875296.html, 13.02.2019.

Gallagher, James (2018): *›Remarkable‹ decline in fertility rates*. BBC. Online verfügbar unter https://www.bbc.com/news/amp/health-46118103?__twitter_impression=true, 13.11.2018.

Gassmann, Leandra; Egloff, Lukas (2011): *Fremden vertrauen dank Oxytocin*. Universität Zürich, 25.05.2011.

Generationen Stiftung (2019): *Wir kündigen den Generationenvertrag – Die neue Generation*. Generationen Stiftung. Online verfügbar unter https://wirkuendigen.de/, 07.11.2019.

George, Henry (2005): *Progress and poverty*. New York: Cosimo (Cosimo classics).

Gesellschaft für deutsche Sprache (2021): *Wort des Jahres (Deutschland)*. Online verfügbar unter https://de.wikipedia.org/w/index.php?title=-Wort_des_Jahres_(Deutschland)&oldid=217869095.

Gierke, Sebastian (2019): *Heitmeyer über Autoritarismus: Mache mir Sorgen*. Süddeutsche Zeitung. Online verfügbar unter https://www.sueddeutsche.de/politik/wachsender-autoritarismus-kein-mensch-kann-auf-dauer-ohne-anerkennung-leben-1.4203226, 15.11.2019.

Gigaset (2019): *smart care | Gigaset*. Gigaset. Online verfügbar unter https://smart-care-seniorenassistenz.com, 28.11.2019.

Gov.uk (2018): *Housing our Ageing Population: Panel for Innovation*

(HAPPI). Homes England. Online verfügbar unter https://www.gov.uk/government/organisations/homes-england, 30.10.2018.

Govrin, Jule (2018): *»Das Leben des Vernon Subutex«: Bildet Banden!* Zeit Online. Online verfügbar unter https://www.zeit.de/kultur/2018-09/leben-vernon-subutex-teil-3-virginie-despentes, 07.09.2018.

Graeber, David (2020): *Bullshit Jobs. Vom wahren Sinn der Arbeit*. Stuttgart: Klett-Cotta.

Grahame, Alice (2018): *What would an age-friendly city look like?* The Guardian. Online verfügbar unter https://www.theguardian.com/cities/2018/oct/10/what-would-an-age-friendly-city-look-like, 10.10.2018.

Gritti, Félice; Meyer zu Eppendorf, Katharina; Polonyi, Max; Scharnagl, Tobias (2018): *Armut im Alter: Was am Ende übrig bleibt*. Spiegel Online. Online verfügbar unter https://www.spiegel.de/wirtschaft/armut-im-alter-wie-eine-85-jaehrige-am-existenzminimum-lebt-a-1244160.html, 23.12.2018.

Gründinger, Wolfgang (2016): *Brexit-Abstimmung: Ich möchte Teil einer Jugendbewegung sein*. Zeit Online. Online verfügbar unter http://www.zeit.de/kultur/2016-06/brexit-abstimmung-junge-alte-yougov-umfrage, 25.06.2016.

Grytz, Michael (2022): *Vermögensverteilung in Deutschland benachteiligt Junge*. tagesschau.de. Online verfügbar unter https://www.tagesschau.de/wirtschaft/finanzen/vermoegensverteilung-europa-101.html, 18.01.2021.

Haggemiller, Florian (2016): *Ausbildungsreport 2016*. DGB Bundesvorstand. Online verfügbar unter http://www.dgb.de/presse/++co++2d7d8286-6f95-11e6-8e3e-525400e5a74a, 01.09.2016.

Hahn, Marten; Klinger, Natalie (2019): *Senioren in Großbritannien – Alleingelassen auf dem Land*. Deutschlandfunk. Online verfügbar unter https://www.deutschlandfunk.de/senioren-in-grossbritannien-alleingelassen-auf-dem-land.795.de.html?dram:article_id=455904, 14.08.2019.

Hallermann, Susanne (2018): *Betroffenen-Initiative – »Pflege von Angehörigen macht arm«*. Deutschlandfunk. Online verfügbar unter https://www.deutschlandfunk.de/betroffenen-initiative-pflege-von-angehoerigen-macht-arm-100.html, 09.08.2018.

Hasenheit, Marius (2018): *Arbeitswelt – Die Firma ist nicht deine Familie*. Deutschlandfunk Kultur. Online verfügbar unter https://www.deutsch

landfunkkultur.de/arbeitswelt-die-firma-ist-nicht-deine-familie.1005.de.html?dram:article_id=432635, 08.11.2018.

Hausding, Götz (2020): *Deutscher Bundestag – Für Arbeit und Soziales stehen 164,92 Milliarden Euro zu Verfügung*. Bundestag.de. Online verfügbar unter https://www.bundestag.de/dokumente/textarchiv/2020/kw50-de-arbeit-soziale-810064, 11.12.2020.

HAZ (2019): *Darum fuhr ein Autofahrer einen Radler absichtlich um*. Hannoversche Allgemeine. Online verfügbar unter https://www.haz.de/Nachrichten/Der-Norden/Doetllingen-Autofahrer-faehrt-Radfahrer-absichtlich-um-das-ist-der-Grund, 13.06.2019.

Heck, Bruno (Hg.) (1988): *Sterben wir aus? Die Bevölkerungsstatistik in der Bundesrepublik Deutschland*. Freiburg: Herder (Veröffentlichung der Konrad-Adenauer-Stiftung).

Heinsohn, Gunnar; Steiger, Otto (2004): *Eigentum, Zins und Geld. Ungelöste Rätsel der Wirtschaftswissenschaft*. 3., nochmals durchges. Aufl. Marburg: Metropolis-Verlag.

Herrmann, Ulrike (2010): *Soziale Gerechtigkeit: Die Mittelschicht betrügt sich selbst*. Spiegel Online. Online verfügbar unter http://www.spiegel.de/wirtschaft/soziales/soziale-gerechtigkeit-die-mittelschicht-betruegt-sich-selbst-a-687760.html, 08.04.2010.

Hertz, Noreena (2016): *Think the millennials have it tough? For Generation K life's even harsher*. The Guardian. Online verfügbar unter https://www.theguardian.com/world/2016/mar/19/think-millennials-have-it-tough-for-generation-k-life-is-even-harsher, 19.03.2016.

Hildebrand, Jan; Greive, Martin; Olk, Julian (2021): *Lindner übernimmt Finanzministerium: Wie viel Wumms bleibt?* Handelsblatt. Online verfügbar unter https://www.handelsblatt.com/politik/deutschland/finanzpolitik-christian-lindner-verspricht-ermoeglichungsministerium-fuer-wie-viel-wumms-wird-er-sorgen/27879122.html, 09.12.2021.

Hipp, Ann-Kathrin (2020): *Klima, Corona und Rassismus: Die Welt wird ihre Krisen nur mit der Jugend lösen*. Tagesspiegel. Online verfügbar unter https://www.tagesspiegel.de/meinung/klima-corona-und-rassimus-die-welt-wird-ihre-krisen-nur-mit-der-jugend-loesen/25893600.html, 06.06.2020.

Hofmann, Madeleine (2018): *Macht Platz! Über die Jugend von heute und die Alten, die überall dick drin sitzen und über fehlenden Nachwuchs schimpfen*. Frankfurt, New York: Campus.

Holzinger, Christina (2018): *Franziska Giffey in Bayreuth: Reden wie mit Oma Erna.* Nordbayerischer Kurier. Online verfügbar unter https://www.kurier.de/inhalt.franziska-giffey-in-bayreuth-reden-wie-mit-oma-erna.d15b1c11-0a29-466f-9925-134be8849be6.html, 07.10.2018.

Houben, Henriette; Maiterth, Ralf (2011): *Endangering of businesses by the German inheritance tax? An empirical analysis.* In: *Business Research* 4 (1), S. 32–46. DOI: 10.1007/BF03342725.

Hunko, Andrej (2017): *Tweet.* Twitter. Online verfügbar unter https://twitter.com/AndrejHunko/status/895274168283013120?s=09, 09.08.2017.

Hurley, Amanda Kolson (2015): *Deane Simpson's »Young-Old«.* Architect Magazine. Online verfügbar unter https://www.architectmagazine.com/practice/deane-simpsons-young-old_o, 23.09.2015.

Hurrelmann, Klaus; Albrecht, Erik (2014): *Die heimlichen Revolutionäre. Wie die Generation Y unsere Welt verändert.* Weinheim: Beltz.

Hutt, Rosamond (2019): *What's behind South Korea's elderly crime wave?* WEF. Online verfügbar unter https://www.weforum.org/agenda/2019/01/south-korea-elderly-crime-wave-ageing-society, 04.01.2019.

IAB-Forum (2018): *Belastbare Methoden statt Kaffeesatzleserei – wie IAB-Forscher das künftige Arbeitskräfteangebot prognostizieren – IAB-Forum.* Institut für Arbeitsmarkt- und Berufsforschung. Online verfügbar unter https://www.iab-forum.de/belastbare-methoden-statt-kaffeesatzleserei-wie-iab-forscher-in-die-zukunft-blicken/, 18.04.2018.

Infratest dimap (2021a): *Wen wählten Jüngere und Ältere?* ARD. Online verfügbar unter https://www.tagesschau.de/wahl/archiv/2021-03-14-LT-DE-RP/umfrage-alter.shtml, 27.05.2021.

Infratest dimap (2021b): *Bundestagswahl 2021: Ergebnisse der Jungwähler und Erstwähler.* Business Insider. Online verfügbar unter https://www.businessinsider.de/politik/deutschland/bundestagswahl-2021-ueberraschung-bei-den-erstwaehlern-so-haben-die-jungen-waehlerinnen-und-waehler-bei-der-bundestagswahl-gewaehlt-a/, 27.09.2021.

Inhorn, M. C.; Birenbaum-Carmeli, D.; Birger, J.; Westphal, L. M.; Doyle, J.; Gleicher, N. et al. (2018): *Elective egg freezing and its underlying socio-demography: a binational analysis with global implications.* In: *Reproductive biology and endocrinology* 16 (1), S. 70. DOI: 10.1186/s12958-018-0389-z.

Jacobs, Sean (2022): *Letters of recommendation.* africasacountry.com.

Online verfügbar unter https://africasacountry.com/2022/02/letters-of-recommendation, 17.02.2022.

Jánszky, Sven Gábor; Abicht, Lothar (2013): *2025 – So arbeiten wir in der Zukunft.* Wien: Goldegg Verlag.

Jones, Charles (2020): *The End of Economic Growth? Unintended Consequences of a Declining Population.* Cambridge, MA.

Joop, Wolfgang (2019): *Künstlergespräch mit Wolfgang Joop.* ORF. Online verfügbar unter https://www.youtube.com/watch?v=GREKAWciTUc, 24.06.2019.

Kaden, Dorothee (2021): *Die Macht der sanften Berührung*: Arte. Online verfügbar unter https://www.ardmediathek.de/video/doku-und-reportage/die-macht-der-sanften-beruehrung/hr-fernsehen/Y3JpZDovL2hyLW9ubGluZS8xNjE3ODk.

Kaiser, Tobias (2018a): *»Ideologisches Vakuum«: Ökonomen greifen Wirtschaftspolitik der GroKo an.* Welt Online. Online verfügbar unter https://www.welt.de/wirtschaft/article174437159/Ideologisches-Vakuum-Oekonomen-greifen-Wirtschaftspolitik-der-GroKo-an.html, 12.03.2018.

Kaiser, Tobias (2018b): *IWF-Warnung: Deutscher Staat lebt über seine Verhältnisse.* Welt Online. Online verfügbar unter https://amp.welt.de/wirtschaft/article181823824/IWF-Warnung-Deutscher-Staat-lebt-ueber-seine-Verhaeltnisse.html?__twitter_impression=true, 10.10.2018.

Kämmerlings, Richard (2018): *Rätsel Pubertät: Das Teenagergehirn, eine Blackbox.* Welt Online. Online verfügbar unter https://www.welt.de/kultur/article183330806/Raetsel-Pubertaet-Das-Teenagergehirn-eine-Blackbox.html, 05.11.2018.

Kawalec, Sandra; Menz, Wolfgang (2013): *Fünf Versuche, die organisationale »Verflüssigung« von IBM aus arbeits- und organisationssoziologischer Perspektive zu verstehen.* IG Metall, https://www.researchgate.net/publication/284419390_Funf_Versuche_die_organisationale_Verflussigung_von_IBM_aus_arbeits-_und_organisationssoziologischer_Perspektive_zu_verstehen.

Kazmierczak, Ludger (2019): *»Kletskassa«, die Kasse zum Plaudern.* wdr.de. Online verfügbar unter https://www1.wdr.de/mediathek/audio/wdr5/wdr5-morgenecho-beitraege/audio-kletskassa-die-kasse-zum-plaudern-100.html, 21.11.2019.

Kellner, Peter (2018): *Remainers will outnumber Leavers for the first time in January 2019 – here's how*. Independent. Online verfügbar unter https://www.independent.co.uk/voices/final-say-remain-leave-second-referendum-brexit-no-deal-crossover-day-a8541576.html, 17.09.2018.

Kindler, Jean-Philippe (2022): *Deutschland umtopfen*.

Kittlitz, Alard von (2016): *Generation Y: Ihr macht uns arm!* Zeit Online. Online verfügbar unter http://www.zeit.de/2016/21/generation-y-geld-rente-rentner-altersarmut-soziale-ungleichheit, 26.05.2016.

Klein, Maximilian (2018): *Altersvorsorge – Trübe Aussichten für Millennials?* Deutschlandfunk Kultur. Online verfügbar unter https://www.deutschlandfunkkultur.de/altersvorsorge-truebe-aussichten-fuer-millennials.976.de.html?dram:article_id=424837, 07.08.2018.

Kleven, Henrik; Landais, Camille; Søgaard, Jakob Egholt (2019): *Children and Gender Inequality: Evidence from Denmark*. In: *American Economic Journal: Applied Economics* 11 (4), S. 181–209. DOI: 10.1257/app.20180010.

Koch, Thomas (2017): *Thomas Koch: ProSatSieben1 – Ein Konzern geht (s)einen Weg*. Werben & Verkaufen. Online verfügbar unter https://www.wuv.de/medien/thomas_koch_prosatsieben1_ein_konzern_geht_s_einen_weg, 17.11.2017.

Köcher, Renate (2017): *Generation Mitte 2017: Bilanz und Erwartungen am Beginn der neuen Legislaturperiode*. Institut für Demoskopie Allensbach, 14.11.2017.

Kochskämper, Susanna (2018): *IW Report 33/18 Die Entwicklung der Pflegefallzahlen in den Bundesländern*. Institut der deutschen Wirtschaft. Online verfügbar unter https://www.iwkoeln.de/fileadmin/user_upload/Studien/Report/PDF/2018/IW-Report_33_2018_Pflegefallzahlen.pdf, 10.09.2018.

Koll, Theo (2022): *heute Journal*. ZDF, 10.04.2022.

Kolland, Franz (2015): *Neue Kultur des Alterns – Forschungsergebnisse, Konzepte und kritischer Ausblick*. Bundesministerium für Arbeit, Soziales und Konsumentenschutz. Online verfügbar unter http://www.forschungsnetzwerk.at/downloadpub/2015_soziale-themen_alter-kultur-kolland-2015-studie.pdf, 2015.

Kontis, Vasilis; Bennett, James E.; Mathers, Colin D.; Li, Guangquan; Foreman, Kyle; Ezzati, Majid (2017): *Future life expectancy in 35 industrialised countries: projections with a Bayesian model ensemble*. In: *The Lancet* 389 (10076), S. 1323–1335. DOI: 10.1016/S0140-6736(16)32381-9.

Kosfeld, Michael; Heinrichs, Markus; Zak, Paul J.; Fischbacher, Urs; Fehr, Ernst (2005): *Oxytocin increases trust in humans.* In: *Nature* 435 (7042), S. 673–676. DOI: 10.1038/nature03701.

Kramer, Bernd (2015): *Jobsuche und Zeitverträge: Unter 30 in Europa? Viel Glück!* Spiegel Online. Online verfügbar unter https://www.spiegel.de/karriere/die-generation-y-ist-in-wahrheit-eine-generation-prekaer-a-1064394.html, 27.05.2015.

Kramper, Gernot (2018): *Wieso die Millennials die reichste Generation aller Zeiten werden könnten.* Stern. Online verfügbar unter https://www.stern.de/wirtschaft/geld/wieso-die-millennials-die-reichste-generation-aller-zeiten-werden-koennten-8486918.html, 12.12.2018.

Krebs, Tom (2018a): *Wie sich die Unsicherheit auf dem deutschen Arbeitsmarkt entwickelt hat.* Makronom. Online verfügbar unter https://makronom.de/wie-sich-die-unsicherheit-auf-dem-deutschen-arbeitsmarkt-entwickelt-hat-26183?utm_campaign=shareaholic&utm_medium=twitter&utm_source=socialnetwork, 02.05.2018.

Krebs, Tom (2018b): *Mythos Hartz IV: Warum eine Reform der Reform sinnvoll ist.* Makronom. Online verfügbar unter https://makronom.de/arbeitsmarkt-analyse-auswirkungen-reform-mythos-hartz-iv-26821, 18.06.2018.

Kretschmann, Winfried (2022): *Kretschmann verurteilt Blockaden der »Letzten Generation«.* evangelisch.de. Online verfügbar unter https://www.evangelisch.de/inhalte/197135/15-02-2022/kretschmann-verurteilt-blockaden-der-letzten-generation, 15.02.2022.

Krolewski, Ralph (2019): *heute Journal.* ZDF, 30.11.2019.

Kröning, Anna (2019): *Woher kommt die deutsche Feindseligkeit gegenüber Kindern?* Welt Online. Online verfügbar unter https://www.welt.de/debatte/kommentare/plus198898975/Woher-kommt-die-deutsche-Feindseligkeit-gegenueber-Kindern.html, 22.08.2019.

Krüger, Wolfgang (2018): *Tag der Freundschaft: Nie waren Freunde so wertvoll wie heute.* ZDF. Online verfügbar unter https://www.zdf.de/nachrichten/heute/freundschaft-in-digitalen-zeiten-interview-mit-wolfgang-krueger-100.html, 30.07.2018.

Kurz, Christopher; Li, Geng; Vine, Daniel J. (2018): *Are Millennials Different?* In: *FEDS* 2018 (080). DOI: 10.17016/FEDS.2018.080.

Lang, Ricarda (2022a): *Aufruhr um Straßenblockaden: Neue Grünen-Chefin verteidigt nun »zivilen Ungehorsam« – mit einem Aber.* Merkur.de. Online verfügbar unter https://www.merkur.de/politik/ricardalang-gruene-chefin-klimaaktivisten-strasse-blockade-lebensmittel-aufstand-letzte-generation-news-91285190.html, 09.02.2022.

Lang, Ricarda (2022b): *Markus Lanz vom 09.02.2022.* Online verfügbar unter https://www.youtube.com/watch?v=QvrU6IHChok, 09.02.2022.

Laurenz, Nike (2018): *Unterwegs mit Instagram-Stars: So ticken Lisa und Lena – und warum ticken alle aus?* Spiegel Online. Online verfügbar unter https://www.spiegel.de/lebenundlernen/job/lisa-und-lena-unterwegs-mit-den-stars-von-tiktok-und-instagram-a-1242948.html, 25.12.2018.

Lemke, Steffi (2022): *»Letzte Generation«: Umweltministerin zeigt Verständnis für Proteste.* Welt Online Online verfügbar unter https://www.welt.de/politik/deutschland/article236795863/Letzte-Generation-Umweltministerin-zeigt-Verstaendnis-fuer-Proteste-FDP-widerspricht.html, 10.02.2022.

Lobo, Sascha (2016): *S.P.O.N. – Die Mensch-Maschine: Die Krise der Arbeit.* Spiegel Online. Online verfügbar unter http://www.spiegel.de/netzwelt/web/spd-auf-die-krise-der-arbeit-folgt-die-krise-der-partei-kolumne-a-1091679.html, 11.05.2016.

Lobrecht, Felix (2022): *Sternstunde Philosophie – Felix Lobrecht – Der glaubwürdige Provokateur.* SRF. Online verfügbar unter https://www.srf.ch/play/tv/sternstunde-philosophie/video/felix-lobrecht---der-glaubwuerdige-provokateur?urn=urn:srf:video:ee14e769-b7bd-4e51-9e61-6762b015e4dc, 13.02.2022.

Lucke, Albrecht von (2019): *»Fridays for Future«: Der Kampf um die Empörungshoheit.* Blätter für deutsche und internationale Politik. Online verfügbar unter https://www.blaetter.de/download/pdf/28859, 01.03.2019.

Luhmann, Niklas (1968): *Vertrauen. Ein Mechanismus der Reduktion sozialer Komplexität.* Stuttgart: Enke (Soziologische Gegenwartsfragen, N.F., H. 28).

Luhmann, Niklas (2008): *Die Moral der Gesellschaft.* Frankfurt am Main: Suhrkamp.

Maak, Niklas (2020): *Niklas Maak: Corona-Krise wird die Architektur verändern.* ARD.de. Online verfügbar unter https://www.ardmediathek.de/video/after-corona-club/niklas-maak-corona-krise-wird-die-architektur-veraendern/ndr/Y3JpZDovL25kci5kZS9lODc3YTUzMS04Y2E1LTRjMGMtOTc3ZilhNmY1YTQ2NjI5ODg, 27.04.2020.

Maas, Sebastian (2018): *Yoga-Retreats und kein Geld für Häuser: Das*

Monopoly für Millennials ist so treffend, dass es weh tut. bento. Online verfügbar unter https://www.bento.de/future/das-monopoly-fuer-millennials-ist-alles-was-du-nie-wolltest-a-8aa6c0af-efb2-4e69-bc70-5958786ffae4, 11. 11. 2018.

Maizière, Thomas de (2021a): *Deutscher Bundestag, 233. Sitzung vom 10. 06. 2021.* Bundestag. Online verfügbar unter https://www.bundestag.de/mediathek?videoid=7526387#url=L2llZGlhdGhla292ZXJsYXk/dmlkZW9pZD03NTI2Mzg3&mod=mediathek, 10. 06. 2021.

Maizière, Thomas de (2021b): *Markus Lanz.* Markus Lanz, 08. 07. 2021.

Mangold, Ijoma (2022): *Bitcoin – Eine neue Weltordnung?* Sternstunde Philosophie | SRF Kultur. Online verfügbar unter https://www.youtube.com/watch?v=bmI9RGGFaDI, 14. 02. 2022.

ManpowerGroup (2018): *Millennials im Karriere-Marathon: So gewinnen Unternehmen weltweit die bald größte Generation.* ManpowerGroup, 2018.

Matei, Adrienne (2019): *Meet the millennials pretending to be baby boomers on Facebook.* The Guardian. Online verfügbar unter https://www.theguardian.com/technology/2019/jul/08/millennials-baby-boomers-roleplaying, 12. 07. 2019.

McWilliams, David (2021): *105 – The Rentier Economy | The David McWilliams Podcast on Acast.* Podcast. Online verfügbar unter https://play.acast.com/s/the-david-mcwilliams-podcast/105-therentiereconomy, 28. 01. 2021.

McWilliams, David (2022): *213 – How do we solve the inflation problem?* Podcast. Online verfügbar unter https://shows.acast.com/the-david-mcwilliams-podcast/episodes/213-how-do-we-solve-the-inflation-problem, 15. 02. 2022.

MDR (2021): *Bundestagswahl: Erstwähler stimmen für FDP und Grüne.* MDR. Online verfügbar unter https://www.mdr.de/nachrichten/deutschland/erstwaehler-fdp-gruene-102.html, 11. 02. 2022.

Menkens, Sabine (2012): *Glücksmomente: Wie wir verlernt haben, das Leben zu genießen.* Welt Online. Online verfügbar unter https://www.welt.de/debatte/kommentare/article106380754/Wie-wir-verlernt-haben-das-Leben-zu-geniessen.html, 27. 05. 2012.

Miosga, Caren (2022): *Tagesthemen vom 10. 01. 2022.* tagesschau.de. Online verfügbar unter https://www.tagesschau.de/multimedia/sendung/tt-8757.html, 10. 01. 2022.

Mohdin, Aamna (2016): *The richest families in Florence in 1427 are still the richest families in Florence.* QZ.com. Online verfügbar unter https://qz.com/694340/the-richest-families-in-florence-in-1427-are-still-the-richest-families-in-florence/amp/?__twitter_impression=true, 30.05.2016.

Müller, Benedikt (2016): *Neue Mietwohnungen sind zu teuer.* Süddeutsche Zeitung. Online verfügbar unter http://www.sueddeutsche.de/wirtschaft/kommentar-wie-waers-mal-mit-bezahlbar-1.3047858, 03.06.2016.

Müller von Blumencron, Mathias (2016): *Nach der Brexit-Entscheidung: Warum wir eine neue Rebellion brauchen.* Frankfurter Allgemeine Zeitung. Online verfügbar unter http://www.faz.net/aktuell/brexit/warum-wir-nach-der-brexit-referendum-neue-rebellion-brauchen-14306632.html, 24.06.2016.

Nachtwey, Oliver (2017): *Die Abstiegsgesellschaft.* SWR Teleakademie. Online verfügbar unter https://www.swr.de/wissen/tele-akademie/prof-170.html, 12.11.2017.

Nahles, Andrea (2018): *Politischer Aschermittwoch der SPD.* SPD, 15.02.2018.

NDR (2019): *Hamburg will Einsamkeit in der Stadt bekämpfen.* NDR. Online verfügbar unter https://www.ndr.de/nachrichten/hamburg/Hamburg-will-Einsamkeit-in-der-Stadt-bekaempfen,einsamkeit120.html, 29.06.2019.

Neubacher, Alexander (2020): *Abgeordnete wollen Wahlalter auf null Jahre senken: Kinder an die Macht.* Spiegel Online. Online verfügbar unter https://www.spiegel.de/politik/deutschland/abgeordnete-wollen-wahlalter-auf-null-jahre-senken-kinder-an-die-macht-kolumne-a-00000000-0002-0001-0000-000171168297, 29.05.2020.

Niehues, Judith; Stockhausen, Maximilian (2020): *Vermögensgrenzen: Große gruppenspezifische Unterschiede.* In: *IW-Kurzbericht, Institut der deutschen Wirtschaft* (105). Online verfügbar unter https://www.iwkoeln.de/studien/judith-niehues-maximilian-stockhausen-grosse-gruppenspezifische-unterschiede-487547.html.

Nymoen, Ole; Schmitt, Wolfgang M. (2021): *Influencer. Die Ideologie der Werbekörper.* Berlin: Suhrkamp.

Obama, Barack (2016): *Remarks by the President to College Reporters.* The White House. Online verfügbar unter https://obamawhitehouse.archives.gov/the-press-office/2016/04/28/remarks-president-college-reporters, 28.04.2016.

Oberhuber, Nadine (2019): *Miete rauf, Rente runter*. Zeit Online. Online verfügbar unter https://www.zeit.de/amp/wirtschaft/2019-01/mieterhoehung-wohnungsnot-rentner-bauindustrie-immobilienmarkt, 12.01.2019.

OECD (2015): *OECD Skills Outlook 2015. Youth, Skills and Employability*. Paris: OECD Publishing.

OECD (2018): *Renten auf einen Blick 2017: OECD- und G20-Länder – Indikatoren. Langfristige Projektionen der öffentlichen Rentenausgaben*. Online verfügbar unter https://read.oecd-ilibrary.org/social-issues-migration-health/renten-auf-einen-blick-2017/langfristige-projektionen-der-offentlichen-rentenausgaben_pension_glance-2017-32-de#page2, 06.06.2018.

Olaf Scholz (2021): *ARD Wahlarena*. ARD. Online verfügbar unter https://www.daserste.de/information/politik-weltgeschehen/bundestagswahl-2021/sendung/wahlarena-mit-olaf-scholz-folge-2-100.html, 07.09.2021.

Opitz, Nicole (2020): *Ordnung dank »Death Cleaning«: Aufräumen für den Tod*. taz. Online verfügbar unter https://taz.de/Ordnung-dank-Death-Cleaning/!5654675/, 15.01.2020.

Ostermaier, Sascha (2016): *Mobile Games: Japaner geben zehnmal mehr aus als Deutsche*. Caschys Blog. Online verfügbar unter https://stadt-bremerhaven.de/mobile-games-japaner-geben-zehnmal-mehr-aus-als-deutsche/, 07.09.2016.

Paxman, Jeremy (2016): *The Diary: Jeremy Paxman*. Financial Times. Online verfügbar unter https://www.ft.com/content/ad49009e-21a2-11e6-9d4d-c11776a5124d, 27.03.2016.

Peat, Jack (2019): *Labour doesn't have a working class problem, it has an age problem*. The London Economic. Online verfügbar unter https://www.thelondoneconomic.com/politics/labour-doesnt-have-a-working-class-problem-it-has-an-age-problem/17/12/, 10.01.2020.

Persau, Valentin (2021): *Deutscher Bundestag – Konsequenzen aus dem sechsten Armuts- und Reichtumsbericht der Bundesregierung*. Deutscher Bundestag, 18. Wahlperiode. Online verfügbar unter https://www.bundestag.de/dokumente/textarchiv/2021/kw25-pa-arbeit-soziales-847532, 21.06.2021.

Pfaller, Robert (2012): *Wofür es sich zu leben lohnt. Elemente materialistischer Philosophie*. Frankfurt am Main: S. Fischer.

Purtill, Corinne; Kopf, Dan (2019): *After men in Spain got paternity leave, they wanted fewer kids*. QZ.com. Online verfügbar unter https://qz.com/work/1614893/after-men-in-spain-got-paternity-leave-they-wanted-fewer-kids/?hootPostID=9d8a1f04c12c632f392981adc7f66f90, 09.05.2019.

Rabenberg, Martina; Ryl, Livia (2012): *GBE kompakt 1/2012 3. Jahrgang*. Robert Koch Institut. Online verfügbar unter http://edoc.rki.de/series/gbe-kompakt/2012-1/PDF/1.pdf, 08.03.2012.

Raffelhüschen, Bernd (2017): *Prof. Bernd Raffelhüschen über Andrea Nahles*. Deutscher Derivate Verband. Online verfügbar unter https://www.youtube.com/watch?v=m6vqIQXcgGY, 08.09.2017.

Reckwitz, Andreas (2017): *Die Gesellschaft der Singularitäten. Zum Strukturwandel der Moderne*. Berlin: Suhrkamp.

Reich, Anja (2019): *Soziologin Eva Illouz: »Es wird viel mehr Menschen geben, die allein leben«*. Berliner Zeitung. Online verfügbar unter https://www.berliner-zeitung.de/familie/soziologin-eva-illouz--es-wird-viel-mehr-menschen-geben--die-allein-leben--31973696?originalReferrer=https://getpocket.com/&originalReferrer=https://getpocket.com/recommendations, 05.02.19.

Reuter, Benjamin (2019): *Ostdeutsch, jung, rechts: Die AfD gewinnt auch bei den Jungwählern*. Tagesspiegel. Online verfügbar unter https://www.tagesspiegel.de/politik/ostdeutsch-jung-rechts-die-afd-gewinnt-auch-bei-den-jungwaehlern/24967400.html, 02.09.2019.

Rhein, Thomas; Stüber, Heiko (2014): *Beschäftigungsdauer im Zeitvergleich. Bei Jüngeren ist die Stabilität der Beschäftigung gesunken*: Nürnberg: Institut für Arbeitsmarkt- und Berufsforschung (IAB). Online verfügbar unter http://doku.iab.de/kurzber/2014/kb0314.pdf.

Riley-Smith, Ben (2016): *Tweet*. Twitter. Online verfügbar unter https://twitter.com/benrileysmith/status/746106721756680192, 24.06.2016.

Rippegather, Jutta (2020): *Frankfurt: Der Jobabbau bei Fraport beginnt – es geht um bis zu 4.000 Arbeitsplätze*. Frankfurter Rundschau. Online verfügbar unter https://www.fr.de/frankfurt/frankfurt-der-jobabbau-bei-fraport-beginnt-90069122.html, 14.10.2020.

RKI (2016): *Sturzunfälle in Deutschland*. RKI. Online verfügbar unter https://www.rki.de/DE/Content/Gesundheitsmonitoring/Gesundheitsberichterstattung/GBEDownloadsB/Geda2010/sturzunfaelle.pdf?__blob=publicationFile.

RND (2021): *U18-Wahl in Sachsen und Thüringen: AfD holt die meisten Stimmen*. RedaktionsNetzwerk Deutschland. Online verfügbar unter https://www.rnd.de/politik/u18-wahl-in-sachsen-und-thueringen-afd-holt-die-meisten-stimmen-cdu-in-sachsen-anhalt-NXRAK74KZL2LGNCRQZLCOIWO5I.html, 20. 09. 2021.

Roberts, Yvonne (2018): *Millennials are struggling. Is it the fault of the baby boomers?* The Guardian. Online verfügbar unter https://www.theguardian.com/society/2018/apr/29/millennials-struggling-is-it-fault-of-baby-boomers-intergenerational-fairness, 10. 11. 2020.

Robine, J. M.; Cheung, S. L.; Le Roy, S. et al. (2003): *Report on excess mortality in Europe during summer 2003*: EU Community Action Programme for Public Health, Grant Agreement 2005114, 01. 01. 2003.

Rock, Joachim (2021): *Deutscher Bundestag – Konsequenzen aus dem sechsten Armuts- und Reichtumsbericht der Bundesregierung.* Online verfügbar unter https://www.bundestag.de/dokumente/textarchiv/2021/kw25-pa-arbeit-soziales-847532, 21. 06. 2021.

Rønning, Oliver (2019): *Posten med nytt prøveprosjekt – vil levere mer enn post.* Online verfügbar unter https://www.nrk.no/nordland/posten-med-nytt-proveprosjekt-_-vil-levere-mer-enn-post-1.14413324, 25. 02. 2019.

Rosenbrock, Rolf (2018): *Paritätisches Jahresgutachten: 90 Prozent der Bevölkerung sorgen sich um sozialen Zusammenhalt. Verband fordert soziales Reform- und Investitionsprogramm.* Deutscher Paritätischer Wohlfahrtsverband. Online verfügbar unter https://www.der-paritaetische.de/presse/paritaetisches-jahresgutachten-90-prozent-der-bevoelkerung-sorgen-sich-um-sozialen-zusammenhalt-verb/, 07. 08. 2018.

Roßbach, Henrike (2018): *Rente: Die Furcht vor Altersarmut ist übertrieben.* Süddeutsche Zeitung. Online verfügbar unter https://www.sueddeutsche.de/wirtschaft/altersarmut-rente-angst-ist-uebertrieben-1.4045617, 09. 07. 2018.

Röttgen, Norberg (2020): *»Wir haben derzeit die Mehrheit bei den über Sechzigjährigen. Sonst nirgendwo«.* Zeit Online. Online verfügbar unter https://www.zeit.de/2020/09/norbert-roettgen-cdu-vorsitz-kandidat, 19. 02. 2020.

Sadigh, Parvin (2019): *Engagement im Alter: Die Stadt der Alten.* Zeit Online. Online verfügbar unter https://www.zeit.de/gesellschaft/familie/2019-02/engagement-alter-ehrenamt-rentner-senioren-taetigkeit, 16. 03. 2019.

Saha, Alina (2021): *Fit mit Gehstock.* Der Freitag. Online verfügbar unter https://www.freitag.de/autoren/alina-saha/fit-mit-gehstock, 30.12.2021.

Sandel, Michael J. (2020): *Vom Ende des Gemeinwohls. Wie die Leistungsgesellschaft unsere Demokratien zerreißt.* Frankfurt am Main: S. Fischer.

Savage, Jon (2008): *Teenage. Die Erfindung der Jugend (1875–1945).* Frankfurt am Main: Campus.

Schäfer, Kristina Antonia (2018): *Rentensystem: Niederländer bekommen mehr Rente als Gehalt – wie funktioniert das?* Wirtschaftswoche. Online verfügbar unter https://www.wiwo.de/finanzen/vorsorge/rentensystem-niederlaender-bekommen-mehr-rente-als-gehalt-wie-funktioniert-das/23105786.html, 25.10.2018.

Scheele, Detlef (2022): *Detlef Scheele: »Wir brauchen 400 000 Zuwanderer pro Jahr«.* Süddeutsche Zeitung. Online verfügbar unter https://www.sueddeutsche.de/wirtschaft/zuwanderung-arbeitsmarkt-coronakrise-afd-1.5390143, 24.08.2022.

Schieritz, Mark (2022): *Olaf Scholz – Wer ist unser Kanzler?* Frankfurt am Main: S. Fischer.

Schirrmacher, Frank (2004): *Das Methusalem-Komplott.* München: Karl Blessing Verlag.

Schneider, Ulrich (2021): *Pressekonferenz des Paritätischen Wohlfahrtsverbands zur Armutsentwicklung in Deutschland.* Bundespressekonferenz, 16.12.2021.

Scholz, Olaf (2021): *Plenarprotokoll 19/239.* Online verfügbar unter https://www.bundestag.de/mediathek?videoid=7531955#url=bWVkaWF0aGVrb3ZlcmxheT92aWRlb2lkPTc1MzE5NTU=&mod=mediathek, 07.09.2021.

Schreiber, Juliane Marie (2022): *Ich möchte lieber nicht. Eine Rebellion gegen den Terror des Positiven.* München: Piper.

Schröder, Andrea (2019a): *Havelberger nun ältester Mann der Welt.* Volksstimme. Online verfügbar unter https://amp.volksstimme.de/sachsen-anhalt/rekord-havelberger-nun-aeltester-mann-der-welt?__twitter_impression=true, 23.01.2019.

Schröder, Melanie (2019b): *Im Alter wird es plötzlich still.* Saechsische.de. Online verfügbar unter https://www.saechsische.de/im-alter-wird-es-ploetzlich-still-5019270.html, 07.01.2019.

Schröder, Wiebke; Pieper, Jonas (2022): *Bürgergeld statt Hartz IV: Die ignorierte Armut.* Blätter für deutsche und internationale Politik.

Online verfügbar unter https://www.blaetter.de/ausgabe/2022/februar/buergergeld-statt-hartz-iv-die-ignorierte-armut, 13.02.2022.
Schulz, Stefan (2011): *Apple gegen Samsung: Wir kriegen die Sozialprothese.* Frankfurter Allgemeine Zeitung. Online verfügbar unter https://www.faz.net/aktuell/feuilleton/debatten/digitales-denken/wir-kriegen-die-sozialprothese-11128487.html?printPagedArticle=true#pageIndex_2, 31.08.2011.
Schulz, Stefan (2012a): *Eine Gleichung, deren Ergebnis nicht stimmt.* Frankfurter Allgemeine Zeitung. Online verfügbar unter https://www.faz.net/aktuell/rhein-main/frankfurter-grundschulen-eine-gleichung-deren-ergebnis-nicht-stimmt-11787597.html, 15.06.2012.
Schulz, Stefan (2012b): *Immer mehr Zuwanderer bleiben: Deutschlands Bevölkerung wächst.* Frankfurter Allgemeine Zeitung. Online verfügbar unter http://www.faz.net/aktuell/gesellschaft/immer-mehr-zuwanderer-bleiben-deutschlands-bevoelkerung-waechst-11831709.html, 25.07.2012.
Schulz, Stefan (2013): *Joana Zimmer – »Ich frage oft, wie Dinge aussehen«.* Frankfurter Allgemeine Zeitung. Online verfügbar unter https://www.faz.net/aktuell/gesellschaft/menschen/gespraech-mit-einer-blinden-saengerin-ich-frage-oft-wie-dinge-aussehen-12667845.html?printPagedArticle=true#pageIndex_2, 21.11.2013.
Schulz, Stefan (2014a): *Hamburger »Zukunftscamp«: Es reicht nicht mehr für alle.* Frankfurter Allgemeine Zeitung. Online verfügbar unter http://www.faz.net/aktuell/feuilleton/im-hamburger-zukunftscamp-wurden-prognosen-fuer-die-naechsten-dreihundert-jahre-gegeben-13204232.html, 13.10.2014.
Schulz, Stefan (2014b): *Aufmarsch der mechanischen Türken.* Frankfurter Allgemeine Zeitung. Online verfügbar unter https://www.faz.net/aktuell/feuilleton/zukunft-der-arbeit-aufmarsch-der-mechanischen-tuerken-13260660.html?printPagedArticle=true, 20.11.2014.
Schwandt, Hannes; Wachter, Till von (2018): *Unlucky Cohorts: Estimating the Long-term Effects of Entering the Labor Market in a Recession in Large Cross-sectional Data Sets.* Cambridge, MA: National Bureau of Economic Research. Online verfügbar unter https://www.journals.uchicago.edu/doi/abs/10.1086/701046.
Schwandt, Hannes; Wachter, Till von (2020): *Socioeconomic Decline and Death: Midlife Impacts of Graduating in a* Recession. IZA Discussion

Paper No. 12908. Online verfügbar unter https://papers.ssrn.com/sol3/papers.cfm?abstract_id=3525236, 28.01.2020.

Seidl, Claudius (2022): *Podcast: Apokalypse & Filterkaffee vom 12. Februar 2022.* Online verfügbar unter https://apokalypse-und-filterkaffee.podigee.io/365-schuld-und-buhne-die-wochenendbeilage-mit-claudius-seidl, 12.02.2022.

Seils, Eric (2016): *Jugend & befristete Beschäftigung. Eine Auswertung auf der Basis aktueller Daten des Mikrozensus.* Wirtschafts- und Sozialwissenschaftliches Institut der Hans-Böckler-Stiftung. Online verfügbar unter https://www.boeckler.de/106292_106311.htm?agreementfordataprotection=true, 01.12.2016.

Shell; Albert, Mathias; Hurrelmann, Klaus; Quenzel, Gudrun (Hg.) (2015): *Jugend 2015. Eine pragmatische Generation im Aufbruch.* Unter Mitarbeit von Mathias Albert, Klaus Hurrelmann und Gudrun Quenzel. Shell Deutschland Holding GmbH; TNS Infratest Sozialforschung. Frankfurt am Main: S. Fischer.

Siedenbiedel, Christian (2021): *Joe Bidens Corona-Schecks: Die Tragik des geschenkten Geldes.* Frankfurter Allgemeine Zeitung. Online verfügbar unter https://www.faz.net/aktuell/finanzen/die-tragik-des-geschenkten-geldes-17353015.html, 24.05.2021.

Siems, Dorothea (2019): *Warum deutsche Frauen ihre Kinderwünsche auf Eis legen.* Welt Online. Online verfügbar unter https://www.welt.de/wirtschaft/article197954721/Geburtenrate-Frauen-wuenschen-sich-mehr-Kinder-als-sie-bekommen.html?wtrid=socialmedia.socialflow…socialflow_twitter, 05.08.2019.

Sievers, Christian (2021): *heute Journal vom 10.09.2021.* Online verfügbar unter https://www.zdf.de/nachrichten/heute-journal/heute-journal-vom-10-september-2021-100.html, 10.09.2021.

Spahn, Jens (2016): *Wahlen: CDU-Politiker fordern Stimmrecht für Familien.* Die Welt. Online verfügbar unter https://www.welt.de/wirtschaft/article156562177/CDU-Politiker-fordern-Stimmrecht-fuer-Familien.html, 01.01.2016.

Spahn, Jens (2018a): *Gespräch im ZDF heute Journal.* ZDF. Online verfügbar unter https://www.etwasverpasst.de/heute-journal/vom-09-11-2018-677196, 09.11.2018.

Spahn, Jens (2018b): *Wahl zum #CDUVorsitz: Die Rede von Jens Spahn.* Online verfügbar unter https://www.youtube.com/watch?v=-4ZR7JhsLgtA, 07.12.2018.

Spahn, Jens (2020): *Spahn: 40 Prozent sind Risikogruppe*. NTV. Online verfügbar unter https://www.n-tv.de/panorama/Spahn-40-Prozent-sind-Risikogruppe-article22155992.html, 09.11.2020.

SPD-Bundestagsfraktion (2021): *Jünger, ostdeutscher, diverser | SPD-Bundestagsfraktion*. Online verfügbar unter https://www.spdfraktion.de/themen/juenger-ostdeutscher-diverser, 27.09.2021.

Specht, Frank (2017): *Die Jugend will den starken Staat*. Handelsblatt. Online verfügbar unter https://amp.handelsblatt.com/politik/deutschland/umfrage-von-forsa-die-jugend-will-den-starken-staat/20233996.html, 24.08.2017.

Spiegel, Anne (2022): *Statement von Familienministerin Spiegel nach Rücktrittsforderungen*. Online verfügbar unter https://www.youtube.com/watch?v=Cci2nCaZIps, 13.04.2022.

Spitzer, Manfred (2012): *Digitale Demenz. Wie wir uns und unsere Kinder um den Verstand bringen*. München: Droemer.

Spitzer, Manfred (2018): *Einsamkeit. Die unerkannte Krankheit*. München: Droemer.

Statistisches Bundesamt (2015): *Pressemitteilungen – Mehr Geburten und weniger Sterbefälle im Jahr 2014*. Destatis. Online verfügbar unter https://www.destatis.de/DE/PresseService/Presse/Pressemitteilungen/2015/08/PD15_302_126.html;jsessionid=696A6AD239A6F8EED6A027AE09984A82.cae4, 21.08.2015.

Statistisches Bundesamt (2017): *Altersdurchschnitt der Bevölkerung sank 2015 auf 44 Jahre und 3 Monate*. Statistisches Bundesamt. Online verfügbar unter https://www.destatis.de/DE/Presse/Pressemitteilungen/2017/06/PD17_197_12411.html, 13.06.2017.

Statistisches Bundesamt (2018a): *Mehr als die Hälfte der nicht-erwerbstätigen alleinerziehenden Mütter wünscht sich Arbeit*. Statistisches Bundesamt. Online verfügbar unter https://www.destatis.de/DE/Presse/Pressekonferenzen/2018/Alleinerziehende/pm-alleinerziehende.pdf?__blob=publicationFile, 02.08.2018.

Statistisches Bundesamt (2018b): *Pressemitteilungen – Kinderlosenquoten nach beruflicher Stellung und Bildung nähern sich an*. Statistisches Bundesamt. Online verfügbar unter https://www.destatis.de/DE/PresseService/Presse/Pressemitteilungen/2018/03/PD18_075_126.html, 07.03.2018.

Statistisches Bundesamt (2018c): *45 % der Seniorinnen in Deutschland leben allein*. Statistisches Bundesamt. Online verfügbar unter https://

www.destatis.de/DE/Presse/Pressemitteilungen/Zahl-der-Woche/2018/PD18_49_p002.html, 04.12.2018.

Statistisches Bundesamt (2020): *Erwerbspersonenvorausberechnung 2020.* Statistisches Bundesamt. Online verfügbar unter https://www.destatis.de/DE/Themen/Arbeit/Arbeitsmarkt/Erwerbstaetigkeit/Publikationen/Downloads-Erwerbstaetigkeit/erwerbspersonenvorausberechnung5124208209004.pdf, 02.11.2020.

Statistisches Bundesamt (2021a): *Fakten – Durchschnittsalter der Bevölkerung in Deutschland (1871-2019).* Statistisches Bundesamt. Online verfügbar unter https://www.bib.bund.de/DE/Fakten/Fakt/B19-Durchschnittsalter-Bevoelkerung-ab-1871.html, 09.09.2021.

Statistisches Bundesamt (2021b): *Preise für Wohnimmobilien im 2. Quartal 2021: +10,9 zum Vorjahresquartal.* Statistisches Bundesamt. Online verfügbar unter https://www.destatis.de/DE/Presse/Pressemitteilungen/2021/09/PD21_451_61262.html, 24.09.2021.

Statistisches Bundesamt (2022): *Tweet.* Twitter. Online verfügbar unter https://twitter.com/destatis/status/1519558117637464064, 28.04.2022.

Stefan, Foa Roberto; Mounk, Yascha (2017): *The Signs of Deconsolidation.* Journal of Democracy Volume 28, Number 1. Online verfügbar unter https://www.journalofdemocracy.org/sites/default/files/02_28.1_Foa%20%26%20Mounk%20pp%205-15.pdf, 01.01.2017.

Steltzner, Holger (2019): *Altersvorsorge in Deutschland: Die Regierung hat keinen Respekt vor den Jungen!* Frankfurter Allgemeine Zeitung. Online verfügbar unter https://www.faz.net/aktuell/wirtschaft/altersvorsorge-die-regierung-hat-keinen-respekt-vor-den-jungen-16022513.html, 03.02.2019.

Stiftung für die Rechte zukünftiger Generationen (2016): *Pressemitteilung.* Online verfügbar unter https://generationengerechtigkeit.info/us-wahl-die-aeltere-generation-bringt-donald-trump-den-sieg/, 16.11.2016.

Stiftung ZQP (2019): *Berufsvorstellungen von Schülern: Altenpflege scheint wenig attraktiv.* Stiftung ZQP.

Stiglitz, Joseph (2016): *Young people are right to be angry about their financial insecurity.* The Guardian. Online verfügbar unter https://www.theguardian.com/business/2016/mar/16/young-people-right-to-be-angry-financial-insecurity-joseph-stiglitz, 16.06.2016.

Stokes, Bruce (2018): *Is the present better than the past?* Pew Research Center. Online verfügbar unter https://www.pewresearch.org/global/2018/09/18/is-the-present-better-than-the-past/, 18.09.2019.

Stoldt, Till-Reimer (2019): *Jetzt kommt man mit Sozialkompetenz zum Medizinstudium*. Welt Online. Online verfügbar unter https://www.welt.de/regionales/nrw/article191840309/Jetzt-kommt-man-mit-Sozialkompetenz-zum-Medizinstudium.html, 14. 04. 2019.

Straßner, Alexander (2019): *Neubauer, Thunberg und Co.: Ein Vorbote extremistischen Denkens*. Welt Online. Online verfügbar unter https://www.welt.de/debatte/kommentare/article196692911/Neubauer-Thunberg-und-Co-Ein-Vorbote-extremistischen-Denkens.html, 11. 07. 2019.

Strengmann-Kuhn, Wolfgang (2021): *Deutscher Bundestag – Anträge zum sechsten Armuts- und Reichtumsbericht beraten*. Online verfügbar unter https://www.bundestag.de/dokumente/textarchiv/2021/kw23-de-armuts-reichtumsbericht-845684, 09. 06. 2021.

TAB (2019): *Robotik und assistive Neurotechnologien in der Pflege – gesellschaftliche Herausforderungen*. Büro für Technikfolgen-Abschätzung beim Deutschen Bundestag. Online verfügbar unter https://www.tab-beim-bundestag.de/de/untersuchungen/u106002.html, 01. 10. 2019.

tagesschau (2018a): *Einkommen in Deutschland: Wohlstand sehr unterschiedlich verteilt*. tagesschau.de. Online verfügbar unter https://www.tagesschau.de/inland/wohlstand-deutschland-studie-101.html, 19. 07. 2018.

tagesschau (2018b): *Tweet*. Twitter. Online verfügbar unter https://twitter.com/tagesschau/status/1035038143324610560, 30. 08. 2018.

tagesschau.de (2018): *Großbritannien macht Einsamkeit zur Regierungssache*. tagesschau.de. Online verfügbar unter https://www.tagesschau.de/ausland/england-einsamkeit-101.html, 17. 01. 2018.

tagesschau.de (2020): *UNICEF-Studie: Deutschland bei Kindeswohl nur im Mittelfeld. Twitter*. Online verfügbar unter https://twitter.com/tagesschau/status/1301394608832892933, 03.09.2020.

Thadden, Elisabeth von (2018): *Berührung: Komm mir nicht zu nahe*. Zeit Online. Online verfügbar unter https://www.zeit.de/2018/38/beruehrung-wohlbefinden-verletzung-psychologie, 13. 09. 2018.

The Economist (2018a): *Vietnam is getting old before it gets rich*. The Economist. Online verfügbar unter https://www.economist.com/asia/2018/11/08/vietnam-is-getting-old-before-it-gets-rich, 08. 11. 2018.

The Economist (2018b): *The roots of the gender pay gap lie in childhood*. The Economist. Online verfügbar unter https://www.economist.com/graphic-detail/2018/01/26/the-roots-of-the-gender-pay-gap-lie-in-childhood, 26. 01. 2018.

The Economist (2019): *The UN revises down its population forecasts.* The Economist. Online verfügbar unter https://www.economist.com/graphic-detail/2019/06/22/the-un-revises-down-its-population-forecasts, 22. 06. 2019.

The White House (2021): *FACT SHEET: The American Families Plan.* The White House. Online verfügbar unter https://www.whitehouse.gov/briefing-room/statements-releases/2021/04/28/fact-sheet-the-american-families-plan, 28. 04. 2021.

Theurer, Marcus (2016): *Deutschland ist das beste Land, um jung zu sein.* Frankfurter Allgemeine Zeitung. Online verfügbar unter https://www.faz.net/aktuell/wirtschaft/zukunftschancen-fuer-junge-menschen-stehen-in-deutschland-gut-14490728.html, 21. 10. 2016.

Thiel, Georg (2018): *Pressemitteilung vom 18. Oktober 2018 – 407/18.* Statistisches Bundesamt. Online verfügbar unter https://www.destatis.de/DE/Presse/Pressekonferenzen/2018/Jahrbuch-2018/pm-jahrbuch.pdf?__blob=publicationFile, 18. 10. 2018.

Thompson, Derek (2018): *Millennials Didn't Kill the Economy. The Economy Killed Millennials.* The Atlantic. Online verfügbar unter https://amp.theatlantic.com/amp/article/577408, 06. 12. 2018.

Thunberg, Greta (2018): *Interview mit CNN.* Online verfügbar unter https://twitter.com/CNN/status/1077141908558888960, 24. 12. 2018.

Tooze, Adam (2021): *Welt im Lockdown. Die globale Krise und ihre Folgen.* München: C.H. Beck.

Türk, Franziska (2020): *Luisa Neubauer weist Friedrich Merz in die Schranken: »Er hat etwas missverstanden«.* Watson. Online verfügbar unter https://www.watson.de/nachhaltigkeit/exklusiv/467906198-luisa-neubauer-weist-friedrich-merz-in-die-schranken-er-hat-etwas-miss verstanden, 03. 07. 2020.

Turner, Adair (2018): *The Zero-Sum Economy.* Project Syndicate. Online verfügbar unter https://www.project-syndicate.org/commentary/zero-sum-economy-fuels-high-inequality-by-adair-turner-2018-08?barrier =accesspaylog, 15. 08. 2018.

Turner, Adair (2019): *Two Cheers for Population Decline.* Project Syndicate. Online verfügbar unter https://www.project-syndicate.org/commentary/population-decline-benefits-human-welfare-by-adair-turner-2019-01, 29. 01. 2019.

Twenge, Jean M. (2017): *Have Smartphones Destroyed a Generation?* The Atlantic. Online verfügbar unter https://www.theatlantic.com/

magazine/archive/2017/09/has-the-smartphone-destroyed-a-genera tion/534198/, 01.09.2017.

Ulrich, Adama (2019): *Warum bin ich so allein? – Wege aus der Einsamkeit.* ARD. Online verfügbar unter https://youtu.be/5cLH8Fznd2w, 07.05.2019.

UNICEF (2020): *UNICEF: Kindeswohl auch in reichen Ländern in Gefahr.* UNICEF. Online verfügbar unter https://www.unicef.de/informieren/aktuelles/presse/2020/report-kindeswohl-in-reichen-laendern-in-gefahr/224250, 03.09.2020.

Unterberg, Swantje (2022): *Studie »Jugend in Deutschland«: Geld überholt Spaß als Leistungsmotivator.* Der Spiegel. Online verfügbar unter https://www.spiegel.de/panorama/bildung/studie-jugend-in-deutschland-geld-ueberholt-spass-als-leistungsmotivator-a-ae80338b-3fed-4692-a89d-88c4e282ac23, 03.05.2022.

van Dyk, Silke; Lessenich, Stephan (2009): *Die jungen Alten. Analysen einer neuen Sozialfigur.* Frankfurt am Main: Campus.

Verband Bildung und Erziehung (2022): *Entwicklung von Lehrkräftebedarf und -angebot in Deutschland bis 2035.* Verband Bildung und Erziehung. Online verfügbar unter https://www.vbe.de/service/expertise-lehrkraeftebedarf-angebot-bis-2035, 31.03.2022.

Vereinte Nationen (2000): *Replacement migration. Is it a solution to declining and ageing populations?* New York: United Nations.

Vogel, Johannes (2021): *SWR Dokumentation: Macht auf Zeit.* SWR.

Wagenknecht, Sahra (2012): *Freiheit statt Kapitalismus.* Frankfurt am Main: Campus.

Wall Street Journal (2021): *The Facebook Files.* The Wall Street Journal. Online verfügbar unter https://www.wsj.com/articles/the-facebook-files-11631713039, 15.09.2021.

Weidner, Frank (2019): *Gesundheitswissenschaft – Frank Weidner: Deutschland ist in der Pflegeforschung »ein Entwicklungsland«.* Deutschlandfunk.

Weltbank (2021): *Life expectancy at birth, total (years) – Germany | Data.* Weltbank. Online verfügbar unter https://data.worldbank.org/indicator/SP.DYN.LE00.IN?end=2019&locations=DE&start=1960&view=chart, 13.09.2021.

Weßling, Kathrin (2018): *Warum ich dieses Jahr Silvester alleine feiere.* bento. Online verfügbar unter https://www.bento.de/gefuehle/silvesteralleine-feiern-warum-ich-es-tue-obwohl-es-mir-angst-macht-a-c220fcc7-5c11-49b2-94ee-2a82a9d9e2b9, 31.12.2018.

Wikipedia (2021): *Oxytocin*.

Willetts, David (2010): *The Pinch. How the baby boomers took their children's future – and why they should give it back*. London: Atlantic Books.

Wissenschaftlicher Beirat beim Bundesministerium für Wirtschaft und Energie (2021): *Vorschläge für eine Reform der gesetzlichen Rentenversicherung*. Bundesministerium für Wirtschaft und Energie. Online verfügbar unter https://www.bmwi.de/Redaktion/DE/Publikationen/Ministerium/Veroeffentlichung-Wissenschaftlicher-Beirat/wissenschaftlicher-beirat-vorschlaege-reform-gutachten.pdf, 04.05.2021.

Witte, Jens (2018): *»Ich mache keine Ausnahmen«*. Spiegel Online. Online verfügbar unter https://www.spiegel.de/reise/europa/hotels-nur-fuer-erwachsene-kinderfrei-am-wolfgangsee-seit-2006-a-1223842.html, 18.08.2018.

Wohnungsboerse (2021): *Mietspiegel Frankfurt 2021: was mieten in Frankfurt kostet*. Online verfügbar unter https://www.wohnungsboerse.net/mietspiegel-Frankfurt/3242, 16.09.2021.

Woratschka, Rainer (2019): *Nur jeder 40. Schüler interessiert sich für Altenpflege*. Tagesspiegel. Online verfügbar unter https://www.tagesspiegel.de/politik/studie-zu-pflegeberufen-nur-jeder-40-schueler-interessiert-sich-fuer-altenpflege/23923164.html, 29.01.2019.

Wüllenkemper, Cornelius (2018): *Soziologie – Die diffusen Ängste der Deutschen*. Deutschlandfunk. Online verfügbar unter https://www.deutschlandfunk.de/soziologie-die-diffusen-aengste-der-deutschen.1148.de.html?dram:article_id=409809, 01.02.2018.

Zeit Online (2016): *Generation Y: Viele Junge sind mit Altersvorsorge überfordert*. Zeit Online. Online verfügbar unter http://www.zeit.de/wirtschaft/2016-04/generation-y-altersvorsorge-studie, 21.04.2016.

Zydra, Markus (2017): *Junge Leute kümmern sich nicht genug um ihre Rente*. Süddeutsche Zeitung. Online verfügbar unter https://www.sueddeutsche.de/wirtschaft/rente-junge-leute-kuemmern-sich-nicht-genug-um-ihre-rente-1.3702191, 10.10.2017.